W0381431

Christina Zimmermann

DIE LIEBE UND DER PSYCHOPATH

Psychopathische Beziehungen erkennen und vermeiden

GOLDEGG VERLAG

Bildrechte Autorenfoto: Christina Zimmermann
Bildrechte Umschlag: undrey – fotolia.com

Alle Rechte, insbesondere das Recht der Vervielfältigung und Verbreitung sowie der Übersetzung, vorbehalten. Kein Teil des Werks darf in irgendeiner Form (durch Fotokopie, Mikrofilm oder ein anderes Verfahren) ohne schriftliche Genehmigung des Verlags reproduziert werden oder unter Verwendung elektronischer Systeme gespeichert, verarbeitet, vervielfältigt oder verbreitet werden.

Die Autorin und der Verlag haben dieses Werk mit höchster Sorgfalt erstellt. Dennoch ist eine Haftung des Verlags oder der Autorin ausgeschlossen. Die im Buch wiedergegebenen Aussagen spiegeln die Meinung der Autorin wider und müssen nicht zwingend mit den Ansichten des Verlags übereinstimmen.

Der Verlag und seine Autoren sind für Reaktionen, Hinweise oder Meinungen dankbar. Bitte wenden Sie sich diesbezüglich an verlag@goldegg-verlag.com.

Der Goldegg Verlag achtet bei seinen Büchern und Magazinen auf nachhaltiges Produzieren. Goldegg Bücher sind umweltfreundlich produziert und orientieren sich in Materialien, Herstellungsorten, Arbeitsbedingungen und Produktionsformen an den Bedürfnissen von Gesellschaft und Umwelt.

Gedruckt nach der Richtlinie des Österreichischen Umweltzeichens „Druckerzeugnisse", Druckerei Theiss GmbH, Nr. 869

FSC www.fsc.org MIX Papier aus verantwortungsvollen Quellen FSC® C012536

ISBN Print: 978-3-902991-12-6
ISBN E-Book: 978-3-902991-35-5

© 2014 Goldegg Verlag GmbH
Friedrichstraße 191 • D-10117 Berlin
Telefon: +49 800 505 43 76-0

Goldegg Verlag GmbH, Österreich
Mommsengasse 4/2 • A-1040 Wien
Telefon: +43 1 505 43 76-0

E-Mail: office@goldegg-verlag.com
www.goldegg-verlag.com

Layout, Satz und Herstellung: Goldegg Verlag GmbH, Wien
Druck und Bindung: Theiss GmbH

INHALTSVERZEICHNIS

VORWORT

„Wenn das Herz blind ist, hilft auch das schärfste Auge nicht."

JÜDISCHES SPRICHWORT

Auf den ersten Blick vermuten Sie es schon: *Die Liebe und der Psychopath* sind zwei Dinge, die nicht zusammenpassen. Zumindest nicht in unserer Vorstellung von einer harmonischen, romantischen Paarbeziehung. Die Liebe und der Psychopath gehen zwar eine Beziehung ein. Diese dient aber nicht der Verbindung. Eine Paarbeziehung, die aus einem sozialen und fürsorglichen Partner und einem gewissenlosen, kaltherzigen Partner besteht, ist eine verrückt machende Paarbeziehung. Was ein Rückzugsort und ein Platz für seelisches Wohlbefinden sein soll, wird zu einem kriegerischen Schauplatz. In der Liebe und im Krieg sei alles erlaubt, heißt es ja. Wer das so sieht, setzt die Liebe und den Krieg gleich und meint, dass man mit taktischen Überlegungen einen anderen Menschen niederkämpfen muss, um ans Ziel zu kommen. Eine unheimliche Vorstellung. Wir wissen alle, dass die Sache mit der Liebe nicht einfach ist. Keiner von uns hat in Liebesdingen die Weisheit mit Löffeln gefressen. Es gibt kaum ein Gebiet im menschlichen Leben, wo wir alle ähnlich menschlich, verletzbar, betroffen, berührt und enttäuscht worden sind. Weil Liebe so aufregend ist, vergessen wir manchmal, dass wir lernen, zu lieben. Und das seit frühester Kindheit. Dabei ist es nicht unsere Aufgabe, die ersten kindlichen Lernerfahrungen zu vergessen. Stattdessen müssen wir besser verstehen, dass unsere Lehrer – vorrangig die Eltern – uns ein Erbe mitgegeben haben, mit dem wir umsichtig umgehen sollten. „Die Liebe zur Liebe zu wecken", wie der Psychoanalytiker Paul-Claude Racamier dazu sagt, ist ein erster Schritt, der uns näher an uns selbst und an unsere zwischenmenschlichen Fähigkeiten bringt.

„Liebe ist ein unordentliches Gefühl", sagt der Philosoph David Precht und das Soziologenpaar Ulrich Beck und Elisabeth Beck-Gernsheim sprechen über das „ganz normale Chaos das Liebe". Aber da gibt es auch noch den Hass auf die Liebe. Und es gibt Menschen, egal ob wir sie Psychopathen, Raubtiere, Brutalos oder perverse Narzissten nennen wollen, die nur eines im Sinn haben: sich auf Kosten ihrer Partnerinnen oder Partner an deren Zerstörung zu erfreuen. Und mit Zerstörung ist die Liebesfähigkeit und die Eigenliebe des anderen Menschen gemeint.

Es wird sehr gefährlich, wenn jemand in das intime Netz eines Psychopathen gerät. Und das kann jedem von uns passieren. Sicherlich hat der eine oder andere unter Ihnen auch schon Erfahrungen mit psychopathischen oder artverwandten Liebestötern gemacht. Letztlich ist es nicht unwahrscheinlich, im Laufe des Lebens auf so einen Partner zu treffen. Es häuften sich in der Beratung die Nöte von Menschen, die in unheilvollen Beziehungen steckten oder solche gerade hinter sich hatten. Dies waren keine normalen Beziehungsgeschichten, sondern wirre und nachhaltig verletzende Episoden für die Klientinnen und Klienten. Es wurde deutlich, dass es so etwas gibt wie psychopathische Beziehungen, die sich nicht nur auf eine merkwürdige Aussage oder Entgleisung des Partners beschränken. Es sind vielmehr viele kleine Dinge, in denen sich die Lieblosigkeit ausdrückt, und die so eine Beziehung zu einer nervlichen Strapaze für den liebenden Partner machen. Das war der Anlass für dieses Buch.

Wer sich verliebt, sieht im anderen die reizvollsten Dinge. Liebe macht blind, heißt es doch. Das ist auch gut so. Denn die Liebe macht blind für die negativen Anteile des Partners. Für das, was die Liebe und ihr Aufkeimen bedrohen könnte. Die Blindheit ist ein Schutz, nicht zu genau hinzusehen und zu überprüfen, ob das Gefühl der Realität auch standhalten kann. Damit sich überhaupt so etwas wie Liebe entwickeln kann.

Im Folgenden geht es um die Liebe als etwas, was uns als Menschen auszeichnet. Als etwas, das wir suchen, das wir brauchen und weitergeben wollen, wenn wir fürsorglich sind. Wir können statt Liebe auch Menschlichkeit sagen. Es geht darum, was passiert, wenn der Psychopath auf die Liebe trifft. Wie er sie bei dem anderen benutzt, um ihn zu erniedrigen und zu zerstören. Am Anfang steht für den Psychopathen die Missgunst einem anderen Menschen gegenüber. Daraus erwächst der Hass. Es ist nicht die Hassliebe, mit ihrem bekannten Wechselspiel von heiß und kalt. Der Hass auf die Liebe ist ein zerstörerischer Motor, der, einmal in Gang gesetzt, so lange läuft, bis das Opfer erledigt ist. Nur mit großem Kraftaufwand können Betroffene diese Zusammenhänge verstehen und analysieren. In der Regel ist uns das Denken der Psychopathen und ihr gewissenloses Handeln so fremd, dass die Brutalität dahinter über unsere Grenzen des Vorstellbaren hinausgeht. *Die Liebe und der Psychopath* bilden eine fatale Verbindung.

Eine psychopathische Beziehung ist mehr als eine Dyade aus Gewinner und Verlierer. Das, worum es in so einer Beziehung geht, bewegt sich gleichsam außerhalb einer Beziehung. Denn beziehungsorientierte Themen, Zuneigung, Nähe, Vertrauen, Liebe, werden komplett auf den Kopf gestellt und von dem psychopathischen Partner als Werkzeug gegen das verliebte Opfer eingesetzt. Psychopathen töten die Liebesfähigkeit eines Partners. Dabei gehen sie sehr zielstrebig und kalkulierend vor. Obwohl ihnen das, worauf sie es abgesehen haben, fremd ist. Psychopathen fehlt die Liebesfähigkeit. Sie haben kein Mitgefühl. Sie sind „soziale Raubtiere, die sich mit Charme und Manipulation skrupellos ihren Weg durchs Leben pflügen und eine breite Schneise gebrochener Herzen, enttäuschter Erwartungen und geplünderter Brieftaschen hinter sich lassen“, wie Robert Hare, Professor für Psychologie und Psychopathieexperte, sagt. Sie sind aus „rostfreiem Stahl“, um eine Beschreibung eines kaltherzigen Menschen von Albert Camus zu benutzen. Sie werden aus einem kaltherzigen Menschen keinen sozial orientierten, liebevollen Partner machen können. Ihnen fehlen für das eigene Handeln die Reflexions- und Einsichtsfähigkeit, das Verantwortungsgefühl und Schuldbewusstsein. Die Karriere und der Psychopath ist ein Duo, das wesentlich besser harmoniert, als *die Liebe und der Psychopath.*

Literatur, die hilft, sich selbst aus solchen negativen Beziehungen zu retten, ist sparsam vorhanden. Es gibt zwar den Psychopathietest und viel Forschung über den Psychopathen, aber wie kann ein emotionaler Mensch die Gefühlskälte des Psychopathen schnell genug erkennen? Warum fällt eigentlich überhaupt jemand auf Psychopathen herein, wenn das solch hinterhältige und manipulative Typen sind, die einem nichts Gutes wollen? Das müsste doch bei der Größe des sozialen Mangels schnell erkennbar sein? Leider nein.

Die Forscher sind sich in diesem Punkt einig: Der Psychopath hat es drauf, sein Opfer um den Finger zu wickeln. Er kennt die Knöpfe, die er bedienen, an- und ausstellen muss, wie kein Zweiter. Und er ist schnell damit. So schnell, dass das potenzielle Opfer nicht mehr dazukommt, seinen Widerstand aufrechtzuerhalten. Allerdings hat der Psychopath auch seine Schwachstellen. Diese zeigen sich genau da, wo er so gefährlich maskiert sein Unwesen treibt: im zwischenmenschlichen Kontakt.

Den Angreifer auf die Liebe nenne ich Liebestöter, perversen Narzissten, Psychopathen, verführenden operativen Brutalo, angelehnt an den Seductive Operational Bully nach dem Psychoanalytiker Manfred Kets de Vries. Der Psychopath, der uns hier interessiert, ist der Psychopath „light“ oder der primäre Psychopath. Es ist die angepasste

Version eines Raubtieres, das sich in der Gesellschaft unbemerkt bewegt und weiß, wie es sich so zu verhalten hat, dass es nicht straffällig wird oder anderweitig zu sehr auffällt. Wir sprechen von dem psychopathischen Charakter, der die Disposition zum Bankdirektor und nicht zum Bankräuber hat. Es gibt durchaus intelligente Psychopathen, die ihre Rolle im beruflichen Leben finden und erfolgreich ihre Karriere vorantreiben. Sie können auch Familie haben und nach außen ein ganz normales, bürgerliches Leben führen.

Ich bleibe bei meinen Erklärungen zumeist in der männlichen Wortwahl. Selbstverständlich gibt es auch Frauen, die psychopathische Züge haben und in Beziehungen ihren Partnern das Leben schwer machen. Die Geschlechterverteilung fällt in aktuellen Studien immer noch zum Nachteil der Männer aus. Das kann an den Erhebungsinstrumenten liegen. Die Psychopathen, die als solche medizinisch und psychologisch untersucht werden, sind zumeist Inhaftierte und es gibt mehr männliche Straffällige als weibliche. Vielleicht sind Frauen geschickter in der Tarnung oder sie unterliegen einer stärkeren gesellschaftlichen Formung, sodass sich eine weibliche primäre Psychopathie nicht komplett zu einer sekundären psychopathischen Struktur ausbildet. Es ist auch auffallend, dass viele Charaktermerkmale, die in der Hare-Checkliste zu finden sind, sich durchaus mit einem männlichen Lebensstil vereinbaren lassen. Man könnte einige Punkte mit Angstfreiheit, Autonomie und Kalkül übersetzen. Männer mit psychopathischen Mustern haben den Vorteil, dass sie ihre Störung gewinnbringend als Karrieremotor einsetzen können.

Ein normaler Mensch liebt oder liebt eben nicht. Selbst dann, wenn Liebe natürlich auch ein subjektives Empfinden ist und man es schlecht allgemein in Worte und Verhaltensregeln packen kann, ist wohl jedem klar, dass es in der Liebe vorrangig darum geht, das geliebte Objekt zu schützen und ihm Wohlbefinden zu bereiten. Aber dass es sich eine Maske aufsetzt und die Rolle eines Verliebten spielt, um an das Innerste eines Menschen zu kommen, mit dem Ziel, ihn wie an unsichtbaren Fäden zu führen und am Ende tief greifend zu verletzen, ist wohl unter allen Möglichkeiten die ungeheuerlichste. Es ist unheimlich, dass das überhaupt geht.

Die Grenzen der eigenen Einflussnahme in Liebesdingen auf das Leben und das Fühlen eines anderen Menschen werden im Angesicht der Psychopathie deutlich. Auch die Frage nach der eigenen Beeinflussbarkeit zeigt, wer ich eigentlich wirklich bin. Als Mensch mit meinen Sehnsüchten, meinen Wünschen nach Verbindungen und dem Wunsch, geliebt zu werden. Die psychopathischen Liebestöter machen uns am Ende auch deutlich, welche Ziele wir wie am besten verfolgen. Und dabei, im Gegensatz zu den Kaltherzigen, nicht auf das Gefühl verzichten müssen. Die psychopathische Kälte steht für das Fehlen von sozialer Rücksichtnahme, Gewissensfragen und Selbstzweifeln. Einiges davon hält beziehungsorientierte Menschen in der Umsetzung von Lebensplänen auf. Und so mancher wäre auch mal froh, wenn er nicht immer mit Zweifeln und der Angst vor Trennungen hantieren müsste. Der „normale" Mensch denkt in der Regel intensiv darüber nach, ob er etwas tun darf oder nicht. Ob er sich auf einen Menschen einlassen will und der Liebe eine Chance geben soll, oder nicht. Psychopathische Geschichten rund um die Paarbeziehung sind mehr als Skurrilitäten aus einem Beziehungsgruselkabinett. Sie erzählen von dem Leid, das Menschen zugefügt wird, und ihrem Versuch, sich dagegen zur Wehr zu setzen. Es geht also vorrangig um den „normalen" Menschen und seine Sehnsüchte, Bedürfnisse und Hemmnisse.

Es geht aber nicht um normale Beziehungsprobleme. Für konflikthafte alltägliche Beziehungssituationen gibt es einfache Regeln. Zum Beispiel eine Entschuldigung, wenn jemand eine Verabredung vergessen hat. Wenn ein Narzisst eine Verabredung vergisst, wird er seinen Partner als kleinlich und pingelig abwerten. Er ist sich keiner Schuld bewusst. Ein Psychopath schafft es darüber hinaus, aus seinem wartenden Partner einen Täter zu machen, der sich selbst entschuldigen muss. Diese Regelverstöße zu erkennen und den Psychopathen dahinter zu entlarven, sind die größten Hilfen, sich vor Verletzungen zu schützen. Dazu dient dieses Buch.

Ich könnte diese Seiten mit Filmtiteln füllen, in denen kalte Menschen eine Rolle spielen. Wie das Böse die sozialen Regeln aus den Angeln hebt und der Zuschauer in gespannter Erwartung gehalten wird. Das macht sich gut in einem Psychothriller. Außerhalb des Kinosessels ist das weniger unterhaltend. Wer sich in einen Psychopathen verliebt, ist eben noch nackter als nackt.

Dennoch: Der Kampf um die Liebe lohnt sich! Die Bereitschaft, überhaupt eine Beziehung in Liebe eingehen zu wollen, ist eine Gabe. Unser Überleben hängt von unserer Bereitschaft, Beziehungen und Bindungen einzugehen, ab. Unsere seelische Gesundheit hängt davon ab, ob es in unserer Geschichte Menschen gab und gibt, Eltern und Partner zum Beispiel, die uns fürsorglich begegnet sind und sich auf uns einlassen. Wir wissen, dass es keine perfekten Eltern-Kind-Geschichten oder Liebesgeschichten gibt. Es bleibt ein lebenslanger Versuch, sich auf andere zu beziehen und das mit Freude, Selbstbewusstsein und Liebe zu tun. Jede Lebensgeschichte mit Erfahrungen, Krisen und Erfolgen zeigt, was uns selbst, was uns heute und jedem für sich im Leben wichtig ist.

Ein Buch über psychopathische Beziehungsstrukturen und ihre Folgen für eine Liebesbereitschaft kann einen Teil dazu beitragen, sich in den eigenen Liebesdingen besser zurechtzufinden. Und sich selbst darüber besser kennenzulernen. Wie heißt es noch so schön im Poesiealbum: In allen vier Ecken soll Liebe drin stecken. Häufig treffen wir auf Abwehr, wenn wir in der Liebe von Strategien sprechen. Dabei sind strategische Handlungen, auch in Liebesbeziehungen, sehr gut und zielführend. Sie helfen, die Übersicht – in allen vier Ecken – zu bewahren. Strategien helfen, sich darüber klar zu werden, wo man langfristig hin will. Sie dienen uns dazu, uns selbst als Verführer oder Verführerin zu üben und besser zu erkennen, ob der andere mehr Probleme hat, als wir selbst. Und wenn wir das feststellen, genau zu prüfen, ob wir so eine Verbindung ernsthaft eingehen wollen. So gesehen, versuchen wir mal, etwas Positives aus der Sache mitzunehmen. Denn darin herrscht Einigkeit: Es gibt die unheimlichen verführenden Psychopathen. Es ist an uns, damit klarzukommen. Es ist auch ein Versuch, die Welt ein bisschen besser zu machen – vor allem für die Betroffenen. Und die Liebe zu retten, denn jedes bisschen hilft.

Christina Zimmermann

In Gedenken an Jürgen.

Und für Ralf, weil er den Weg nach oben kennt.

Was ist ein Psychopath?

„Das junge zarte Ding, das ist ein fetter Bissen.
Der wird noch besser schmecken, als die Alte.
Aber du musst es listig anfangen,
damit du beide kriegst."

GEBRÜDER GRIMM,
„ROTKÄPPCHEN UND DER BÖSE WOLF"

1. BEIM DRITTEN MAL IST ES FÜR IMMER

„Stellen Sie sich vor, all das zu tun, was Sie wollen. Komplett befreit von inneren Fesseln. Stellen Sie sich einen mentalen Halt ohne Gewissen vor. Stellen Sie sich vor, weder Gefühle der Reue noch Schuldgefühle zu empfinden. Ganz gleich, was auch immer Sie vielleicht an unangenehmen Dingen tun. Stellen Sie sich vor, Sie sind für sich immer die Nummer eins. Ohne Sorge um das Wohlbefinden von anderen. Stellen Sie sich vor, Verantwortung ist ein leerer Begriff, der keine Bedeutung für Sie hat. Stellen Sie sich vor, niemals einen zweiten Gedanken an die schändlichen oder schädlichen Dinge zu verschwenden, die Sie gemacht haben." So

bringt uns der Psychoanalytiker Manfred Kets de Vries den Lifestyle des Psychopathen näher.

Frei von einem Gewissen, darum immer frei von Schuld zu sein, das ist ein emotionales Defizit, aber ist es vielleicht auch ein Geschenk?, fragt Manfred Kets de Vries provozierend. Das Leben wäre einfacher und lustiger ohne den Plagegeist Gewissen. Empathie ist ein Langweiler. Ohne schmerzvolle Schuldgefühle und Scham könnten wir alles machen. Die Welt stünde uns offen. Sich zu überlegen, wie es uns ohne Gewissensbisse ginge, kann reizvoll sein. Es bleibt allerdings ein Planspiel. Denn wir gehen wohl alle davon aus, dass jeder Mensch ein Gewissen hat. Für uns ist es schwer vorstellbar, dass es tatsächlich Personen gibt, die kein Gewissen haben und damit ganz prima leben können. Und, wie sich noch herausstellt, die Psychopathen, die wir hier meinen, leben eigentlich auch nicht ganz ohne Gewissen. Nur nutzen sie es nicht. Der Psychopath betreibt menschliche Außenlager für die Dinge, die ihm fremd sind. Das heißt für Verantwortung, Schuld, Mitgefühl und Liebe. Dafür benutzt er andere Menschen, wie ein Puppenspieler seine Marionetten.

Liebe ist kein Zufall ...

Partnerschaften und die heutigen Familiensysteme sind so vielfältig wie der Mensch. Beziehungen sind heute für viele Abschnitte des Lebens, die sie mit einem Menschen zeitweise teilen. Ob verheiratet oder nicht. Ob zusammen wohnend oder im Stil von „living apart together". Patchworkfamilien sind alltäglich und Kinder wachsen in ganz anderen Beziehungsstrukturen auf, als es noch in den Sechzigern der Fall war. Die Möglichkeiten, die heute so facettenreich erscheinen, täuschen nicht darüber hinweg, dass es schwierig ist, in einer echten und vertrauensvollen

Beziehung seinen Platz zu finden. Und sei es auch nur für einen Lebensabschnitt. Die Sehnsucht nach dem, was wir eigentlich mit partnerschaftlicher Beziehung meinen, wächst. Vertrauensvoller Rückhalt, gemeinsam durch dick und dünn zu gehen, schlechte und gute Zeiten zu teilen, wer kann schon von sich behaupten, auf einen lebenslangen oder zumindest lebensphasenüberdauernden Partner zählen zu können? Und wenn es zum Bruch kommt, sind alle Beteiligten derart davon betroffen, dass Menschen, die ein Geschäft wittern, gut davon leben können. Anwälte profitieren davon, dass Menschen sich schlecht trennen können. Berater gaukeln die erlösende Wiedervereinigung mit dem Partner vor. Es wird viel Hokuspokus angeboten – von kleiner Hexerei bis hin zu chakrischen Trennungen, wobei nicht nur das Wort befremdlich ist. Die Idee, wirklich tiefe und echte Verbindungen zu spüren, wird manchmal zum Ersatz für eine wirkliche und echte Beziehung. Worauf will man auch zurückgreifen, wenn man bislang zu wenig positive Beziehungserfahrungen gesammelt hat? Wie findet man überhaupt einen Partner? Gibt es den im Internet? Partnerbörsen sind eines der lukrativsten Geschäfte überhaupt geworden. Eine Börse wirbt mit dem Slogan: „Liebe ist kein Zufall." Sie will einen glauben machen, dass es mit Berechnung geht. Mit einem Psychotest, einem hübschen Foto und Punktwerten. Aber Liebe kann man nicht kalkulieren, Liebe kann man nicht diskutieren und Liebe kann man nur bedingt ergründen. Und sie entsteht zufällig dann, wenn man bereit für sie ist.

Nun stellen Sie sich vor, dass Sie bereit sind. Sie vertrauen aber leider auf so einen Menschen, wie ihn Kets de Vries beschreibt. Sie wissen natürlich noch nicht, dass er gar nicht fühlen kann – weder Angst noch Liebe. Sie glauben, dass alles, was er macht, einen logischen Grund hat und suchen nach Erklärungen. Sie entwickeln psychologischen Spürsinn, um herauszufinden, warum er manchmal so mit Ihnen umgeht, wie er es macht: kalt, abwertend, lieblos und kontrollierend. Sie fangen an, zu denken, dass Sie selbst schuld daran sind. Sie sind eben nicht liebenswert, nicht klug, nicht gut aussehend genug. Manchmal machen Sie sich Selbstvorwürfe, dann haben Sie wieder Zweifel an dem anderen. Irgendwie passt das alles nicht zusammen. Aber das muss nicht unbedingt ein Hinweis darauf sein, dass etwas bei Ihrem Partner nicht stimmt. Denken Sie. Sie glauben, dass Ihre Zweifel Ihnen nur Ihre eigene Verkrampftheit, Ihre Angst vor Trennungen oder Ihr geringes Selbstwertgefühl widerspiegeln. Also unterm Strich: Ihr tiefes Misstrauen dem Partner gegenüber. Alles Dinge, die Sie ablehnen. Bei sich und bei anderen. Also beginnen Sie, nicht mehr auf sich selbst zu hören.

Beim dritten Mal ist es für immer! Sie haben sich mehrfach mit diesem Menschen getroffen. Im Rückblick ging alles ganz schnell. Der andere weiß, was er will. Er ist so bestimmend. Das finden Sie gut. Genauso schnell haben Sie die Schutzhülle fallen lassen. Spätestens nach dem dritten Treffen sind Sie sich sicher, dass es etwas Festes werden könnte zwischen Ihnen. In Ihren Fantasien bauen Sie schon an einer gemeinsamen Zukunft. Für Sie fühlt es sich so an, als ob der andere eine Beziehung will. Sonst würde er sich doch nicht so zugewandt verhalten. So unheimlich charmant und liebenswürdig. Außerdem hat er Ihnen schon gesagt, worauf es ihm in einer Beziehung ankommt, und Sie konnten dem voll und ganz zustimmen. Sie denken, nein, Sie hoffen, dass er sieht, dass Sie genau das sind, was er oder sie sucht. Dafür müssen Sie sich nur noch mehr anstrengen, eben klüger, hübscher und liebenswerter werden. Sie haben das Gefühl, voll im Leben zu sein. Alles ist aufregend. Es ist schön, sich zu verlieben. Hin und wieder kommen auch Zweifel wieder, aber das bilden Sie sich sicher nur ein. Wie schon gesagt, es ist wohl das zu große Misstrauen. Oder etwa doch nicht? Was ist, wenn Sie in eine Beziehung starten und eine der folgenden Fragen mit „Ja“ beantworten können?

Sie haben stets das Gefühl hinter den Erwartungen des Partners zurückzubleiben.

Sie fühlen sich schuldig in der Beziehung und sind ständig darum bemüht, den Schaden wiedergutzumachen, vor allem, weil Ihr Partner Ihnen mangelhaftes Vertrauen unterstellt.

Sie wissen oft nicht, wo genau Sie in Ihrer Partnerschaft stehen, da Ihr Partner Sie die meiste Zeit in einem Zustand der Trennungsangst hält.

Sie bewegen sich wie auf Eierschalen, wenn Sie mit ihm zusammen sind. Sie wählen Ihre Worte genau, damit Sie ihn nicht in diesen kritischen Zustand bringen, der eine Krise, einen Streit oder eine Trennung zur Folge hätte.

Sie sind sehr verwirrt, weil Sie sich die Zusammenhänge von Fehlern, Schuld und Trennungsgefühlen nicht erklären können. Vor allem, weil er Ihnen vorwirft, sich zu stark an ihn zu klammern. Dabei denken Sie über sich, dass Sie ein unabhängiger Mensch sind.

Sie sind unglücklich in der Beziehung. Wenn Sie mit ihm zusammen sind, sind Sie nicht richtig entspannt und wenn Sie von ihm weg sind, sind Sie erschöpft.

Sie haben den Eindruck, dass Sie eine Last für den Partner darstellen.

Sie beobachten, dass er für andere bereit ist, etwas zu tun. Für Sie geht er nicht aus dem Haus, wenn Sie krank sind.

Wenn Sie eine oder mehrere Fragen mit „Ja“ beantworten können, sollten Sie dringend prüfen, mit wem Sie da zusammen sind. Eine Beziehung sollte vorrangig dafür da sein, sich gut und gesund zu fühlen und nicht krank machen. Wenn Sie sich ständig innerlich Vorwürfe machen, immer die Verantwortung übernehmen und auch noch versuchen, eine Beziehung, die permanent unter Trennungsangst geführt wird, aufrechtzuerhalten, ist das keine ausgeglichene und gute Beziehung. So ein Verhältnis funktioniert nur, weil der andere weiß, dass Sie eine Beziehung und Partnerschaft wünschen und sich entsprechend verhalten. Die Türen sind damit für Manipulationen und Missbrauch geöffnet. Da Ihnen die Liebe wichtig ist, sind Sie emotional beteiligt. Das gibt dem Liebestöter die Möglichkeit, Sie in ständiger innerer Unruhe und Unsicherheit zu lassen. Er will sich nur auf eines festlegen: darauf, dass Sie die Verantwortung tragen. Ansonsten hält er sich offen, wann er Sie sehen will. Ob er Sie überhaupt noch einmal sehen will. Ob er die Beziehung festigen will und ob er sich noch mit anderen, infrage kommenden Partnern trifft.

Jetzt können Sie natürlich sagen: Aber was ist gegen eine offene Beziehung einzuwenden? Das ist doch nicht gleich psychopathisch? Ist das nicht ein bisschen sehr moralisch, davon auszugehen, dass es sich immer gleich um Verpflichtungen in einer Partnerschaft drehen muss? Man kennt doch diese langweiligen Paare, die sich nichts mehr zu sagen haben und nur noch Aufgaben hin- und herschieben. Sind nicht überhaupt in den heutigen Zeiten lang andauernde Beziehungen ein historisches Rudiment? Dem kann ich entgegenhalten, dass die Gedanken und die Handlungen so lange frei sind, wie sie keinen anderen Menschen unterdrücken und in Mitleidenschaft ziehen. Die Idee von offenen, kurzweiligen Beziehungen kann nicht darüber hinwegtäuschen, dass die meisten Menschen eine Sehnsucht nach ihrem Fels in der Brandung haben. Selbst, wenn jemand „Nein“ zu dieser klassischen Form von Beziehung sagt, geht das nur im Abgleich zu der klassischen Beziehung. Wirklich neu kann man Partnerschaften nicht erfinden. Und schon gar nicht auf der Grundlage der Erfahrungen, die wir in unserer frühesten Kindheit gemacht haben. So, wie wir als Kinder geliebt, gekränkt, geachtet, ignoriert wurden, so lieben wir. Unterm Strich ist es egal, wie wir die Sache nennen wollen: Beziehungskiste, Partnerschaft, eheähnliche Gemeinschaft, Affäre. In keinem dieser Begriffe kommt Liebe ausdrücklich vor. Das etwas altmodische Wort Liebesbeziehung finde ich schöner.

Liebe macht verletzlich

Ein Liebender ist mit seinen eigenen Unzulänglichkeiten, seinen Hoffnungen und Sehnsüchten konfrontiert. Sich zu verlieben, ist eine Form der menschlichen Interaktion, die einen Menschen normalerweise nicht kaltlässt. Man sieht sich gespiegelt durch den anderen geliebten Menschen. Für einen Verliebten scheint es unmöglich, dass es Menschen geben könnte, die nur so tun, als ob. William March sagt über die Psychopathen: „*Gute Menschen sind nur selten misstrauisch: Sie können sich nicht vorstellen, dass jemand etwas tut, wozu sie selbst nicht imstande wären; für gewöhnlich akzeptieren sie die unspektakuläre Lösung als die beste und lassen damit die Dinge auf sich beruhen. Dazu kommt, dass ein normaler Mensch dazu neigt, sich einen Psychopathen als jemanden vorzustellen, dessen Erscheinung ebenso monströs ist wie seine Psyche – aber kaum etwas könnte weiter von der Wahrheit entfernt sein.*" Seine monströse Psyche versteckt der Psychopath hinter einer Maske, die uns menschlich vorkommt. Doch im intimen Kontakt mit einem Psychopathen verliert man sich in den Widersprüchen, den Zerrbildern und Trugschlüssen wie in einem Spiegelkabinett auf dem Rummel. In einem normalen Liebesverhältnis ist es üblich, dass der andere zu einem lebendigen Teil des Selbst wird. Man fängt an, innere Zwiesprachen mit diesem Menschen zu führen. Er wird zu einem positiven und ratgebenden Begleiter. Hat jemand einen Psychopathen an seiner Seite, in dessen Spiegel er guckt, sieht die Sache anders aus. „Niemals", sagt der Schriftsteller Nelson Algren, „sollte man mit jemandem schlafen, dessen Probleme schlimmer sind als die eigenen." Doch manchmal wissen wir eben erst hinterher, dass der andere größere Probleme hat als wir selbst. Und da sind wir schon mit einem Fuß drin in der Beziehung.

Was, wenn jemand schon in dem hypnotischen Rausch der Selbstverwirrung gefangen ist? Dann wird es schwierig.

Wir wollen ja um jeden Preis eine Beziehung aufbauen und eine Trennung vermeiden. Und viele von uns glauben zudem, dass sie eigentlich auch kein Recht darauf haben, eine gesunde und liebevolle Beziehung zu führen. Geschweige denn, dass es so etwas gibt wie ein Grundrecht auf Gesundheit! Partnerschaften stellen sich für manche so dar, dass sie sich diese entweder hart erarbeiten müssen und dafür eine große Leidensfähigkeit mitzubringen haben oder, wenn sie nicht stark genug sind, eben keine Partnerschaft haben. Aber wer will schon gerne allein sein? Und haben wir erst eine Menge investiert und auf viel verzichtet, wächst der Berg der potenziellen Verluste an, obwohl vielleicht der Mensch hinter dem Berg ein Psychopath ist, der uns nichts zu geben hat.

Immer wieder bin ich bei der Arbeit an dem Buch auf erstaunliche Zitate und Gedanken von den verschiedensten Experten gestoßen. Sie sind sich allesamt einig, dass Liebe etwas Wunderbares und Schwieriges ist, dem wir mit Wissenschaft und Psychologie nur nahekommen können. Dann tut sich auf einmal so eine nebulöse Wand auf und wir erliegen ihrer Faszination. Es liegt wohl am Wendepunkt der Liebe: Will man sie ergründen, entzieht sie sich. Gibt man sich ihr hin, erklärt sie sich. Dann glaubt man, sie fassen zu können, und schon ist sie wieder futsch. Das Gelingen der Liebe hängt von ihren Widersprüchen und Paradoxien ab, und wie wir diese meistern. Es bedarf sehr viel Offenheit und Mut ,sich auf Liebe einzulassen. Und es ist ein besonders mutiger Weg, sich mit den eigenen Erfahrungen zu beschäftigen. Dabei geht es nicht darum, diese wie eine Krankheit abzulegen, sondern an ihnen zu wachsen und sich selbst darin zu erkennen. Niemand muss das Buch lesen und danach das Gefühl haben, alles falsch gemacht zu haben. Es gibt kein Falsch in der Liebe. Tatsache ist, dass wir alle schlecht auf die Liebe vorbereitet werden. Die Schule hat sich bis heute keinen Unterricht dazu überlegt. Wir werden, wie Freud das so herrlich auf den Punkt gebracht hat, mit Sommerkleidern und Sandalen auf eine Polarreise geschickt.

Darum sind wir auch oft allein mit den Fragen der Seele. Wer Sorgen hat, wirkt nicht so attraktiv auf seine Umwelt. Wer Nöte hat, dem traut man weniger zu. Aber der Psychopath wird hellhörig, wenn er auf jemanden trifft, der Sorgen und Nöte hat und er erkennt sehr schnell, dass der Leidende das dringende Bedürfnis hat, nicht mehr allein damit zu sein. Gleichzeitig freut sich der Psychopath über die Isolierung, die eine Person unter solchen Umständen mitbringt. Mit seinem Charme kommt er daher und wickelt sein Opfer, wie eine Spinne eine Fliege im Netz, ein. Ganz in Ruhe und mit dem Wissen, dass noch ein Leckerbissen für später auf ihn wartet.

Die Liebe und der Psychopath

Wie verführt der Psychopath? Seine Verführung hat verwirrende Ähnlichkeiten mit einer echten Verführung. Eine echte Verführung wird von einem charmanten Verführer initiiert. Verführung ist ein Spiel mit der Realität und der Illusion. Der Verführte soll irgendwann die Prüfung der Realität zugunsten der Illusion aufgeben. Die rosarote Brille oder auch die Illusion sind wichtig, um sich zu verlieben.

Der Verführer liebt die Liebe am Ende mehr, als einen potenziellen Partner. Der Psychopath ist voller Misstrauen, was Liebe angeht. Sein Ziel ist die Manipulation des anderen. Selbst wenn er wollte, verlieben kann er sich nicht. Davor muss er sich nicht schützen. Dennoch trägt er eine Maske, um sich den Anschein eines liebenswerten Menschen zu geben, damit sich der andere verführen lässt. Er ist ein perverser Verführer oder ein Antiverführer oder ein vulgärer Verführer, wie der Philosoph Jean Baudrillard dazu sagt. Der Psychopath hasst die Liebe und alles, was mit ihr zu tun hat. Er ist stolz, wenn eine Person unter seinem Einfluss hinwegschmilzt. Dass er das hinkriegt, ohne ein Fünkchen Herzenswärme. Das verschafft ihm Überlegenheit über diejenigen, die in seinen Augen zu weich und hilflos sind.

Seine egozentrische und grandiose Überheblichkeit ist aber auch der Punkt, der ihn als Psychopath sichtbar werden lässt. Aus seiner Gewissenlosigkeit heraus lässt er früher oder später die Maske fallen. Was dann kommt, ist der Auftakt für böse Verzerrungen, Manipulationen und aktive Sprachverwirrungen. Die Kälte und die aggressive Abweisung lassen sich irgendwann nicht mehr verbergen. Da er keine Schuld und Verantwortung für sein Handeln empfindet, lagert er diese Dinge aus und lässt den Partner die Schuld und die Verantwortung fühlen. Menschen in psychopathischen Beziehungen erleben einen Verschleiß von Würde und Werten, wie die Psychologin und Burn-out-Expertin Christina Maslach die emotionale Erschöpfung beschreibt. Der Prozess ist schleichend und traumatisierend. Es ist kein Kavaliersdelikt, jemanden um den Finger zu wickeln und ihn dann abzuservieren, weil man sich nicht mehr an dem Menschen bedienen kann. Der Angriff eines Psychopathen auf die Liebe eines Menschen ist eine existenzielle Bedrohung. Unsere frühen Erfahrungen sind ein Grund dafür, warum wir die Warnsignale, die von einem unheilvollen Partner ausgehen, nicht wahrnehmen. Ein anderer liegt darin, dass die antisozialen Warnsignale als soziale Zeichen uminterpretiert werden. Sozial orientierte Menschen denken und handeln in Beziehungsmustern. Das heißt, im Sinne einer Verbindung. Sie biegen es sich in die gewünschte Richtung zurecht. Und den Menschen, die das so machen, kann man nicht sagen, dass sie nun selbst daran schuld sind, wenn sie versuchen, emotionale Uri Geller zu werden. So biegsam und anpassungsfähig in jeder Beziehung.

Denjenigen, die jetzt denken: Aber das muss man doch merken, wenn man auf einen Psychopathen trifft, sei gesagt, dass selbst die größten Experten der Psychopathie schon auf solche Typen hereingefallen sind. Professor Robert Hare, der renommierteste Forscher auf dem Gebiet der Psychopathie, erzählt, dass ihm einer seiner ersten Patienten in einer Klinik erfolgreich das Blaue vom Himmel vorgelogen hat. Das Ganze endete damit, dass der Patient die Bremsen von Robert Hares Wagen in der klinikeigenen Werkstatt, in der er aufgrund von Hares Bemühungen arbeiten durfte, manipulierte. Robert Hare kam unverletzt, aber mit einem gehörigen Schrecken davon. Ihre beeinflussende Kraft bei gleichzeitiger Ausdauer, gepaart mit einem oberflächlichen, aber gewinnenden Charme, die einen sozial denkenden Menschen immer wieder schwanken lassen, ob da nicht doch irgendetwas Menschliches dahintersteckt, zwingt also sogar Experten in die Knie.

Auf einen Psychopathen zu treffen, ist im Laufe eines Beziehungslebens nicht unwahrscheinlich, wenn man bedenkt, dass vier Prozent der Bevölkerung psychopathische Strukturen haben und ein Mensch im Laufe seines Lebens mehrere Partnerschaften eingeht. Zudem gibt es Studien, die aussagen, dass die Prävalenz, also die Wahrscheinlichkeit des Auftretens von Psychopathie, ansteigt. Es gibt durchaus Gründe, warum Psychopathen in unserer Gesellschaft gute Überlebenschancen haben. Zumindest auf den ersten Blick. Wenn es um Karriere geht, sind sie oft besser dran, da sie nur an den eigenen Vorteil denken und diesen auch umsetzen. Glaubt man dem englischen Psychologen Kevin Dutton, handelt es sich dabei um berufliche Siegerstrategien. Psychopathen gehen angstfrei – sprichwörtlich – über Leichen.

In der Theorie und Diagnostik der Psychopathie gibt es durchaus treffsichere psychopathische Charaktermerkmale, auf die jeder achten kann, bevor er sich in eine Beziehung begibt. Dennoch: Als menschliches Wesen werden wir beim Lesen des Diagnoseschlüssels oft denken, dass das doch alles gar nicht so schlimm sein kann. Was bedeutet es zum Beispiel, wenn jemand eher viele und kurze Beziehungen hat oder häufig wechselnde Geschlechtspartner? Ist das ein ernsthaftes Kriterium oder eine altmodische Vorstellung von Moral? Oder, dass jemandem schnell langweilig wird. Wer möchte denn nicht ein abwechslungsreiches und vielfältiges Leben genießen? Keiner von uns hat einen mobilen Hirnscanner dabei, wenn er jemanden frisch kennenlernt. Wir könnten dann unseren zukünftigen Partner ausleuchten und sehen, welche Hirnregionen stumm bleiben. Der Psychopathietest von Robert Hare vermittelt eine erste Idee davon, woran wir Psychopathen erkennen können. Im Alltag wird dieser Test Schwierigkeiten machen. Um den Test gut anwenden zu können, braucht es eine eingehende Schulung.

Ich habe mich somit auf die Liebe beschränkt. Wenn es um die Liebe geht, wird der Psychopath am unangenehmsten und gleichzeitig zeigt sich hier sein ganzes Unvermögen. „Er spricht die Worte, aber er kennt die Musik nicht", wie der Forensiker Robert Hare es formuliert. Wobei „beschränkt auf die Liebe" etwas unzureichend ist. Wie soll man sich bei der Liebe beschränken? Sie allein ist ein so interessantes und unergründliches Thema, dass man schreiben und schreiben und schreiben kann und nachher immer noch nicht mehr weiß, als alle anderen, die lieben, geliebt werden oder geliebt werden wollen. Aber genau darum geht es: sich die Fähigkeit zur Liebe zu bewahren. Sich auch darüber besser kennenzulernen. Denn kaum ein Gefühl bringt uns so nah an unsere persönliche Grenze. Und kaum ein Gefühl verschafft uns so viel Wohlbefinden und Unbehagen. Liebe sorgt auch dafür, dass wir gesund bleiben. Ein Grund, warum zum Beispiel amerikanische Gesundheitsbehörden Studien in Auftrag gegeben haben, was eine gute Beziehung ausmacht. Denn, wer in einer guten Beziehung lebt, bleibt länger gesund. Es kann durchaus sein, dass Liebe und Partnerschaft zukünftig als Gesundheitsfaktoren mehr interessieren werden als der berufliche Stress mit seinen schädlichen Auswirkungen auf den Menschen.

Wer Liebe sagt, kommt auf die Bindung zu sprechen. Das ist dieser Moment, nach dem wir uns sehnen: die Verbundenheit zu anderen Menschen, das Gefühl, in einer Familie, in einer Gesellschaft, bei der Arbeit gut aufgehoben zu sein. Also habe ich mich auch den Bindungen und den Bindungstheorien gewidmet. Und im weiteren Sinne all dem, was den emotionalen Kitt zwischen Menschen ausmacht. Wenn wir uns vor den harten und eiskalten Betrügern schützen wollen, dann ist der beste Schutz, sich in seiner Bindungsbereitschaft weiterzuentwickeln. Leider ist es auch so, dass die Erfahrung einer psychopathischen Beziehung zu Bindungsstörungen führen kann. Ich will auch darauf hinweisen, dass es Beziehungsvermeider und Beziehungszerstörer gibt. Die Vermeider haben ein widersprüchliches Verhältnis zu Nähe und Schwierigkeiten, ihre Emotionen angemessen in einer Interaktion unterzubringen. Das kann zu der berühmten Hassliebe führen. Im Gegensatz zu denen, die Hass auf die Liebe haben. Das sind die Liebestöter, die eine Beziehung dazu nutzen, den anderen emotional auszuschöpfen.

Es ist das Gefühl der Liebe, worauf der Psychopath es abgesehen hat. Was ihn antreibt, ist eine Mischung aus Selbstüberschätzung und Gewissenlosigkeit, die in der Kombination sehr gefährlich ist für die Menschen, die ihm zufällig in die Quere kommen. Dieses Buch soll vorrangig den Opfern von solchen Beziehungen helfen und im besten Fall vermeiden, dass sie überhaupt in so eine abhängige brutale Beziehung hineinkommen. Die Frage hat mich aber doch beschäftigt, was den Psychopathen antreibt. Denn, selbst wenn wir sagen, dass ihm ein Hirnareal fehlt, muss es doch etwas geben, was ihn zum Handeln bewegt. Das ist sein perverser Narzissmus. Eine überhöhte Selbstliebe, die sich dadurch ernährt, anderen den Kampf anzusagen, die vitale Emotionen besitzen. Diese Hypothese bringt uns näher an die Zusammenhänge menschlicher Abgründe. Das Ziel des Buches ist es nicht, eine trennscharfe Diagnostik darzustellen. Es geht darum, die Personen frühzeitig zu erkennen, die Liebe ausbeuten wollen und damit mehr als nur eine Beziehung zerstören. Sondern lebenswichtige Emotionen. Dazu gehören die Eigenliebe und die Fürsorge.

Fürsorge ist ein Teil, aus dem Liebe gewonnen werden kann. Karl Marx meinte, dass Fürsorge eine sinnlich menschliche Tätigkeit ist. Als erkennbare Tätigkeit im Alltag eignet sie sich gut als ein Diagnoseinstrument, um zu erkennen, ob der Partner eine emotional sichere Person ist oder jemand, der sich an einem emotional bereichern möchte. Das heißt, wenn bestimmte fürsorgliche Angebote fehlen, ist Vorsicht in einer Partnerschaft geboten. Denn Fürsorge ist eine emotionale Motivation, um Bindungen einzugehen. Fürsorge hat eigene Prinzipien der zwischenmenschlichen Interaktion, die der Empathie und dem Mitgefühl folgen. Sie dienen dazu, den anderen unabhängig werden zu lassen, indem man sich ihm in einem angemessenen Wechsel zwischen Nähe und Distanz zuwendet. Dabei ist Fürsorglichkeit immer ein Dialog.

So fremd wie ihnen die Liebe ist, können Psychopathen auch nicht mitfühlen und fürsorglich sein. Das macht sie zu menschlichen Raubtieren. Sie können durchaus die Beweggründe anderer verstehen. Sie sind empathisch. Aber das muss man aus einer technischen Anwendung heraus verstehen. Sie haben die Bedienungsanleitung in der Hand und drücken entsprechend die Knöpfe. Sie kennen die Zusammenhänge von Fühlen und Handeln, aber selbst erleben sie nichts davon. Nur mithilfe anderer Menschen, die sie in solche Gefühle hineinbringen, die ihnen selbst fremd sind und die sie gleichzeitig verabscheuen, partizipieren sie an Gemütsbewegungen. Aber das ist das Gegenteil von Fürsorge, das ist Missbrauch.

Selbstfürsorge ist genauso wichtig für das eigene Wohlbefinden wie die Fürsorge. Selbstfürsorge bedeutet auch, sich seiner eigenen Aggressionen und Frustrationen kreativ zu bedienen. Denn Opfer in psychopathischen Beziehungen neigen dazu, die Aggression, die sie durch die Ablehnung des perversen Partners erfahren, gegen sich selbst auszurichten. Mit beträchtlichen Folgen für ihre Gesundheit.

Hier schließt sich der Kreis. Fürsorge hilft, zu entdecken, wer psychopathische Züge hat. Fürsorge schafft Liebesbeziehungen und dient dazu, über Sorgen und Ängste, was ein zu viel oder zu wenig an Nähe angeht, hinwegzukommen. Selbstfürsorge ist heilsam. Und somit gehören die wärmende Zuwendung anderer und die positive Selbstzuwendung zu den wichtigsten Dingen in unserem Leben. Denn wir sind, was wir sind: Menschen mit Wünschen und Sehnsüchten und Hoffnung auf Liebe. Wir sind empfindsame Kreaturen, die sich immer wieder aufs Neue mit Sandalen auf die Polarexpedition machen und vielleicht das finden, was wir uns erhoffen: die Liebe.

Wer ist ein Psychopath? Um dem Begriff näherzukommen, müssen wir uns einen Menschen vorstellen, der kein Gewissen hat, der ein Herz aus Stein hat, der unter all dem noch nicht einmal leidet. Ein Wolf im Schafspelz, ein Raubtier in Menschengestalt. Seine Anziehungskraft entsteht vielleicht genau aus diesem Widerspruch, den wir als „normale" Menschen irgendwie reizvoll finden. Als Kind war ich sicher nicht die Einzige, die das Märchen „Rotkäppchen und der böse Wolf" öfter hörte. Der böse Wolf ist ein Psychopath. Einschmeichelnd lenkt er das Rotkäppchen auf dem Weg zu seiner Großmutter ab. Alles, was er tut, ist eiskalt kalkuliert. Er schmeichelt dem Rotkäppchen. Er spricht seine Sinne an: Es soll den schönen Wald wahrnehmen. Und die Blumen am Wegesrand bewundern. Er kritisiert es aber auch und sagt ihm, dass es der Großmutter Blumen pflücken soll. Jeder kennt dieses Frage-und-Antwort-Spiel: Warum hast du so große Ohren? Damit ich besser hören kann. Warum hast du so große Augen? Damit ich dich besser sehen kann. Warum hast du so ein großes Maul? Damit ich dich besser fressen kann.

Der Psychopath verfeinert seine Sinne. Er schaut sich bei anderen ab, wie sie „funktionieren“. Wie sie unter emotionalem Druck Dinge preisgeben. Und wie er Menschen mit ihren Gefühlen fesseln kann. Den Psychopathen könnten wir fragen: Warum hast du so ein kaltes Herz? Damit ich dich besser zerstören kann.

Dem Psychopathen wird Charme nachgesagt, dem andere sich kaum entziehen können. Es ist verwunderlich, dass er überhaupt charmant sein kann, wo ihm Herzenswärme so fremd ist. Die Gegenüberstellungen Verführung versus perverse Verführung, Charmeur gegen Psychopath, Charismat gegenüber Charmeur zeigen, worauf wir grundsätzlich bei Verführungen hereinfallen. Unsere Vorstellungen einer idealen Liebe oder einer selbstaufopfernden Liebe untersagen das Nachdenken. Nur das Herz soll sprechen. Es ist aber kein Widerspruch, beides zu benutzen. Im Gegenteil, der schönste Reiz bei der Verführung kann darin liegen, einer Person, der man vertraut, bewusst zu erlauben, dass man durch sie verführt wird. Das ist die eigentliche Kunst der Verführung.

2. DER CHARISMAT MIT DEM KALTEN HERZEN

Die Anziehungskraft des Psychopathen

Von jeher üben wilde Tiere große Faszination auf Menschen aus. Etwas Wildes zu zähmen, das Herz eines gefährlichen Tiers so zu erobern, dass es einem aus der Hand frisst, das sind verführerische Momente. Die Bühnenshow mit den Tigern von Siegfried und Roy, das Tauchen mit weißen Haien, Aquarienspektakel mit dressierten Orcas, um nur einige Beispiele zu nennen. Doch selten geht das auf Dauer gut. Der geliebte Tiger schleppt seinen Trainer mit einem Biss am Hals von der Bühne, der Orca zieht seine Trainer unter Wasser und zerlegt sie wie eine Beute. Doch das sind Tiere, die in Gefangenschaft leben und sich nur bedingt anpassen können. Niemand kann ihnen verübeln, dass sie das bleiben, was sie sind. Psychopathen werden oft als Raubtier bezeichnet. Auch mit ihnen wird es am Anfang noch gut gehen. Der Reiz, der von ihnen ausgeht, ist dieses „Ungezähmte", das andere am Anfang zu spüren glauben. Zu diesem Zeitpunkt verhalten sie sich wie „normale" Menschen. Doch immer mit einer gewissen Abweichung. Sie sind weniger angepasst, sie haben einen starken Willen, sie erzählen von ihren Abenteuern. Dass so ein Mensch, der komplett unabhängig zu sein scheint, sich für einen interessiert, ist der erste Schritt der Verführung. Ohne dass der Psychopath dafür irgendetwas Besonderes gemacht hätte. Er löst in seinem Opfer ein Begehren aus, das wie bei anderen verführerischen Eröffnungen, den Verstand des Opfers benebelt, seinen Widerstand herabsetzt und sein Vertrauen vergrößert. Obwohl mit so einem Menschen größte Vorsicht geboten ist, werden die Verführten unvorsichtig und lassen sich an unsichtbaren Leinen führen.

Essi Viding, Professorin für Entwicklungspathologie, hatte im Rahmen einer Forschungsarbeit ein Treffen mit einem Gefängnisinsassen, der als Psychopath diagnostiziert war. Sie hatte vorher sein Dossier gelesen. „Es war schrecklich, wie viele Mädchen er brutal vergewaltigt hatte. Ein anderer Psychologe sagte zu mir: ‚Du wirst ihn treffen und total von seinem Charme begeistert sein'", erzählte sie in einem Interview dem Journalisten und Buchautor Jon Ronson. „Niemals", sagte sie. Essi Viding war davon überzeugt, dass sie so einen Teufel ganz sicher nicht charmant finden könnte. Nachdem sie den Mann getroffen hatte, sagte sie: „Ich war total hingerissen von seiner Art, seinem rohen Sex-Appeal. Er war attraktiv und offensichtlich in einer guten körperlichen Verfassung." Sie hatte genau hingesehen und nicht nur seine körperliche Attraktivität erfasst, sondern auch seinen Charme gespürt. Total geblendet von diesem Eindruck, konnte sie nach eigenen Angaben nunmehr gut verstehen, warum Frauen mit diesem Mann beziehungsweise mit diesem Psychopathen mitgegangen waren. Ihr hätte es genauso passieren können.

Die Psychopathie-Checkliste wurde 1980 von dem Kriminalpsychologen und Experten auf dem Gebiet der Psychopathie, Robert Hare, entwickelt. Mit ihren 20 Symptomen der Psychopathie ist sie heute immer noch *das* Instrument zur Erfassung von Psychopathie. Der erste Punkt auf der Psychopathie-Checkliste des Kriminalpsychologen Robert Hare heißt: Glibness/superficial Charm. In deutscher Übersetzung: sprachgewandter Blender mit oberflächlichem Charme. Der Charme ist schließlich das Eintrittsinstrument des Psychopathen in das Herz eines anderen Menschen. Sicherlich ein Grund, warum der oberflächliche Charme an erster Stelle genannt wird. Seinen Charme weiß der Psychopath meisterlich einzusetzen, um sein Opfer um den Finger zu wickeln. Und offensichtlich funktioniert das sogar, wenn jemand weiß, dass er vor einem Psychopathen sitzt und sogar vorher ausdrücklich gewarnt wurde. Viding ist auf jeden Fall trotz ihres Wissens schwach geworden. Wie konnte es ihr passieren, dass sie alles vergessen hat und in dem Mann nur noch einen attraktiven Kerl gesehen hat?

Die Herkunft des Wortes Charme ist Französisch. Es leitet sich von dem lateinischen Wort „carmen“ ab, was übersetzt heißt: Gesang, Lied oder Zauberformel. Was hier so nebenher in den Betrachtungen des Psychopathen zum Ausdruck kommt, erlangt in einer Beziehung oder zu Beginn einer Beziehung große Bedeutung. Welches Lied stimmt der Psychopath nun an, dass er so anziehend wirkt? Der Psychopath ist ein manipulativer Verführer. Er weiß um die Schwächen seiner Mitmenschen. Das sind die Emotionen. Auch wenn er für diese Schwächen selbst kein Gefühl hat und er sie auch bei den anderen nicht mitfühlen kann: Er weiß, dass Menschen fühlen und er kennt die Funktion von Gefühlen in „technischer“ Hinsicht in- und auswendig.

Der Psychopath hat einen großen Vorteil. Denn normalerweise muss der Verführer aufpassen, dass er nicht selbst Opfer der eigenen Verführung wird. Das ultimative Ziel einer Verführung besteht darin, den Verführten zum Verführer zu machen. Man animiert ihn sozusagen dazu, mit einem zu flirten und alle Tricks anzuwenden, die zu einer Verführungsszene dazugehören. Den Spieß derart umzudrehen, erhöht die spielerische Lust einer Verführung, kann aber auch Folgen für den Verführer haben. Wenn er erfolgreich ist und das Objekt der Begierde von sich aus beginnt, zu verführen, wird er selbst zum Zielobjekt und damit zum Verführten, der den Künsten des ehemaligen Opfers erliegen könnte. Es besteht die Gefahr, sich selbst zu verlieben und am Haken zu hängen. Sich in Widerstand zu üben, ist bei der Verführung das Schwierigste. Für den Psychopathen allerdings bedeutet das überhaupt kein Problem. Ohne

Emotionen, ohne Mitgefühl und ohne Gewissen ist er von der Gefahr, geangelt zu werden, ausgeschlossen. So kann er gefahrlos und genüsslich seine Fangtechnik verfeinern.

Die Verführung

Wer verführt, stimmt ein mehrstimmiges Zauberlied an. Es setzt sich zusammen aus einer kalkulierten Inszenierung von Nähe und Distanz, aus fein abgestimmter Sprache, die viele Andeutungen macht, ohne konkret zu werden, aus nonverbaler und verbaler Kommunikation, die dazu dient, das Opfer bedingungslos für sich zu gewinnen. Was sich jetzt nach einer hinterhältigen Strategie anhört, ist ein ganz normaler zwischenmenschlicher Dialog. Flirten gehört unter anderem zur Sprache der Verführung. Dieses Spiel mit Attraktivität beherrscht eigentlich jeder Mensch, auch wenn sich die meisten von uns das nicht zutrauen und ungern ein Flirtgeplänkel von sich aus starten. Wir können den anderen sogar mit einem einzigen Lächeln entwaffnen, wie der Forscher an einem Beispiel erklärt: Ein amerikanischer Soldaten begegnete zwei Vietcong während des Vietnamkrieges: „Sein Gewehr versagte, und da lächelte er, was seine Gegner hemmte. Misstrauen und Angst ließen den angebahnten Kontakt jedoch sofort wieder ersterben. Der Amerikaner lud durch und tötete seine Gegner." Ein Lächeln bedeutet international: „Ich komme in Freundschaft und du interessierst mich." Das „Begrüßungslächeln" gehört zum Morse-Alphabet für die Bindungskraft Liebe, wie es der Arzt Martin Weding beschreibt.

Ein Psychopath kennt diesen Code, er nutzt ihn nur anders. Er nutzt ihn technisch: das Opfer hemmen – dann durchladen.

Der Flirt und die Kunst der Verführung sind soziale Elemente, die unser Zusammenleben spielerisch aufblühen lassen und vielleicht auch hin und wieder etwas vorgaukeln, aber dennoch das Leben versüßen können. Wer könnte von sich behaupten, dass er Schmeicheleien und einem koketten Wort gegenüber kaltblütig wäre? Und wer schon einmal die Erfahrung gemacht hat, sich einem charmanten Angriff hinzugeben, wird auch davon sprechen können, wie süß es sich anfühlt, einfach dahinzuschmelzen. Im Alltag sind wir so sehr damit beschäftigt, unsere Grenzen aufrechtzuhalten, uns zu wehren oder zu schützen. Da bekommt der Aspekt der Verführung noch einen zusätzlichen Reiz: einfach alles sein lassen und sich wohlig entspannen! „Er ist unglaublich charmant. Sein Charme bringt dich – seinem Zielobjekt – dazu, dass du dich ganz und gar auf ihn fokussierst. Er ist sehr anziehend und ansprechend für den Geist und die Sinne und das setzt deine persönlichen Grenzen und Schutzmechanismen außer Kraft – gerade dann, wenn du sie am meisten brauchst. Er leitet eine Art Trance ein – ein entspannter wohliger Geisteszustand, der dich für jegliche Suggestion öffnet." Dieses Zitat stammt aus einem Blog, der Psychopaths and Love heißt.

Wir wollen mehr über den psychopathischen Charme wissen. Ist er wirklich oberflächlich, wenn er doch so gut funktioniert? Wie geht Verführung eigentlich überhaupt? Nebenbei gesagt: Wie bei allen Extremen können wir in der Auseinandersetzung mit dem Thema Psychopathie und Charme einiges über charmantes Verhalten für uns selbst lernen und zukünftig nutzen. Denn ein Psychopath wird die Verführung seiner eigenen Person ablehnen. Er ist nicht verführbar, da ihm die emotionalen Knöpfe dafür fehlen. Ihm fehlt auch die Kraft der Suggestion.

Die Suggestion

Woher kommt es eigentlich, dass Menschen durch Worte beeinflussbar sind, die sich in ihren Köpfen zu emotionsgeladenen Bildern umwandeln? Wenn ich Ihnen vorschlage, sich an einen schönen Moment zu erinnern, einen Urlaubstag im Sommer zum Beispiel und anrege, dass Sie die Sonnenwärme auf der Haut spüren, werden Sie schnell das ganze Bild dieser Vorstellung nicht nur in Gedanken sehen, sondern auch sinnlich erfahren. Wir haben für viele Situationen sogenannte Brain-Scripts, auf die wir als Gedankenvorlagen zurückgreifen können. Brain-Scripts sind innere Drehbücher, die uns nicht nur ein Handlungsmodell für Situationen liefern, sondern die uns auch in eine Stimmung bringen. Psychopathen haben es insofern mit empathischen Menschen leicht. Sie greifen in die Drehbücher ein und bieten ähnlich, wie ich es oben dargestellt habe, ihren Opfern sinnliche Vorstellungen an, die eine harmonische Partnerschaft betreffen. Da Menschen das ganze Bild bevorzugen, schließen sie geschickt die Lücken. Unsere Vorstellungskraft funktioniert am besten, wenn sie sinnlich angeregt ist, wir aber noch viel Platz zum Dazudichten haben. Personen neigen dazu, ihren Widerstand herunterzufahren, wenn sie den Eindruck haben, wählen zu können. Darum lassen wir uns schneller in ein Bild hineinziehen, wenn es heißt: „Was spürst du unter deinen Füßen? Ist es vielleicht Sand, sind es Steine, ist es Gras?“ Als wenn wir eine Vorgabe bekommen: „Du gehst auf einem sandigen Weg.“ Und wir wollen immer die ganze Geschichte und nicht nur einen Ausschnitt oder eine Episode. Außerdem ist die sinnliche Inspiration schön.

Die Zusammentreffen mit Psychopathen in einer Beziehung sind tatsächlich episodenhaft. Wir können davon ausgehen, dass Psychopathen keine inneren Drehbücher nutzen. Sie fangen an einem Punkt an. Ab da geht es nur noch darum, in einem direkten Weg schnell zum Ziel zu kommen. Wie in diesem Auszug einer Nachricht eines Mannes, die mir eine Klientin zur Verfügung gestellt hat: „Zusammen zu bügeln wäre eine tolle Idee für das erste Date. Damit gehen wir in eine Ratgebergeschichte ein. Lange her, dass du mir deine lange Nachricht geschrieben hast und ich habe ein schlechtes Gewissen, weil ich erst jetzt darauf antworte. Schön, was du erzählst. Es ist zu viel, eigentlich auch nicht, um darauf einzugehen. Schreibe ich dir zu allem, was du mir geschrieben hast, dann schreibst du wieder was dazu ... puh, wollen wir das?“ Er will nicht lange reden, sondern gleich zum Ziel, dem ersten Date, gelangen. Das sowohl als Bügeltreffen lächerlich gemacht als auch als einzigartig idealisiert wird. Das wäre so, als wenn Sie kurz nach den ersten Minuten eines Kinofilms schon den Abspann präsentiert bekämen.

Psychopathen sind manipulativ, darin sind sich Forscher und Psychologen einig. Es wäre wohl richtiger, zu sagen, dass empathische Menschen suggestibel sind. Darum sind wir normalerweise auch beeinflussbar und offen für sinnliche Anregungen. Der Psychopath ist manipulativ, weil seine Opfer manipulierbar sind. Und weniger deshalb, weil er eine ausgeklügelte Trickkiste hat, auf die er zurückgreifen kann. Allerdings macht er in der Regel etwas, was ihm den Zugang sehr erleichtert. Das ist etwas, was auch bei der Verführung eine wesentliche Rolle spielt. Hier erzielt er offensichtlich gute Ergebnisse. Der Psychopath umgeht den Widerstand seines Opfers, indem er irritierende Nachrichten sendet: „Du schreibst interessant und ich will keinen Dialog, das erste Treffen wird toll und lächerlich.“ Das geschieht mehr aus Versehen als aus bewusster Kalkulation. Jemand, der Sympathie beim anderen erreichen möchte, würde sagen: „Du schreibst so interessant, darum möchte ich den Dialog.“ Der Psychopath hingegen hat wenig Interesse an der Person, die ihm gegenübersteht. So kann er mit einer lässigen und entspannt wirkenden Haltung auftreten. Er hat immer einen kühlen Kopf. Das macht ihn überzeugend für das Opfer und es hört auf, die Widersprüche zu hinterfragen. Durch

Nachdenken ist der Zusammenhang nicht aufzulösen, wenn Ihnen jemand gleichzeitig sagt, Sie seien unglaublich interessant und Sie wecken kein Interesse bei dem anderen. Die Möglichkeit, Interesse bei einem anderen Menschen zu wecken, wird in Ihrem Kopf verankert bleiben. Stellen Sie sich das so vor, als ob Ihr emotionales System ab dem Moment auf „Interesse wecken" programmiert ist. Sie werden ab da alles Mögliche dafür tun, um interessant zu wirken und auch versuchen, beim anderen abzulesen, ob Ihnen das gelingt. Aber wie dieses Motiv in Ihren Kopf kam, nämlich durch widersprüchliche indirekte Aussagen, werden Sie vergessen. Wenn das Bewusstsein nicht weiterhilft, tritt das Gefühl in den Vordergrund. Sie werden emotional auf den anderen reagieren, und das macht Sie am Ende manipulierbar. Denn wie jeder andere Mensch möchten Sie gute Gefühle erreichen und schlechte Gefühle vermeiden. Das ist der Grund, warum ein Opfer nicht merkt, was mit ihm gemacht wird. Dass es missbraucht wird, damit der Psychopath an sein Ziel kommt. Und dass es austauschbar ist. Der Psychopath fürchtet weder Trennung noch Ablehnung. Im Gegensatz zu seinem Opfer will er nicht geliebt werden, weder braucht er echte Fürsorge noch gibt er diese gerne weiter. Er fordert von seinem Opfer nichts, außer, dass es sich ihm opfert. Er will keinen intellektuellen Diskussionspartner, keinen Gefährten für das Leben, er sucht nicht nach dem zukünftigen Elternteil seiner Kinder. Das Opfer allerdings glaubt, all das in dem Psychopathen sehen zu können. Darum muss der Psychopath sich um nichts weiter mehr kümmern. Obwohl er auch dringend etwas will, nämlich die komplette Unterwerfung des anderen, sind ihm auch viele Dinge schlichtweg egal. Was ihm auf jeden Fall egal ist, ist die Liebe.

Wir sind umso mehr beeinflussbar, je mehr wir in eine Gestimmtheit, also in einen emotionalen Zustand, indirekt geführt werden. Es macht einen Unterschied, ob Sie sich mit jemandem nach dem ersten Treffen sofort konkret für das zweite Treffen verabreden oder ob Sie mit den Worten: „Wir sehen uns. Mal sehen wann" verabschiedet werden. Im zweiten Fall werden Sie sich wesentlich intensiver damit beschäftigen, was Sie gesagt oder getan haben, ob Sie daraus Rückschlüsse ziehen können, ob es zu einem zweiten Treffen kommt. Sie werden darüber nachdenken, ob Sie etwas verkehrt gemacht haben, dass man Ihnen nicht sofort einen zweiten Termin vorschlägt. Sie werden darüber nachdenken, was Sie tun müssen, um ein Treffen zu arrangieren. Sie werden sich in einer inneren Warteschlange wiederfinden, die Stunden zählen und das Telefon anstarren. Das innere Script für ein romantisches Treffen ist angeregt und wartet auf seine Erfüllung. Sie werden sich vorstellen, wie es sein wird, ihn oder sie wiederzusehen, was Sie sagen werden und so weiter. Der Psychopath ist grundsätzlich unverbindlich. Diese Tatsache arbeitet für ihn. Mit Charme und Unverbindlichkeit treibt er seine Opfer in die totale Widerstandslosigkeit. Und die meisten Opfer sind in so einem Zustand bereit, alles hinzunehmen.

Wie bei vielen Dingen ist es mit der Suggestion auch so, dass sie sowohl hilfreich sein kann als auch ausgenutzt werden kann, um einen zu beeinflussen. Im therapeutischen Kontext wird zur Heilung das Bewusstsein des Patienten herabgesetzt, um zum Beispiel die Schmerzempfindung zu mindern. In meiner Ausbildung als Psychotherapeutin habe ich eine Hypnotherapie-Ausbildung gemacht und es gab auch einige Zahnärzte in der Ausbildungsrunde. Für Angstpatienten oder solche mit Spritzenphobie ist es eine großartige Sache, wenn sie auf dem Arztstuhl sitzen und anstatt eines Bohrergeräuschs in ihrer Vorstellung ein Motorengeräusch von einem Sportboot hören, das auf einem wunderschönen Gewässer fährt, sie spüren den Wind und die Gischt auf dem Gesicht, was in Wirklichkeit Wasser von einem Zahnarztinstrument oder sogar der eigene Speichel ist. Um das hinzukriegen, muss zwischen dem Arzt und seinem Patienten ein großes Vertrauensverhältnis herrschen. Alles, was die Realitätsprüfung im Geist kontrolliert, das Bewusstsein, muss so herabgesetzt werden, dass es nicht ständig dazwischenfunkt und ruft: „Bist du doof? Das ist kein Motorengeräusch, das ist der Bohrer und der wird dir gleich Schmerzen bereiten, also nichts wie weg hier." Das Bild, mit dem sich der Geist beschäftigen soll, muss sinnlich, schön und zufriedenstellend sein. Dann entspannt sich auch der Körper. Die Hormone, die üblicherweise bei Angst ausgeschüttet werden, sind wesentlich schwächer vorhanden und der Patient nimmt Schmerzen in so einem Zustand kaum wahr. Die Kunst einer perfekten Suggestiveinleitung sind indirekte Angebote, die man dem anderen macht. Sie zielen auf die Wahrnehmung, die nur schwer mit dem bewussten Urteil in Zusammenhang gebracht werden kann. Wohlbefinden ist Wohlbefinden. Darauf reagiert der Körper mit Wärme und Schmerzgefühlen und wir bekommen so eine kognitive Rückmeldung, dass wir in Sicherheit sind und alles gut ist. Wer denkt, das sei ja nun ganz einfach, der täuscht sich. Die Personen, die Suggestionen einleiten, sind Wortakrobaten. Als Anleiter einer Hypnose muss man sich sehr darauf konzentrieren, was und vor allem wie man es sagt. Der Wille spielt dabei keine unerhebliche Rolle. Wenn ich versuche, jemandem mein Bild eines Sportbootes auf einem See aufzuzwingen, wird das nicht zu einer Tiefenentspannung führen. Vielleicht habe ich aber den Ehrgeiz, zu meinen, dass nur mein Bild das richtige Bild ist. Und weil ich es schön finde, soll der andere das genauso sehen. Und ich will das auch gerne jemandem zeigen und mich mit daran erfreuen. Grundsätzlich ist das richtig. Wir denken dialogisch, auch wenn es um Bilder geht. Soll es aber richtig gut klappen in der Verführung, muss diese persönliche Einflussnahme so weit wie möglich herausgenommen werden. Was durch sinnlich stimulierende Worte erreicht werden soll, ist eine Selbsthypnose. Diese öffnet den freien

Zugang zu den Gefühlen. Das Bewusstsein hält diese normalerweise unter Kontrolle. Wenn wir nicht die Möglichkeit hätten, dieses emotionale Reservoir durch bewusstes Denken unter Kontrolle zu halten, wäre die Welt nicht so, wie wir sie kennen. Denn hier schlummern ja nicht nur Liebe und Sympathie, sondern auch Kränkungen, Neid und Hass.

Kehren wir zurück zur hypnotischen Manipulation des Psychopathen in der Dating-Situation: Wenn man Ihnen nach dem ersten Treffen direkt einen zweiten Termin vorschlägt, können Sie alles in Ruhe angehen. Der Kopf sagt Ihnen, dass Sie, außer vielleicht darüber, was Sie anziehen wollen, nicht weiter nachdenken müssen. Offensichtlich ist es gut gelaufen. Mit der indirekten Art, dass Ihnen nur die Möglichkeit eines Treffens beim Abschied mitgegeben wird, ohne dass Sie wissen, wovon diese Möglichkeit abhängt, lässt Sie am Haken hängen. Das Kopfkino kann losgehen. Die meisten von uns würden auch nicht nachfragen, wovon das nächste Treffen abhängt, obwohl das in so einer Situation die richtige Frage wäre. Immerhin, denken wir dann, wenn der andere definitiv einen Termin wüsste, hätte er das ja gesagt. Auf der anderen Seite hat er nicht gesagt, dass es kein Treffen gibt. Wieder sind wir gefangen in unseren Fantasien.

Dieses indirekte Spiel mit der Vorstellungskraft kann eine schöne belebende Sache werden, wenn wir uns nicht mit Trennungen beschäftigen müssen. Wenn die Fantasie nur um die schönen Aspekte des Wiedersehens und die schönen Aspekte des anderen kreist, ist die Illusion perfekt. Das ist eine Verführung, die ungefährlich ist und der wir uns hingeben können. Wenn die Fantasien jedoch hauptsächlich Befürchtungen aktivieren, sie uns immer ein Wenn und Aber mitliefern, dann handelt es sich um eine perverse Verführung. Da spielt jemand mit Ihren Gefühlen, die er in Ihnen auslöst, um zu diesen Gefühlen „Nein“ sagen zu können. Oder, wie beim Psychopathen, diese Gefühle zu benutzen, um Schuldgefühle in Ihnen zu wecken und Sie tiefer in ein Dickicht von Angst und Selbstzweifeln zu führen.

Das Timing

Der Psychopath nimmt sich bei der Verführung keine Zeit. Das kann mehrere Gründe haben. Eventuell will er sein Opfer schnell umgarnen, damit es unbeweglich wird. Der Psychopath ist aber auch impulsiv und gierig. Er muss schnell zum Ziel kommen, sonst fühlt er sich nicht wohl. Normalerweise braucht es Zeit, um ein emotionales Bild in der Vorstellung zu entwickeln und daraus unsere Motive abzuleiten. Vorstellungskraft setzt voraus, dass wir in einer sinnlichen Welt als sinnliche Menschen leben, sie braucht bildhafte Fantasie und Einfühlungsvermögen. Der Psychopath hat wenig bis gar keinen Zugang zu seinem Gefühlsleben. Ihm fehlt sozusagen ein entsprechendes emotionales Organ. Warum das so ist, darüber herrscht in der Psychopathieforschung Unklarheit. Klar hingegen ist, dass er impulsiv ist und es ihm deswegen an langfristigen Zielen im Leben mangelt. Um sich in Muße auf die Verführung als Verführer einzulassen, braucht es aber unbedingt Zeit.

Der Psychopath geht hastig ans Werk. Das macht er nicht aus einer Überlegung heraus, sondern weil er nicht anders kann. Da er nicht so viel Fantasie mit ins Spiel bringen kann, ist der zeitliche Druck, den er auf den anderen ausübt, ein Mittel, den emotionalen Druck zu erhöhen. Seine unzureichende Lebensplanung findet sich auch in der Hare-Checkliste an dreizehnter Stelle wieder: 13. Lack of realistic, long-term Goals (Mangel an realistischen langfristigen Zielen).

Charme ist – zunächst – eine Verführung ohne Sex. Charmantes Verhalten schafft es, Gegensätze immer so miteinander in Verbindung zu bringen oder mit ihnen zu spielen, dass eine angenehme Spannung aufgebaut wird, die sowohl Wohlbefinden als auch Wonne beinhaltet. Sex als körperlicher Akt hat zunächst keine vorrangige Bedeutung. Mit der hergestellten Stimmung wird bereits das Gefühl nach einem innigen körperlichen Zusammensein suggeriert, ohne sich körperlich notwendigerweise nahegekommen zu sein. Gleichzeitig ist dieses Gefühl – wie nach einer langen Nacht mit Zärtlichkeiten, Gehaltenwerden und sexuellem Höhepunkt – schon so vielversprechend im Raum, dass der Partner anfängt, sich danach zu sehnen. Zwischen diesen beiden Polen kann ein guter Verführer einen großen Raum für sinnliche Interpretationen, für Verlangen, für Sehnsucht bei dem Zielobjekt eröffnen, ohne auch nur ein einziges Wort oder eine Tat konkret darüber gesagt oder dafür getan zu haben. Das alles läuft – wenn es perfekt eingefädelt ist – im Kopf des Verführten ab. Es reicht zum Beispiel, in einer Korrespondenz Worte zu benutzen, die sinnliche Assoziationen wecken, wie Schönheit, Wärme, Farben. Sprache kann wie ein Lächeln sein. „Die Wärme des heutigen Morgens hat mich an unser Treffen gestern erinnert", könnte so ein verführender Satz sein.

Wenn das Begehren geweckt ist, sind die Widerstände geringer und es wird für den Verführer leichter, die Wünsche und Sehnsüchte seines Opfers zu erweitern. Er spannt ein Netz aus, in dem sich die Gedanken des anderen verfangen. Das Objekt steht nun sozusagen unter Selbsthypnose. Ein unglaublicher Kunstgriff, bei näherer Betrachtung. Denn die Bilder und Vorstellungen, die wir selbst entwickeln, sind wesentlich überzeugender und lebendiger, als wenn wir etwas übergestülpt bekämen. Der ganze Zustand ist einem Wachtraum vergleichbar. Der Verführer selbst kann sich immer den Rückweg offen halten, denn seine Versprechungen sind vage, sein Verhalten undurchsichtig, sein Charme so entwaffnend, dass man ihm nichts verübeln kann. Maria, eine Klientin, erzählte von einer beeindruckenden Begegnung mit einem kunstvollen Verführer. Er forderte sie bei einer Veranstaltung zu einem Tanz auf. Er war ein sehr guter Tänzer. Nach ein paar Drehungen auf dem Parkett sagte er zu ihr: „Wenn man den anderen richtig spürt, tanzt es sich wie von selbst. Ich muss über keinen Schritt nachdenken." Obwohl er nicht direkt gesagt hat, dass sie den Tanz vollkommen gemacht hat, war sie positiv aufgeregt bei dem Gedanken, dass sie eine positive Ausstrahlung hat und er diese spürt. „Das war kein Tanz mehr, das war eine intime Begegnung voller süßer Versprechen", schwärmte Maria.

Wie verführt aber der Psychopath? Hastig, zu fantasielos, zu gierig, zu ungeduldig. Seine Verführung ist keine Kunst, noch nicht einmal gutes Handwerk. Genauer gesagt, überlässt er sehr schnell seinem Opfer die Technik der Verführung. Und ironischerweise kommt er gerade mit seinem Mangel und seinem Unvermögen zum Ziel, weil er sich nicht wie ein fühlender Mensch von seinem Handeln abbringen oder ablenken lässt. Das, was uns an ihm charmant und normal erscheinen mag, ist dieser kühle Abstand, den er im Gegensatz zu anderen halten kann. Darin mag manch einer gerade die Herausforderung einer Eroberung sehen. Wir geben dem ganzen Spiel den Rahmen, mit dem wir sein und unser Verhalten interpretieren. Wir glauben, wir haben es mit Eroberung und Begehren zu tun, weil das die Komponenten der Verführung sind, die wir kennen und die uns unweigerlich ins Herz kommen, wenn wir Komplimente und Aufmerksamkeit geschenkt bekommen. So wie in dem Beispiel, das Hare erzählt. Eine Interviewerin fragte einen Psychopathen nach einem intensiven Gefühlserlebnis und bekam Folgendes zu hören:

„Gute Frage. Da fallen mir so viele ein. Einmal – äh – bin ich über eine rote Ampel gefahren, aber es war kein Verkehr, klar? Was ist also das Problem? Dieser Bulle hat angefangen, mich zu nerven, ohne Grund, er hat mich echt wütend gemacht. Ich bin nicht wirklich bei Rot über die Ampel gefahren. Wahrscheinlich war sie noch gelb ... das Problem mit den Bullen ist, dass sie – äh – meistens auf dem Machttrip sind. Ich stehe nicht auf das Machogehabe. Ich bin eher der sensible Typ. Was meinen Sie? Ich meine, wenn ich nicht im Knast wäre ... also, wenn wir uns zum Beispiel auf einer Party getroffen hätten und ich würde Sie einladen, mit mir auszugehen – äh – dann wette ich, Sie würden ja sagen, oder?" Die Interviewerin muss die verwirrende Aussage des Psychopathen bei seinem Abschlusssatz über die Einladung auf sich beziehen. Sein Kompliment besteht darin, dass sie sicher erkennen kann, was für ein Typ er wirklich ist, nämlich der sensible. Damit bekommt ihre Wahrnehmung etwas Exklusives. Er schafft eine Scheinübereinstimmung zwischen sich und der Interviewerin. Hare hat in vielen Beispielen zeigen können, dass die Mitarbeiterinnen nach den Kontakten mit den Psychopathen oft ganz schön verwirrt waren. Sie fühlten sich begehrenswert, hübsch, sie hatten das Gefühl, dass mit ihnen geflirtet wurde und so weiter.

Es ist also so, dass in der Anfangsphase einer Beziehung, der Werbungs- und Verführungsphase, für das Zielobjekt nicht zu erkennen ist, ob es sich um einen echten Verführer oder um einen perversen Verführer handelt. Was danach kommt, betrifft hauptsächlich wiederum den Verführer. Der charmante Verführer wird an einer gewissen Stelle des Spiels um die Liebe eine Entscheidung treffen müssen. Ein „normaler" Mensch reflektiert seine Situation, seine Bindungsbereitschaft und seine moralischen Werte. Er wird sich auf eine Beziehung einlassen oder sich respektvoll zurückziehen. Der Psychopath hingegen verliert nach einer gewissen Zeit seine Maske. Es mangelt ihm an Geduld und er braucht auch nicht geduldig zu sein. Denn er will nicht erobern, sondern besitzen. Er begehrt nicht die Person, sondern ihm geht es um ein austauschbares Objekt. Alles, was ihm bei der Erreichung seines Zieles im Wege ist, wird seinen Hass und seinen Ärger auf sich ziehen. Dazu gehört die

Herzenswärme seines Opfers, genauso wie seine Bemühungen, sich aus der brutalen Umklammerung zu lösen, wenn es gar nichts mehr versteht und beginnt, nachzufragen. Denn früher oder später kann der Psychopath seine Maskierung nicht mehr aufrechterhalten. Dann kommt seine aggressive Abweisung und Verachtung für alles Menschliche zum Vorschein.

Zur Erinnerung: Auf der Psychopathie-Checkliste steht als erstes Kriterium oberflächlicher Charme. Aber zunächst weiß das Opfer ja nicht, dass der psychopathische Charmeur die Verführungstechnik operativ einsetzt und nicht das Herz eines echten Charmeurs hat. Im ersten zwischenmenschlichen Kontakt ist das offensichtlich nicht zu erkennen. Wir geben uns der Illusion und der Suggestion hin, wenn es um Gefühle geht. Es ist auch davon auszugehen, dass der Psychopath in den ersten Sätzen testet, ob der andere suggestibel ist. Grundsätzlich sind alle Menschen beeinflussbar, aber es gibt solche, die eine Spur sinnlicher und eine Spur verspielter und kreativer sind. Die Erkenntnis, dass der Partner gefühlsarm und manipulativ ist, kann lange auf sich warten lassen. Wir haben nach wie vor die Vorstellung, dass nur jemand, der selbst Gefühle kennt, solche auch vortäuschen kann. Die Gefühls-Paradoxie beim Psychopathen, dass er Gefühle nicht kennt und sie gerade deswegen gut manipulieren kann, kriegen wir mit logischem Denken nicht zusammen. Es wird noch weitere Widersprüche geben, die unserem logischen Denken einen Strich durch die Rechnung machen. Zusammengenommen mit der Suggestion ist das auch eine Methode, das Bewusstsein abzulenken. Weil es keine Lösung für einen Widerspruch findet, ist die Aufmerksamkeit abgelenkt und die Realitätsprüfung etwas abgesenkt. Oder wie geht es Ihnen, wenn ich Ihnen sage, dass ich lüge? Wenn das stimmt, ist alles, was Sie hier lesen, gelogen. Auf der anderen Seite, sage ich, dass ich lüge, also stimmt es nicht, dass ich eine Lügnerin bin. Somit ist alles, was hier steht, nicht gelogen. Oder?

Der psychopathische Antiverführer

Neben den Verführern, zu denen der Charmeur gehört, gibt es die Antiverführer, wie Robert Greene sie nennt. Der Antiverführer benutzt einen ähnlichen Verführungsstil wie der Psychopath. Robert Greene verweist auf verschiedene Charaktertypen. Der, der dem Psychopathen am nächsten kommt, ist der „Brute“ – der Rohling oder der Brutalo. Was den brutalen Antiverführer auszeichnet, ist, dass er keine Zeit für die Verführung mitbringt. Spielt in der Verführung Zeit eine besondere Rolle, das Innehalten, Abwarten, der süße Genuss der Sehnsuchtsbildung, und vor allem der Beziehungsbildung, gehen bei der Hast des Rohlings all diese Dinge verloren. Eine gute Beziehung und ein inniger Kontakt brauchen Zeit, um zu wachsen. Die hat der Brutalo in der Regel nicht. Ihm geht es vorrangig um sich selbst und um die schnelle und kurzweilige Befriedigung von Bedürfnissen. Wie oben schon erwähnt: Der Psychopath und der Antiverführer sind Taktiker. Sie haben nur den Moment vor Augen. Hingegen geduldig mit einem anderen Menschen zu sein, auf ihn warten zu können, das zeigt, dass man an ihn denkt, auch wenn er abwesend ist. Das ist beeindruckend und gibt das Gefühl von Verbundenheit und Nähe.

Ein charmanter Verführer wird so einen Abstand zu nutzen wissen. Indem er kleine Nachrichten sendet und immer wieder auf sich aufmerksam macht, aber ohne dabei zu drängen. Auf den Rohling passen Aussagen wie: „Ganz oder gar nicht“, „Jetzt oder nie“, „Aus den Augen aus dem Sinn“. Er will alles jetzt und hier und sofort. Er hat nur für den Moment ausreichend Interesse. Wenn er warten muss, passt ihm das ganz und gar nicht in den Kram. Eine Begegnung ist für den Rohling nur schön, wenn er genau das bekommt, was er erwartet hat. Danach kann er den anderen mit einem Klapps auf den Hintern, der genauso auch ein Tritt sein könnte, wieder von dannen jagen. Bis ihm das nächste Mal wieder nach etwas ist.

Wenn er allerdings enttäuscht wird und nicht prompt das bekommt, was er wollte, dann kann er sehr ungehalten werden. Paul erzählte in einer Beratung von seiner Erfahrung mit einer typischen Antiverführerin. Er kannte Luisa aus dem Job und sie waren sich sympathisch, dachte er. Sie schrieb ihm ohne Unterlass Kurznachrichten, rief ihn an, manchmal auch zu später Stunde. Sie schüttete ihm das Herz aus und verlangte immer sein offenes Ohr. Er versuchte, sie zu unterstützen, wo er nur konnte, machte ihr Geschenke und dachte sich besondere Unternehmungen aus. Immer war es so, dass sie sich nicht festlegen wollte. So, als ob sie warten wollte, ob ihr noch etwas Besseres einfallen könnte, als mit ihm etwas zu unternehmen. Er interpretierte ihre Spontanität zunächst als etwas Positives. Nachdem sie sehr kurzfristig eine Verabredung abgesagt hatte, die ihn viel Mühe gekostet hatte, äußerte er seinen Unmut, worauf sie sich nicht mehr bei ihm meldete. Zwischen dem Drängen nach sofortiger Befriedigung kann viel Zeit, Abweisung und auch Langeweile bei dem psychopathischen Rohling entstehen. Er ist ein Plünderer, der keine Zeit hat, genau zu überlegen, was er nun aus dem Laden (Objekt) mitnehmen will. Es wird so schnell wie möglich, so viel wie möglich gegriffen. Danach tritt erst einmal eine Sättigung ein.

Wer mit solchen Menschen zu tun hat, bekommt den Eindruck, dass die Treffen getrennt voneinander stattfinden. Man wird immer weggeschoben wie ein leerer Teller nach einem üppigen Essen. Irgendwie haben die gemeinsamen Momente keine Nachhaltigkeit. Es will sich daraus keine, im wahrsten Sinne des Wortes, Liebesgeschichte entwickeln. Allenfalls Episoden. Weswegen ein Fernbleiben von solchen

Partnern zumeist dazu führt, dass sie schnell ihr Interesse verlieren und sie sich immer weniger oder gar nicht mehr melden. Sicher ist das allein kein Hinweis auf ein psychopathisches Verhalten. Wenn der andere sich aber vorher emotional an dem Menschen bedient hat, von dem er nun nichts mehr wissen will, dann ist das ein ernstzunehmender Hinweis. Beim Opfer setzt ein gelingender Kontaktabbruch voraus, dass es die Geduld aufbringt, nicht selbst tätig zu werden. Hat der Psychopath es schon geschafft, dem anderen die Verantwortung für das Gelingen einer Partnerschaft zu übertragen, wird das Opfer alles daran setzen, lange Unterbrechungen zu vermeiden. Die Möglichkeit einer Trennung wird gespürt, weil der sichere Faden fehlt. Es ist gerade so viel da, um weiterzumachen und viel zu wenig, um sich sicher zu sein. Ein Schwebezustand. Damit das Opfer sich darauf einlässt, muss es die Tatsache, dass sich nichts entwickelt, ignorieren. Damit gerät es in eine Situation, in der das psychopathische Verhalten, das sich in Zuverlässigkeit und Verantwortungslosigkeit ausdrückt, richtig zum Blühen kommt.

Bei Affären, in denen ein Partner verheiratet ist und der andere sich Hoffnung macht, dass sich der andere trennt, existiert auch eine Beziehung in der Schwebe. Allerdings gibt es ja einen Grund dafür: die Ehe des einen Partners und die sich daraus ergebenden Verpflichtungen. In einer psychopathischen Beziehung gibt es keine benennbaren Gründe. Opfer entschuldigen und schützen das verantwortungslose Verhalten. Ich erinnere noch einmal an die Analogie zu den Zähmungsversuchen eines Raubtieres. Man übernimmt schneller die Fürsorge und die Verantwortung für einen anderen Menschen, wenn man merkt, dass er Hilfe dabei braucht, sich dort wohlzufühlen, wo er eigentlich nicht sein will. Das heißt, die scheinbare große Unabhängigkeit eines Psychopathen versucht, das Opfer umzuwandeln, indem es seinen Partner besänftigt, versucht, es ihm angenehm zu machen, damit er bleibt. Das rastlose Verhalten fordert von dem Opfer, dass es sich schneller und noch intensiver mit den Bedürfnissen des anderen befasst. Das Opfer steht unter Stress. Denn in kurzer Zeit auf den Punkt alles richtig zu machen, geht an die Nerven und an die Substanz.

Gedanken kreisen: „Wenn er mich gerne hätte, wäre er auch gerne mit mir zusammen. Ach, nein, so darf ich nicht denken, immerhin opfert er kleine Minuten, wo er doch so wenig Zeit hat, also muss ich ihm wichtig sein." Der Psychopath nutzt die Verwirrung aus, um seinem Partner Vorwürfe zu machen. So wird er ihm vorwerfen, dass dieser zu ungeduldig sei oder zu viel wollen würde oder was auch immer ihm dazu an Vorhaltungen einfällt. Wenn Sie sich selbst im Spiegel betrachten und von sich wissen, dass ausgerechnet Sie zu den Menschen gehören, die sehr wenig Anpassung erwarten und damit auch sehr wenig fordern, dann haben Sie wiederum einen Hinweis auf eine Beziehungsstruktur, die auf Dauer kein Glück verspricht. Wenn Sie wissen, dass Sie nicht das sind, was er Sie glauben machen will, und doch manchmal zweifeln, ob er nicht doch recht hat, dann sind Sie sozusagen antiverführt. Die Antiverführung provoziert schlechte Gefühle. Gefühle der Schuld, Gefühle der inneren Unruhe und angstvolle Gefühle.

Liebe mich, wann ich es will

Warum bauen Psychopathen so einen Druck auf, wenn sie etwas wollen? Es scheint so, als ob der Wille von Psychopathen ein Programm durchläuft und sie auf ein Ziel zwingen, von dem sie nur dann ablassen, wenn sie es erreicht haben. Wie Luisa in dem Beispiel oben, die unbedingte Aufmerksamkeit zu jeder Tageszeit will. Sie hatte ihr Ziel schon längst erreicht, weswegen die Kritik von Paul nicht der Auslöser für den Kontaktabzug war. Der Psychopath lenkt sein Interesse auf eine Sache, mit einer Handlungstaktik. Sie haben nicht die Möglichkeit, andere Optionen zu wählen, wenn sie mit ihrer Taktik nicht weiterkommen. Der Neurowissenschaftler Joseph P. Newman gibt die Ergebnisse seiner Studien folgendermaßen wieder: Psychopathen haben Scheuklappen, wenn sie sich auf eine Sache konzentrieren. Sie können dann keine neuen Informationen aufnehmen. Neurowissenschaftler gingen üblicherweise davon aus, dass Psychopathen weniger physiologische Reaktionen, wie schwitzende Hände oder Herzrasen zeigen, wenn ihnen in neurowissenschaftlichen Studien Bilder gezeigt wurden, die bei anderen Menschen Schrecken oder Besorgnis auslösen. Newman meint, dass Psychopathen normale physiologische Reaktionen haben. Auf negative elektronische Reizimpulse reagieren sie nicht anders als Nichtpsychopathen. Außer, sie haben ihren Fokus auf etwas anderes konzentriert. Einmal auf ein Ziel ausgerichtet, müssen sie da hin. Das macht sie komplett unempfänglich für Ängste jeglicher Art. Wie eine programmierte Maschine. Diese Kombination aus „Mit dem Kopf durch die Wand" und der psychopathischen Impulsivität plus ihrer Unbeherrschtheit macht sie unerbittlich. Ohnehin gewissenlos, sind sie in solchen Momenten taub für unterbrechende Interventionen. Das könnte auch ein Bitten des Partners sein, mit dem negativen Verhalten aufzuhören. Ein Psychopath hört erst auf, wenn er die Sache zu Ende gebracht hat. Komme, was wolle.

Greene rät: Wenn Sie wissen wollen, ob Sie es mit so einem Kandidaten zu tun haben, lassen Sie ihn warten. An der Reaktion werden Sie alles, was Sie über ihn wissen müssen, ablesen können. Eine Erfahrung einer Klientin bestätigt diese Annahme. Sie war mit einem Mann zusammen, der sehr unzuverlässig war. Gerade dann, wenn sie ihn wirklich gebraucht hätte und sie ihm vorher gesagt hatte, wie sehr sie sich freuen würde, ihn nach einem anstrengenden Tag zu sehen, verschob oder „vergaß" er ihre Verabredung. Er hatte ihr einmal versprochen, zu Hause auf sie zu warten und für sie zu kochen. Sie hatte an diesem Tag einen furchtbar anstrengenden Termin, vor dem sie auch ein wenig Angst gehabt hatte, und freute sich schon die ganze Zeit auf einen schönen Abend mit ihrem Partner. Als sie nach Hause kam, war er nicht da. Er hatte ihr erzählt, dass er am Nachmittag noch einen Baum fällen wollte. Und weil sie sich nicht erklären konnte, dass er sein Versprechen nicht erfüllte, fing sie an, sich ernsthaft Sorgen zu machen und rechnete damit, einen Anruf vom Krankenhaus zu bekommen. Stunden nach dem verabredeten Zeitpunkt kam er zu ihr. Er sagte, er hätte den Termin einfach vergessen. Auf ihre Enttäuschung reagierte er zunächst beleidigt, dann schien er zunehmend beleidigt zu sein, bis er den Spieß umdrehte und sie dafür verantwortlich machte, dass er sich nun schlecht fühlen würde. Der Klientin kam das alles im Nachhinein so vor, als ob er sich regelrecht in einen Rausch steigerte. Gleichzeitig hatte sie den Eindruck, mit einem Kind zu reden, das sich offensichtlich schnell von Dingen ablenken lässt, wenn es etwas anderes interessanter findet. Ein anderes Mal kam sie eine halbe Stunde zu spät zu einem Date. Er brauchte den ganzen Abend, um einigermaßen wieder mit ihr warm zu werden und sie nicht dauerhaft mit bösen Blicken und Vorwürfen zu strafen. So, als ob sie ein schweres Verbrechen begangen hätte. Diese Episode bebildert gut das oben Gesagte über Hast, Impulsivität, Unbeherrschtheit, Gewissenlosigkeit bei einem Psychopathen. Er verlangt von seinem Partner hundertprozentiges Vertrauen, absolute Kritiklosigkeit und allergrößte Anpassung, obwohl er selbst sich an nichts von alledem hält, noch irgendetwas davon fühlt. Der Unterschied zu normalen Streitigkeiten in Beziehungen ist in der sozialen Verzerrung zu sehen. Bei einem normalen Streit fühlt man sich getrennt und sieht den anderen wie durch eine Fensterscheibe. In einer psychopathischen Beziehung steht man bei einer Auseinandersetzung getrennt vor einem

Einwegglas. Dieser Widerspruch erklärt, warum manche Partner von Psychopathen später sagen, dass sie so viel getan haben und der andere hätte es gar nicht gesehen. Konnte er nicht. Er hat ein flaches Gefühlsleben und kann nicht mitfühlen.

Es ist also kein Widerspruch in der Welt des Psychopathen, wenn er drängelt und gleichzeitig alles haben will. Inklusive seiner Gedächtnislücken, was Versprechungen angeht. Neurobiologisch gesehen ist es so, dass wir uns Sachen besser merken können, wenn sie für uns eine emotionale Bedeutung haben. Diese Verknüpfung kann im Gehirn eines Psychopathen nicht stattfinden oder nur sehr verflacht sein. Wenn er jemanden bei sich haben will, muss das sofort und ohne Umwege geschehen. Auf der anderen Seite merken die betroffenen Partner schnell, dass ihre Partnerschaft nur eine Aneinanderreihung von Ereignissen ist und offensichtlich zwischen diesen – zumeist von dem drängenden Rohling ausgesuchten – Terminen kein wirkliches Interesse an einem besteht. Doch weil er hin und wieder so dringlich dabei ist, den anderen sehen zu wollen, glaubt ihm dieser, dass er es wirklich ernst meint. Doch Untersuchungen zur psychopathischen Fokussierung zeigen, dass der psychopathische Partner nicht anders handeln kann, wenn er sich auf etwas konzentriert hat. Hindernisse sind für den Psychopathen keine Herausforderung, noch eine Inspiration. Er will den direkten Weg. Dabei will und muss er über die Zeit bestimmen. Der andere muss das nehmen, was er kriegen kann, ansonsten bekommt er nichts. Und wenn er sich beschwert, wird ihm gesagt, er habe wohl kein langfristiges Interesse, sonst würde er ja nicht so drängen. Der Egoist will seine Bedürfnisse befriedigen. Seine Ungeduld und gleichzeitige Intoleranz dem anderen gegenüber gehören dazu. Sofern es ihm um Liebe ginge, was noch dahingestellt sei, wäre die folgende Aussage richtig: „Liebe mich, wann ich es will."

Ein Charmeur genießt in der Regel seine Cleverness, denn sie bereitet ihm Zufriedenheit und Glücksgefühle. Glück ist allerdings auch eine Empfindung, die mit Emotionen zu tun hat. In der Beziehung wird das Glücksgefühl durch Wärme und Nähe gefördert. Ein Charmeur verbreitet sorglose Wärme, denn so könnten wir sein Handeln in der Wirkung auf den anderen bezeichnen. Wenn wir mit einem wirklichen Charmeur zu tun haben, vergessen wir alles um uns herum. Es kann hageln oder schneien, mit ihm zusammen ist es ein sonniger Tag am Strand. Doch was ist zu tun, wenn wir auf einen Antiverführer der brutalen Art treffen? Am besten gehen wir ihm aus dem Weg, das meint auch Greene. Er sagt aber auch, dass das gar nicht so einfach ist. „Sie betrügen uns, wir engagieren uns und je mehr wir an Emotionen zeigen, umso mehr sind wir drin in der schmerzvollen Beziehung."

Schuldgefühle und Beschützerinstinkte

Verführung ist ein Spiel mit Aufmerksamkeit und Verbindung. Verführung funktioniert, indem der Geist des anderen langsam mit der eigenen Gegenwart und Präsenz gefüllt wird. Sodass er viel an einen denken muss und ein wichtiger Teil des anderen wird. Trennung und Unaufmerksamkeit sind Verführungskiller. Der Psychopath kombiniert diese beiden Dinge in seiner perversen Verführung. Zunächst ist er ein drängender Charmeur. Er lässt seinem Opfer eigentlich überhaupt keine Zeit, auf Abstand zu gehen. Er spielt aber nicht nur mit Stimmungen, sondern auch – das kann er besonders gut – mit Schuldgefühlen. Dann nimmt er alles zusammen und distanziert sich. Er wird kalt und behauptet, der andere sei daran schuld, dass die Beziehung nun abkühlen würde. Das Opfer gerät in einen schrecklichen Zustand. Denn es befindet sich immer noch in einem Hoch der absoluten Verliebtheit. In dem Moment, wo aus der Verliebtheit eine tiefere Beziehung für das Opfer werden könnte, wird es fallen gelassen. Ab da baut die Suggestion darauf auf, dass das Opfer glaubt, es könne die sorglose Wärme wiederherstellen und damit eine Trennung oder eine Distanziertheit vermeiden. Zumeist füttert der Psychopath diese Hoffnung ab jetzt an. Er gibt indirekte Hinweise für ein Umlenken seinerseits, für aufkommende Gefühle und so weiter.

Das Opfer reanimiert etwas, was kein Leben in sich trägt. Doch lassen wir an dieser Stelle mal einen Psychopathen zu Wort kommen: „Er wird dich auswählen, dich mit seinen Worten entwaffnen, dich durch seine Gegenwart steuern. Er wird dich erfreuen mit seinem Witz und seinen Plänen. Du wirst Spaß mit ihm haben, aber stets dafür bezahlen. Er wird dich anlächeln und täuschen, er wird dich ängstigen mit seinen Augen. Aber wenn er fertig mit dir ist – und er wird fertig mit dir sein – wird er dich verlassen und dir deine Unschuld und Würde nehmen. Du wirst trauriger sein als vorher, aber kaum klüger – und du wirst dich lange fragen, was passiert ist und was du falsch gemacht hast. Und wenn der nächste an deine Tür klopft – wirst du sie öffnen?“ Soweit ein Auszug aus einem Aufsatz, den Robert Hare zitiert, mit der Unterschrift „Ein Psychopath in Haft“.

Charme ist an und für sich eine sorglose Sache. Die Angst, die ein psychopathischer Partner auslösen kann, steht dazu im krassen Gegensatz. Vor allem sein Blick – der in dem Aufsatz genannt wird, ist mehr als angsteinflößend. Sein Gegenüber bekommt in so einem Moment tiefe Einsichten in das wahre Gesicht eines gewissenlosen Menschen.

Der Reiz des ungeschliffenen Diamanten, der ungewollt charmant wirken kann, ist eine Verführungszutat. Die meisten Psychopathen wirken so, als ob man ihnen einiges mehr zutrauen könnte, als sie zurzeit realisiert haben. Sie erzählen gerne davon, dass ihnen die Welt eigentlich offen steht und sie nur durch unglückliche Umstände, bösartige Expartner oder ähnliche Hindernisse aufgehalten wurden. Ihr Charme wird als ungelenk eingeschätzt, weil sie einfach aus der Übung sind und hinter dem Menschen ein liebevoller, großartiger Kerl steckt. Ihre Anziehung kann ihnen dadurch gelingen, dass sie andere dazu bringen, sich um sie zu kümmern. Sie wecken fürsorgliches Verhalten und Beschützerinstinkte in ihrem Opfer. Fürsorge ist ein emotionales Engagement und stellt eine Verbindung her, die persönlichen Einsatz und Toleranz garantiert. Ted Bundy, einer der berühmtesten Massenmörder und definitiv ein Psychopath, hat seine Opfer herumgekriegt, indem er sich einen Arm bandagierte. Auf Parkplätzen sprach er junge Frauen an und bat sie darum, ihm zu helfen, weil er mit dem bandagierten Arm das Auto nicht aufschließen könne. Die Masche hat mehr als einmal gut funktioniert. Die Frauen gingen mit zu seinem Auto, das ein wenig abseits stand und so hatten sie keine Chance mehr. Später gelang Bundy die Flucht aus dem Gewahrsam, weil man ihm erlaubt hatte, in der Bibliothek, die nicht gut gesichert war, Bücher zu lesen. Auch hier bat er um Hilfe und hat sie bekommen. Er floh durch das Fenster und mordete weiter.

Charisma und der Psychopath

Charismatische Ausstrahlung ist eine Mischung aus Selbstüberzeugung, sexueller Energie, Zielstrebigkeit, Zufriedenheit. Und in der Tat: Am Anfang einer Beziehung mit einem Psychopathen wird man keine Probleme haben, all das im Überfluss an ihm oder ihr feststellen zu können. Die Selbstüberzeugung entsteht durch seinen Narzissmus. Das, was den Psychopathen antreibt, erscheint immer richtig zu sein. Er kann glaubhaft versichern, dass das alles zu seinem Plan gehört und er die Dinge komplett in der Hand hat. Seine sexuelle Energie ist auch ein Nebenprodukt seiner

Hast in Dingen der Verführung. Er will schnell zu seinem Ziel kommen, wenn es ihn sexuell drängt. Ich teile nicht das Vorurteil, dass es Männern generell auf schnellen Sex ankäme. Und selbst wenn das auf einige zutrifft, dann versuchen sie es plump und direkt und wenn es nicht klappt, ist es auch gut. Der Psychopath schlägt immer den indirekten Weg ein. Sein Ziel ist die Willenlosigkeit des Opfers und nicht die Lust im eigentlichen Sinne. Es kann auch sein, dass er ein sexuelles Problem hat, was die meisten der Psychopathen haben. Denn für viele ist Sexualität gefährlich, da sie hier die Kontrolle verlieren könnten und sich doch die Grenzen auflösen.

Sie haben es gerne übersichtlich. Das heißt, entweder schneller Sex und nicht viel Hokuspokus oder Verzicht. Ob schnell fordernd oder gebremst: Beides kann der Partner als sexuelle Energie interpretieren und erwarten, dass da irgendetwas Großes auf ihn zukommt im Sinne von Lust und Leidenschaft. Das passt wiederum zu dem Glanz, den ein Charismat um sich herum verbreitet: Es ist etwas anders mit ihm, er scheint irgendwie nicht von dieser Welt zu sein, da steckt mehr in ihm, als das bloße Auge erkennen kann. Und vielleicht sind es auch nur wenige Auserwählte, die es erkennen. Charisma ist eine Verführung von Gruppen. Das ist für den Psychopathen wichtig, weil er Komplizen braucht, um seinen Willen durchzusetzen. Die Gruppenverführung funktioniert ähnlich wie die Verführung des Einzelnen. Der Charismat versteht es, auf breiter Fläche verführerische Versprechungen zu machen. Er ist ein Magnet. Gerade in einer Welt, die emotional etwas verarmt ist, ist das Versprechen eines Menschen, dass man Abenteuer, Freude und Genuss mit ihm erleben kann, von großer Anziehungskraft.

Zielstrebigkeit ist ein großer Attraktor. Robert Greene sagt: „Wenn andere Menschen glauben, dass du einen Plan hast, dass du weißt, wo du hinwillst, dann werden sie dir instinktiv folgen.“ Die Richtung ist dabei nebensächlich.

Zielstrebigkeit ist gerade in unsicheren Zeiten (persönlicher oder gesellschaftlicher Natur) doppelt charismatisch. Nach dem Abschluss des Psychologiestudiums fand Robert Hare eine Anstellung im Strafvollzug. Sein erster Klient hieß Ray. Ray machte Robert Hare das Leben schwer. „Seine ständigen Anforderungen an meine Zeit und seine manipulativen Versuche, mich dazu zu bringen, etwas für ihn zu tun, waren endlos." Dennoch gelang es Ray, fast mühelos, Robert Hare davon zu überzeugen, dass er ein guter Koch wäre, geradezu ein Naturtalent und er aus diesem Grund eine Stelle in der Anstaltsküche bräuchte. Robert Hare unterstützte das Anliegen. Es ging schief, denn Ray braute Alkohol aus den Küchenzutaten und eines Tages fing der Kessel mit dem Selbstgebrannten Feuer. Rays nächste Entdeckung seines Talents war der Autotechniker. Auch hier verhalf Robert Hare Ray zu einer Anstellung. Diesmal in der Autowerkstatt. „Ray hatte eine unglaubliche Fähigkeit, nicht nur mich, sondern praktisch jeden hereinzulegen. Er konnte reden und lügen, mit einer Direktheit, die manchmal selbst die erfahrensten und zynischsten Mitglieder des Gefängnispersonals – zumindest vorübergehend überrumpelte", erzählt Robert Hare. Der psychopathische Charismat ist also ein direkter Kandidat, der zielstrebig auf das zugeht, was er haben will. Auch wenn das Ziel anders als bei anderen Menschen gewählt wird. Es geht nicht um Leidenschaft. Sondern nur darum, den anderen dazu zu bringen, etwas für ihn zu tun.

Ein Charismat ist nicht zwangsläufig psychopathisch, aber ein Psychopath ist in der Regel charismatisch. Charisma hat auch etwas Mysteriöses. Man kommt nicht so ganz dahinter, der Vorhang bleibt – noch – geschlossen, die Maske verdeckt das wahre Gesicht. Wie wir es auch benennen möchten. Der Wechsel oder besser die Gleichzeitigkeit zwischen Intimität und Distanziertheit schafft eine mysteriöse Aura. Der Partner glaubt in einem Moment, alles verstanden zu haben, Nähe und Kontakt zu spüren und im nächsten Moment ist das wieder weg. Er kann sich also nie sicher sein, was als Nächstes kommt. Irgendwie ist man immer eine Armeslänge vom charismatischen Psychopathen entfernt. Etwas Unheimliches schwingt um seine Person mit. Sie haben die Fähigkeit, Dinge vorauszusagen. Das glaubt man zumindest gerne. Dabei benennen sie nur ihre autoritäre Ansicht über Dinge. Einem Charismatiker unterstellen wir eine gute Menschenkenntnis, sonst wüsste er nicht so genau, wie die Dinge laufen. Es scheint so, dass sie erfolgreich sind. Zumindest schwärmen andere von ihm. Ein Charismatiker scheint auch Werte und Normen zu haben, nach denen er sein Leben nicht sklavisch, aber doch zielgerichtet ausrichtet. Stellen Sie sich einen Menschen vor, der sich in sozialen Vereinen engagiert, der sich um die Umwelt kümmert und sagt, dass er Ungerechtigkeit nicht ertragen kann, sich aber nicht rührt, wenn seine Partnerin ihn um Hilfe bittet oder seine Mutter krank ist.

Der Charismat zeigt sich als Normalo: Er glaubt nur an das, was er lebt. Er glaubt nicht an irgendwelche Götter, außer er gestaltet sie sich selbst. Er kann ein großer Fußballfan sein oder anderen normalen Hobbys nachgehen. Neben aller Großartigkeit ist er auch einer von vielen.

Eloquenz nennt Robert Greene noch als eine weitere charismatische Zutat. Phrasen und Floskeln sind seine Sache und anders als der Charmeur, der sich da etwas mehr Mühe geben muss, befindet sich der Charismat auf einer größeren Richtung. So darf auch all das, was er von sich gibt, irgendwie etwas allgemeiner und dann doch personalisiert sein. Das schafft er über Objektivierungen und einer Rhetorik, die sich auch nicht davor scheut, moralisch Bilder oder Sprichwörter zu benutzen. Eine Klientin erzählte mir, dass ihr psychopathischer Freund gerne biblische Verse zitierte. Das hat ihr sehr imponiert. Weil sie dahinter eine Tiefsinnigkeit und ein moralisches Empfinden gesehen hat.

Tatsächlich war er weit davon entfernt, sich an die Moral der sieben Hauptsünden zu halten.

Der Charismat hat Feuer. Er macht Dinge mit Leidenschaft und Inbrunst. Er will auf manche Sachen partout nicht verzichten. Dies ist eine gute Plattform für soziale Erlebnisse, Einladungen zum Beispiel und Events.

Der Charismat scheint verletzlich und damit menschlich zu sein. Er sehnt sich nach Aufmerksamkeit, von der er weiß, dass er sie am besten bekommt, wenn ihm jemand Liebe und Zuneigung schenkt, auch wenn er diese selbst nicht empfinden kann. Diese weiche Seite kann das narzisstische Bild eines Charismatikers etwas schöner und freundlicher zeichnen. So verschafft er sich Fürsorge. Der Charismat lebt für sein Publikum. Der Charismat ist auch für seine unkonventionelle Art berühmt. Dass er sich traut, Dinge anders zu machen, verschafft ihm viel Respekt. Das ist es vielleicht, was dem Psychopathen das Scheunentor öffnet. Seine Eigenart, sich über Grenzen hinwegzusetzen, bringt etwas Heroisches in die Sache.

Was bei einem Psychopathen ein gelungenes Charisma ausmacht, ist seine Selbstkontrolle. Er weiß, wie er seine emotionalen Auf und Abs im Griff hält und immer eine perfekte Fassade bietet, die mit Menschlichkeit anstreicht. Der Psychopath hat auch ein Selbstkontrolle-Tool: Das ist seine Gewissenlosigkeit.

Somit ist der Psychopath eher ein Charismat, als ein Charmeur. Der Charismat ist bekannt für die Stimmung, die er kreieren kann, für die Hoffnungen und Versprechungen, die er generiert, für das Nutzen von Gruppen, Freunden und Familie, um sein Ansinnen zu stärken. Er beherrscht das Spiel der vorgetäuschten Verletzlichkeit und das Herauskitzeln von fürsorglichen und empathischen Tendenzen der anderen. Er scheint zu wissen, wo er hin will, weil ihm eine drängende impulsive Natur zugrunde liegt. Das ist alles deckungsgleich mit dem Psychopathen.

Charme als Waffe gegen den Psychopathen

Eine psychopathische Beziehung beginnt mit der hypnotischen Manipulation durch den Psychopathen. Charme und echte Verführung gehören zum Auftakt einer guten zwischenmenschlichen Bindung. Wir können alles benutzen, was dem Psychopathen fremd ist, um ihn zu enttarnen und zu entkräften. So auch den Charme! Eine charmante Verführung kann auch ein Test sein, ob man es mit einem „normalen" Menschen zu tun hat oder mit einem psychopathischen Rohling. Ein Psychopath schreckt vor Verführern zurück. Er erkennt, dass diese ebenfalls ihre Kunst beherrschen. Nur mit dem Unterschied, dass er noch taktiert, wo ein perfekter Verführer eine Strategie beherrscht. Und das ist wesentlich wirkungsvoller. Wo der Unterschied liegt? Eine Taktik ist eine Punkthandlung, mit der er sich erhofft, in einer Sache schnell zum Ziel zu kommen.

Um Charme richtig einzusetzen, sollten Sie wissen, dass es einen Unterschied gibt zwischen Taktieren und einer Strategie. Und dass Sie in Liebesdingen lieber die Strategie wählen sollten. Wer kennt sie nicht, die kleinen Ablenkungsmanöver, die wir benutzen, wenn es uns ungemütlich wird. Wenn man jemanden auf etwas anspricht, worauf er ungern eine Antwort geben möchte, kann der Befragte zum Beispiel aufstehen und aus dem Raum gehen oder das Gespräch schnell auf ein anderes Thema lenken. Eine andere Möglichkeit ist es, ein unangenehmes Thema kurz vor einer Verabschiedung anzuschneiden. Eine Taktik ist eine kurzfristige Reaktion auf eine Situation. Man zieht sich aus der Affäre, man beginnt damit aber selten eine. Eine Strategie klammert sich nicht an kleine Situationen. Eine strategische Übersicht hilft, ein längerfristiges Ziel anzusteuern. Wer ein langfristiges Ziel vor Augen hat, kann auch mal auf eine umgehende Wunscherfüllung verzichten. Das ist ein Zeichen von einem starken Willen. Damit ist nicht gemeint, dass man sich dauerhaft in Verzicht üben muss, sondern, dass man den Blick über den Tellerrand wagt und einen größeren Horizont hat. Wer sich in einer psychopathischen Partnerschaft befindet, wird versuchen, jeden Moment wie Schneeflocken einzufangen. Denn man bekommt nur Momente. Eine tragfähige Beziehung ist souverän und ruhiger. Hier geht es um eine gemeinsame Geschichte. Lassen Sie sich also nicht auf Taktieren ein, sondern entwickeln Sie eine charmante Strategie, die mit Inhalt gefüllt ist.

Ein psychopathischer Partner gaukelt einem anderen vor, etwas Besonderes zu sein, das der andere sofort haben könnte. Sofern er sich nur richtig abmüht. Umkehrt sollte er sich darüber klar sein, dass er am Anfang einer Beziehung keine Bringschuld hat. Mehr als die Bereitschaft für eine Beziehung braucht es für die Liebe nicht. Es mag ja die Liebe auf den ersten Blick geben. Oder zumindest die Hoffnung darauf, dass es „Bäng“ macht und sofort wissen beide, dass es Liebe ist. Üblicherweise braucht es aber seine Zeit, bis sich Liebe entwickelt. Verliebtheit, Schwärmerei und Begehren sind die Vorboten der Liebe. Wer also Liebesdinge langfristig angeht, bringt mehr Ruhe und Ausdauer mit und lässt sich auch nicht so schnell frustrieren. Gegenüber Psychopathen haben Sie außerdem noch den Vorteil, dass Sie sich erlauben, Zeiträume zwischen den Begegnungen einzubauen und wie wir sehen, ist das etwas, was der Psychopath nicht so schätzt, wenn er sein Opfer herumkriegen möchte. Gelassenheit ist für den Psychopathen eine ärgerliche Sache. Wahrscheinlich das Schlimmste, was man ihm antun kann. Der Psychopath ist für seine dramatischen Inszenierungen, seine impulsiven Verwirrspiele und seine drängende Verführung bekannt. Trifft er auf ein Gegenüber, das gelassen ist und ebenfalls diese Ruhe in einer Verführung zum Ausdruck bringt, wird er vorsichtig werden. Mit so einem starken Gegner wird er sich nicht einlassen wollen. Er wüsste von Anbeginn, dass er den Kürzeren zieht und mit seinen Manipulationen ins Leere läuft. Erste Anzeichen in diese Richtung sind dann gegeben, wenn Ihr Zielobjekt ständig betont, dass er doch eigentlich derjenige ist, der normalerweise verführt und nun den Eindruck hat, selbst verführt zu werden. Wer so redet, hat die Kunst der Verführung nicht verstanden und fühlt sich nur wohl, wenn er die Kontrolle behält. Wenn dazu noch ein ärgerlicher Unterton kommt, ist dies zumindest ein Hinweis darauf, dass hier jemand das Spiel der charmanten Verlockung als ein Machtgerangel versteht und nicht als ein lustvolles Miteinander und Rollenwechselspiel zwischen Verführtem und Verführer. Da ist Vorsicht geboten!

Zu lernen, den eigenen Charme gekonnt einzusetzen, bringt also viele Vorteile mit sich. Sie können spielerisch Testläufe machen und sich so unverbindlich potenziellen Partner nähern. Antiverführer, zu denen die Psychopathen gehören, werden sich dabei selbst aus dem Rennen bringen.

Sie können lernen, worauf Sie bei einer Verführung achten können. Robert Hare rät zum Beispiel, in Gesprächen mal bewusst nicht den Redner anzugucken, sondern sich auf den Inhalt des Geredes des anderen zu konzentrieren. Er warnt davor, sich von Requisiten, wie er das falsche Lächeln, die vereinnahmende Körpersprache und das Gerede nennt, beeindrucken zu lassen. Eine der besten Präventivmaßnahmen ist die Selbsterkenntnis, meint Robert Hare. Da der Psychopath die kleinen Schwächen auslotet und diese für seine Schmeicheleien und Umgarnungen nutzt, ist es besser, die eigenen Schönheitsfehler anzunehmen und nicht zu hoffen, dass jemand diese wegschmeichelt. Wenn Sie das Spiel der Verführung kennen, können Sie es bis zu einem gewissen Grad beherrschen, ohne dabei kalt und kalkulierend zu sein. Denn, wie gesagt: Die ultimative Kunst liegt darin, dem Zielobjekt die Angel in die Hand zu geben. Für eine vollkommene Verführung braucht man einen kühlen Kopf und ein warmes Herz.

3. DIE MASKE DES PSYCHOPATHEN

Ein Frosch schwamm fröhlich und zufrieden in seinem Revier, als er auf einmal eine Stimme hörte, die ihn rief. Er schwamm in die Richtung, aus der der Ruf kam und sah einen Skorpion. Der Skorpion sagte: „Ich muss auf die andere Seite. Kannst du mich bitte rüberbringen?" Der Frosch war skeptisch. „Ich kenn euch doch!", antwortete er. „Skorpione stechen. Woher soll ich wissen, dass du mich nicht tötest, wenn ich dir helfe?" Der Skorpion sagte: „Warum sollte ich? Wenn ich das tue, sterbe ich doch auch. Ich kann nicht schwimmen." Das erschien dem Frosch logisch und er ließ den Skorpion auf seinen Rücken klettern und er schwamm los, um ans andere Ufer zu gelangen. Plötzlich, auf halbem Wege, spürte der Frosch einen stechenden Schmerz in seinem Rücken. „Du Narr, jetzt werden wir beide sterben! Warum hast du das gemacht?" „Ich kann nichts dafür", sagte der Skorpion, „es sitzt in meinem Charakter."

Der Managementberater und Psychoanalytiker Kets de Vries eröffnet mit dieser Fabel die Diskussion über die Frage, wie sich Persönlichkeit oder Charakter auf unser Handeln auswirkt. Vries ist der Meinung, dass die Trennung von Persönlichkeit bzw. dem psychologischen Konzept der Persönlichkeitsstörungen und dem Verständnis, das wir von Charakter normalerweise haben, nicht sinnvoll ist. Wir kennen die Sprüche, dass etwas eine Frage des Charakters ist. Wir sagen, dass jemand einen schlechten oder guten Charakter hat. Charakter kommt aus dem Griechischen und heißt in der Übersetzung „ein eingeprägtes oder eingebranntes Schriftzeichen". Synonym für Charakter nennt der Duden folgende Begriffe: Art, Gemütsart, Natur, Wesen, Wesenheit. In der Psychologie sprechen wir auch von unterschiedlichen Charaktertypen und unterscheiden den zwanghaften, schizoiden, depressiven und hysterischen Charakter.

Wir können in der Regel nicht aus unserer Haut. Aber Kevin Dutton, Autor und Psychologe, machte einen Selbstversuch, um herauszufinden, wie das ist, ein Psychopath zu sein. Eine Szene wie in einem Horror-Film: Kevin Dutton ließ sich auf einem Zahnarztstuhl fixieren und seinen Kopf mit elektromagnetischen Strahlen behandeln. Ziel dieses Angriffs war das Hirnareal, das in unserem Kopf für solche Gefühle wie Empathie sorgt. Nachdem das Areal ausgeschaltet war, betrachtete er grausame Bilder von verstümmelten Menschen. Und es war keine Reaktion über die Hirnwellen zu erkennen, auch lösten die erschreckenden Bilder keinen erhöhten Puls aus. Kevin Dutton blieb cool. Das Gefühl, wie ein Psychopath nichts zu fühlen, hatte er eine halbe Stunde. Sein Resümee: „Ich fühlte mich großartig! Es war ein bisschen wie betrunken zu sein, aber ohne Alkohol. Ich war enorm fokussiert und platzte vor Selbstvertrauen." Heißt es in einem Artikel in „Die Zeit" von 2013.

Sieht man Kevin Dutton in Interviews, auf YouTube zum Beispiel, macht er schon einen etwas befremdlichen Eindruck. Ihm gefällt offensichtlich das Spiel mit dem Schrecken und man ist sich nicht so ganz sicher, ob das der britische Humor ist oder mehr dahintersteckt. Kevin Dutton ist auf jeden Fall der Meinung, dass wir sehr viel von Psychopathen lernen können. Einiges, was einen Psychopathen antreibt, kann im Beruf sehr nützlich sein, sagt er. Psychopathen halten sich für grandios, sind charmant, scheuen kein Risiko und wissen, wie sie andere für die eigenen Zwecke manipulieren. Auf den ersten Blick haben sie die perfekten Charaktereigenschaften für erfolgreiche Menschen. Aber, sind das auch „gute" Eigenschaften?

Wenn wir uns also fragen, was es mit der Persönlichkeit, dem Charakter oder der Maske des Psychopathen auf sich hat, vor allem vor dem Hintergrund, dass es „Softies" unter den Psychopathen gibt, dann sprechen wir lieber von Disposition. Es gibt Menschen, die eine gewisse

Bereitschaft oder Anfälligkeit zeigen, sich in die psychopathische Richtung zu entwickeln. Die Wurzel, auf der sich die Störung einer Persönlichkeit entwickelt, ist entsprechend der Charakter eines Menschen, oder das, was schon in ihm drin ist.

Was angeboren ist und was sich durch die Biografie ins Positive oder Negative ändern lässt, ist eine Kernfrage der Psychologie. Und interessant für Menschen, die mit Psychopathen zu tun haben. Die maskierten Psychopathen bringen bestimmte Charakterzüge mit. Die Robert-Hare-Psychopathie-Checkliste ist somit auch eher eine Charakterbeschreibung, die wir durchaus privat nützen können und weniger ein Diagnoseinstrument zur sicheren Abklärung von Psychopathie. Das macht die Checkliste zum einen leicht verstehbar, aber zum anderen besteht auch ein wenig die Gefahr, dass wir uns fragen können, ob einige Punkte nicht vielleicht auf viele Menschen zutreffen könnten. Zum Beispiel können wir uns über häufig wechselnde Geschlechtspartner (Kriterium 11) moralisch auseinandersetzen und uns fragen, ob das ein Kriterium sein kann oder ob es den moralischen Standpunkt der gesellschaftlichen Norm wiedergibt. Zu den Fragen, was normal oder nicht normal in dem Zusammenhang bedeutet, mehr im nächsten Kapitel. Um psychopathologische Symptome nach Robert Hare diagnostisch zu erheben, braucht es eine Schulung, die uns hilft, neben den Antworten auch nonverbale Signale des Interviewpartners richtig zu deuten. Das diagnostische Erhebungs-Interview dauert mehrere Stunden und dreht sich im Wesentlichen um die psychopathische Persönlichkeitsstruktur, Dimension 1 genannt, und um seinen konflikthaften Umgang mit Außenanforderungen und sozialen Situationen, Dimension 2.

Dimension 1: aggressiver Narzissmus: sprachgewandter Blender mit oberflächlichem Charme, erheblich übersteigertes Selbstwertgefühl, pathologisches Lügen, betrügerisch manipulatives Verhalten, Mangel an Gewissensbissen oder Schuldbewusstsein, oberflächliche Gefühle, Kaltschnäuzigkeit, Mangel an Empathie, mangelnde Bereitschaft, Verantwortung für das eigene Handeln zu übernehmen.

Dimension 2: unsozialer Lebensstil: Erlebnishunger, ständiges Gefühl der Langeweile, parasitärer Lebensstil, unzureichende Verhaltenskontrolle, Promiskuität, Fehlen von realistischen langfristigen Zielen, Impulsivität, Verantwortungslosigkeit, Jugendkriminalität, frühe Verhaltensauffälligkeiten, Verstoß gegen Bewährungsauflagen bei bedingter Haftentlassung, kurze Beziehungen, vielgestaltige Kriminalität.

Die einzelnen Kriterien der Checkliste werde ich immer mal wieder beispielhaft anführen und etwas später finden Sie die komplette Auflistung der 20 Items. Aber Sie sehen schon, allein der Punkt der Kriminalität ist bei den primären Psychopathen nicht immer vorhanden. Es gibt sie, die unauffälligen Typen, die sich offiziell nichts Besonderes haben zuschulden kommen lassen. Und wir finden sie überall. Ob sie eine Karriere als Bankräuber oder Bankdirektor machen, hängt von den psychosozialen Einflussfaktoren ab, sagt Hare. Nach Hare gibt es keinen Bereich, wo wir vor dem „erfolgreichen“ Psychopathen sicher sind: „In sozialen Bereichen finden sie leicht kontrollierbare Opfer, in den Medien finden sie ein Spielfeld für ihren übersteigerten Selbstwert, in großen Unternehmen und der Politik können sie den Hunger nach Geld, Macht und Einfluss stillen und neue, noch unregulierte Märkte sind wie ein Magnet für sie.“ Unter Top-Managern beträgt der Anteil der Psychopathen beinahe fünf Prozent, wie Hare in einer Studie 2010 mit seinen Kollegen herausfand.

„Wir treffen täglich auf sie, wir wissen es nur nicht“, so das Fazit von Hare. Es ist also schwierig, einen „schlechten“ Charakter in seiner komplexen Dimension zu erkennen und anzuerkennen, dass wir es mit jemandem zu tun haben, den wir nicht ändern können und der uns einen Haufen Schwierigkeiten einbringen wird. Die Maske des Psychopathen ist eine Vortäuschung eines anderen Typus von Mensch, als es der Träger in Wirklichkeit ist. Der Psychopath täuscht einen gesunden Menschen mit sozialem Interesse vor. Für die Psychopathen sind es die „normalen" Menschen, die eine Störung haben. Denn wer fühlt, ist angreifbar. Das kann aus der Sicht eines Psychopathen, in welcher Ausprägung er auch auftreten mag, als primärer, erfolgreicher oder roh charmanter Psychopath, nur ein riesengroßes Manko darstellen. Seine Maske hat aber genau an der Stelle auch einen kleinen Riss: Ohne emotionale Authentizität kann ein vorgetäuschter Charakter nicht hundertprozentig gut funktionieren. Genau diesen kleinen Riss werden wir hier und auf den folgenden Seiten untersuchen. Denn das ist das eigentlich diagnostische Instrument, um einen normalen Menschen von einem psychopathischen Alien unterscheiden zu können: seine Bereitschaft, zu fühlen und mitfühlend zu handeln.

Sicherlich kann sich ein unangenehmes „Arschloch" sehr lange eine gewisse Narrenfreiheit erobern. Intuitiv merken wir aber, ob wir es mit einem Menschen zu tun haben, dem wir vertrauen können oder nicht. Nur, genauso wie der Frosch, denken wir logisch. Wir meinen, dass niemand unter dem Motto: „Bekomme ich den Frosch dazu, dass er mir sein Vertrauen schenkt und mich zum Beweis dafür über das Wasser bringt?" nur um des Täuschens willen so viele Mühen und Anstrengungen auf sich nimmt. Zudem so ein Verhalten auch Risiken für den Herausforderer beinhaltet. Das erscheint uns absolut sinnlos. Sehen wir die Maskierung als eine typische Charaktereigenschaft, als eine Prägung, die jedes weitere Verhalten des Maskierten beeinflusst, können wir damit anders umgehen. Wir können durchaus an der Oberfläche bleiben und uns aus reiner Neugierde den

Ursachen der Psychopathie widmen. Aber auch wenn wir das nicht tun: Das Wichtigste im Umgang mit Psychopathen ist, zu verstehen, dass sie uns hauptsächlich täuschen wollen. Den Psychopathen geht es um die Macht ihrer Maske. Sie wissen, umso besser sie die menschliche Gefühlswelt imitieren können, desto größer ist ihr manipulatives Potenzial. Wie Chamäleons tarnen sie sich als normal-soziales Wesen, das auch Bedürfnisse und verletzliche Seiten hat. Mit dem Ziel, uns dazu zu bringen, ihnen offen unsere mitfühlenden Seiten zu präsentieren, die sie zum Dank schamlos ausweiden. Für den Psychopathen ist das der Lohn für ihre „emotionale" Anstrengung.

Manchmal ist es auch für einen Psychopathen eine zumindest kurzfristige Erschütterung, festzustellen, dass er einer ist. Wie in dem Fall James Fallon. James Fallon ein Neurowissenschaftler, machte 2005 per Zufall eine Entdeckung: beim Studium von Alzheimererkrankungen. Dazu verglich er Hirnscans erkrankter Personen mit den Hirnscans von seinen gesunden Familienmitgliedern. Ein anderes Projekt beschäftigte ihn nebenbei. Auch hier ging es um kernspintomografische Aufnahmen der Hirnaktivität, diesmal waren gewaltbereite und mordende Psychopathen der Forschungsgegenstand. Irgendetwas passte auf einmal nicht mehr in seiner Forschungsreihe der Alzheimerpatienten. Zunächst nahm er an, dass ein Hirnscan eines Psychopathen aus Versehen in das Forschungsprojekt gerutscht war. Denn ein Hirnscan aus der Familienserie stimmte mit dem eines Psychopathengehirns überein. Nach mehreren Überprüfungen und detektivischer Arbeit, denn die Scans waren allesamt ohne Namensangaben, um die Untersuchung mit einer wissenschaftlichen Relevanz auszustatten, musste Fallon sich des Rätsels Lösung stellen: Der auffällige Scan war sein eigener. Er war von James Fallon. Er hatte, genauso wie der Rest seiner Familie, an der Untersuchung teilgenommen. Und nun machte er die Entdeckung, dass in seinem Kopf das Gehirn eines Psychopathen steckte. Fallon, ein in Interviews freundlich wirkender Wissenschaftler, eher Teddybär als modernes Ungeheuer, musste sich nun damit auseinandersetzen, dass das eigene Gehirn einen wohl nicht gleich zu dem macht, was von der Struktur angelegt ist. Oder etwa doch? Er befragte seine Umgebung, wie sie ihn einschätzten. Und tatsächlich bekam er zur Antwort: „Mensch James, wir wussten es schon längst, dass du ein Psychopath bist. Du verhältst dich oft verantwortungslos und bist unzuverlässig." Das Kriterium 15 der Hare-Skala.

Fallon weiß es selbst: Je näher seine Beziehungspersonen ihm gegenüber werden, umso kühler verhält er sich ihnen gegenüber. Oder anders ausgedrückt: Er bleibt gleichbleibend distanziert, auch wenn der Beziehungspartner in der Lebensgeschichte an Bedeutung gewinnt. Er entdeckte auch weitere Kriterien der Hare-Skala an sich. Er beschreibt sich selbst als jemanden, der nicht so ganz einfach mit seinen Mitmenschen ist. Immer ganz okay und freundlich, aber gleichmütig gegenüber Fremden oder nahestehenden Personen. Das heißt, er macht im sozialen Kontakt keinen Unterschied zwischen ihnen. Normalerweise würde man erwarten, dass jemand zu seiner Ehefrau und zu seinen Kindern herzlicher und intimer ist als zu Fremden. Aber Fallon ist distanziert und normal sozial im flüchtigen Kontakt mit Mitmenschen und genauso verhält er sich gegenüber seinen Familienmitgliedern. Zu Fallons Geschichte passen zwei Kriterien der Hare-Checkliste: 15. Irresponsibility – Verantwortungslosigkeit und 16. Failure to accept responsibility for own actions (Fehlende Verantwortungsübernahme).

James Fallon spricht von sich selbst als einem primären Psychopathen. Also einer, der die Anlagen zum Psychopathen mitbringt, der sich aber im sozialen Bereich noch als angepasst erlebt. Er bringt niemanden um, ist verheiratet, hat Kinder und einen guten Job. James Fallon hat sich sozusagen demaskiert, bevor überhaupt irgendetwas zu einem

Problem wurde. Nach seiner Ansicht hat das soziale Umfeld einen großen Einfluss darauf, wie sich die psychopathische Disposition entwickelt. „Ich wurde durch meine Umgebung geschützt. Ich wuchs auf in einer gebildeten Familie mit unterstützenden Verwandten. Aber was wäre passiert, wenn ich meine Familie verloren hätte oder meinen Job?", sagt er in einem Interview in der amerikanischen Zeitschrift „The Atlantic".

Auch Hare machte seine ersten Entdeckungen an Psychopathen über das Gehirn. Er maß innerhalb eines Forschungsprojektes Hirnströme von mehreren Gruppen erwachsener männlicher Probanden. Die Hirnströmen wurden ihm von dem zuständigen Redakteur zurückgegeben mit dem Hinweis, dass sie so eigenartig und deshalb nicht auswertbar oder nutzbar seien. „Diese EEGs können eigentlich nicht von Menschen stammen", war die Begründung.

Robert Hare gab zu, dass einige Hirnstrom-Aufzeichnungen wirklich merkwürdig waren, „aber sie stammten nicht von Außerirdischen, und natürlich hatten wir die Daten nicht gefälscht. Sie stammten von einer Klasse von Menschen, die in jeder Rasse, Kultur, Gesellschaft und sozialen Schichten vorkommt. Jeder ist solch einem Menschen schon begegnet, ist getäuscht und manipuliert worden und war gezwungen mit dem so angerichteten Schaden zu leben ... dem Psychopathen."

Folgt man den Argumentationen verschiedenster Wissenschaftler, ist der Psychopath im eigentlichen Sinn kein schlechter Mensch. Er hat eine andere Gehirnstruktur, die ihn zu dem macht, was er ist. So gesehen kann er nichts dafür, dass er so ein gewissenloses Arschloch ist.

Psychopathen sind schmerzfreier, was Gefahrensituationen angeht. In der Hare-Psychopathie-Checkliste heißt es: 3. Need for stimulation or Proneness to boredom (Erlebnishunger).

Warum ist das so und warum brauchen Psychopathen immer wieder einen neuen Thrill? Auch Fallon sagt über sich selbst, dass er diese „buzzes", wie er sie nennt, braucht. Angst hat, genauso wie Schmerz, eine soziale Komponente. Untersuchungen an chronischen Schmerzpatienten haben die Einflüsse von Partnern deutlich gezeigt. Heute wird der chronische Schmerz als eigenständige Erkrankung betrachtet, abgekoppelt von biologischen und medizinischen Ursachen. Unter bestimmten Bedingungen macht sich das Schmerzerleben eigenständig und führt zu einer beachtlichen Beeinträchtigung des Lebens von dem Patienten. Dass Schmerz heute nicht mehr nur als Ausdruck einer medizinisch-biologischen Erkrankung gesehen wird, ist ein wirklicher Fortschritt. Zu möglichen Beeinträchtigungen im Rahmen einer psychopathischen Beziehung für den Partner kann auch Schmerz eine Rolle spielen. Bestimmte Herzrhythmus-Störungen werden zum Beispiel durch psychische Belastungen ausgelöst und heißen deshalb auch „Broken-Heart-Syndrom" oder Herzneurose. Patienten, die unter einer Herzneurose leiden, beschreibt Psychoanalytiker Horst Eberhard Richter als Menschen mit großer Trennungsangst. Und sie stehen auch schon vor der Beziehung, die möglicherweise auseinanderzubrechen droht, unter einer Angstbereitschaft. Fatal, wenn so ein Mensch auf einen Psychopathen trifft.

Wer Unterstützung erfährt, kann auch mit Schmerzen besser umgehen. Der Psychopath denkt und fühlt so nicht. Wenn er Schmerzen hat, ist das durchaus eine Selbstkränkung für ihn, weil Krankheiten ihn einschränken und das Bild des unantastbaren großartigen Menschen beeinträchtigen. Psychopathen können über ihre Krankheiten, ein kleiner Schnupfen reicht, nachhaltig herumjammern. Manche sind hypochondrisch, auch wenn sie sonst auf Abenteuer aus sind. Wenn der Psychopath Fürsorge von seinem Partner einfordert, dann, um diesen mit seiner Pflege zu beauftragen. Er selbst käme aber nie auf den Gedanken, den anderen zu pflegen oder bei ihm zu sein, wenn er krank ist. Eine Klientin erzählte, dass sie eine schwere Erkältung hatte und ihr Partner sagte, dass er sie besuchen würde. Doch er fand keinen Parkplatz in ihrem Wohnviertel, nachdem er zehn Minuten gesucht hatte. Das war für ihn die Begründung, wieder zu fahren. Wer seinem psychopathischen Partner erzählt, dass es einem nicht gut geht, trifft öfter mal auf Misstrauen. Es scheint fast so, als ob sie befürchten, dass der andere ihre Fürsorge testen wolle und ihnen so auf die Schliche kommt.

Fürsorge ist kein offizielles Diagnoseinstrument, um einen Psychopathen zu ermitteln. Dabei könnte man über solche Fragen sicher schnell in Erfahrung bringen, wie es bei dem anderen mit seinem Mitgefühl aussieht. Der Mangel an Mitgefühl ist ein Hinweis auf eine unsoziale Persönlichkeitsstruktur. Auf die Frage: „Wie geht es jemandem, der einen wichtigen Menschen verloren hat?“, antwortet ein Mitfühlender: „Schlecht, es ist einem kalt, man denkt nur an den Verlorenen, es schmerzt körperlich, dass man diesen Menschen nie wieder sieht. …“ Ein Mensch ohne Mitgefühl hätte nicht mehr als eine Floskel: „Es ist immer schlimm, wenn Menschen gehen.“

Schmerzempfindungen sind subjektiv. Liebe gehört neben körperlichen Gebrechen zu den Dingen, die Schmerzen bereiten. Liebe tut tatsächlich weh. Neurobiologen haben herausgefunden, dass Nervenbahnen, die für die Schmerzübertragung zuständig sind, aktiviert werden, wenn wir ein zwischenmenschliches Trennungsgefühl haben. Kurz gesagt: Es ist weniger die Liebe, die wehtut, als die Trennung, die unweigerlich mit Liebe in Zusammenhang gebracht wird. Der Körper schaltet bei Androhungen von Verlust in einen Alarmzustand. Denkbar, dass körperliche Schmerzen bei uns die Sehnsucht nach Kontakt auslösen. Partner in psychopathischen Beziehungen werden keine Fürsorge erfahren. Wie Brigitte, eine Klientin, die erzählte, dass ihr Freund auf ihre Frage, an wen sie sich denn seiner Meinung nach mit ihren Sorgen und Nöten wenden soll, wenn nicht an ihn, nur antwortete: „Das weiß ich nicht", und hinter ihr die Tür schloss. In Untersuchungen, auf die ich noch im Kapitel über die Folgen der psychopathischen Beziehung kommen werde, zeigen Personen, die lange in perversen narzisstischen Beziehungen ausgehalten haben, so etwas wie eine Gefühlsverflachung. Wozu auch eine innere Unempfindlichkeit von Schmerzwahrnehmungen gehört. Anders lässt sich so eine Situation wohl auf Dauer auch nicht aushalten. Die psychischen und psychosomatischen Anzeichen sind ähnlich wie bei einer Posttraumatischen Belastungsstörung. Wer keine Fürsorge und Zuwendung erhält, ist allen Einflüssen, die von außen kommen, schutzlos ausgeliefert.

Die Bindungsforschung hat sich eingehend mit dem Thema beschäftigt und auch eine Idee dazu entwickelt, wie unser Bindungsverhalten durch unsere Kindheit beeinflusst wird. Fest steht, dass der Psychopath einen attrappenhaften Charme besitzt und über eine gefährliche charismatische Art verfügt. Was ist aber mit der anderen Seite in so einer Beziehung? Wenn es bestimmte Prädispositionen gibt, die einen Psychopathen zum Psychopathen machen, gibt es vielleicht auch Personen, die besonders gefährdet sind, in so eine Partnerschaft hineinzugeraten. Auch wenn gesagt wird, dass es jeden treffen kann, was sicherlich stimmt. Manche trifft es eher. Wer kann das sein?

Ich glaube, dass es Menschen bekannt vorkommen muss, dass sie in einer Beziehung keine Fürsorge erhalten. Andere

Personen würden das eventuell nicht so lange tolerieren. Man muss gelernt haben, mit Attrappen gut umzugehen. Denkbar ist auch, dass der Reiz des zu zähmenden Raubtieres in Menschengestalt für solche Personen eine besonders attraktive Vorstellung ist. Eventuell, weil es in so einer Beziehung darum geht, jemanden zu erobern, den man bislang nicht von sich überzeugen konnte. Das können zum Beispiel die Eltern gewesen sein. Schutz und Prävention vor perversen Narzissten kann entsprechend auch so hergestellt werden, dass Betroffene die eigene Fürsorge und Bindungserfahrung prüfen und sich fragen, welche Schlüsse sie daraus gezogen haben. Glaubt man, dass Liebe mit Erniedrigung zu tun hat? Glaubt man, dass man die Macht des anderen und seine Verschlossenheit unbedingt zu akzeptieren hat? Welchen Liebesauftrag leitet man sich selbst davon ab? Wie gesagt, wir können keine Hirnscans von unserem Partner abfragen. Wir können aber seine Fürsorgebereitschaft ermitteln. Es ist völlig in Ordnung, dies als Diagnoseinstrument einzusetzen, wenn es um die eigene Gesundheit geht.

Die Nummer 1 im Leben eines Psychopathen

Der Psychopath ist von sich selbst in überhöhter Form überzeugt. Er ist die Nummer eins in seinem Leben. Das hat mit normaler und sinnvoller Eigenliebe nichts mehr zu tun.

Wir wollen uns hier nicht zum Diagnostiker ausbilden, bevor wir überhaupt eine Partnerschaft eingehen. Dennoch kann es entlastend sein, zu verstehen, dass der Partner eines Psychopathen an dessen Verhalten nichts ändern kann. Sowohl Psychopathen als auch perverse Narzissten und ebenso passiv-aggressive Partner werden unter ihrem Verhalten selbst nicht leiden. Die hier vorgestellten Symptome können helfen, sich ein klareres Bild zu machen.

Die sogenannte klassische antisoziale Persönlichkeitsstörung zeichnet sich dadurch aus, dass ihr das Über-Ich fehlt, wie Psychologen das nennen. Das Über-Ich ist die psychische Instanz, die Werte, Regeln, Verbote und Gebote repräsentiert. Das heißt im Klartext: Es fehlt eine innere Kontrolle, wenn es um das Handeln geht. Was zudem fehlt, ist „die Fähigkeit zur ethischen Selbstregulierung und die Einfühlung in moralische und normative Wertsysteme anderer als ein wichtiges motivationales System in Beziehungen. Über projektive (übertragende) Mechanismen werden Selbstsucht, Misstrauen und Aggression allen anderen zugeschrieben, was die Fähigkeit zu Vertrauen, Intimität, Abhängigkeit und Erfüllung durch die von anderen erfahrene Liebe ausschließt“, sagt der Psychoanalytiker Otto F. Kernberg.

Es mangelt Narzissten an sozialer Intelligenz. Sie haben, so wie der Psychopath, keine differenzierten Lösungsoptionen für Aufgaben und Konflikte in ihrem Leben. Denn Beziehungen geben uns den Halt und das Wissen, mit Widersprüchen umzugehen. Sozial intelligente Menschen können daher auf die unterschiedlichsten Anforderungen ihre Handlungen flexibel abstimmen.

Eine klare Abgrenzung zwischen den einzelnen Störungsbildern ist schwierig. Wer einen beziehungsverunsichernden Partner an seiner Seite hat oder einen hatte, wird wohl aus den verschiedenen Beschreibungen unterschiedliche Merkmale finden können. Wichtig ist, wie Hare meint, dass es sich bei Psychopathen um Menschen mit einem freien Willen handelt. Sie hätten keine so tief greifende Persönlichkeitsstörung. Somit sieht er sie voll verantwortlich für ihr Handeln.

Die Hare-Skala in der Übersicht:

1. Glibness/Superficial Charm – Oberflächlicher Charme
2. Grandiose Sense of Self Worth – Grandiose Selbstüberzeugung

3. Need for Stimulation or Proneness to Boredom – Erlebnishunger
4. Pathological Lying – Pathologisches Lügen
5. Conning Manipulative – Manipulatives Verhalten
6. Lack of Remorse or Guilt – Fehlen von Bedauern oder Schuldgefühlen
7. Shallow Affect – Oberflächliche Affekte
8. Callous/Lack of Empathy – Fehlen von Empathie
9. Parasitic Lifestyle – Parasitärer Lebensstil
10. Poor behavioral Controls – Geringe Verhaltenskontrolle
11. Promiscuous sexual Behavior – Promiskuitives Verhalten
12. Early Behavioral Problems – Frühe Verhaltensauffälligkeiten
13. Lack of realistic Long-Term Goals – Fehlen realistischer Zukunftspläne
14. Impulsivity – Impulsivität
15. Irresponsibility – Verantwortungslosigkeit
16. Failure to accept Responsibility for own Actions – Fehlende Verantwortungsübernahme
17. Many Short-term Marital Relationships for own Actions – Viele «Kurzzeitehen»
18. Juvenile Delinquency – Straffälligkeit im Jugendalter
19. Revocation of Conditional Release – Widerruf einer bedingten Entlassung
20. Criminal Versatility – Vielseitigkeit der kriminellen Vergehen

Bob Hare unterscheidet bei den Psychopathen solche Symptome, die das Gefühls- und Beziehungsleben betreffen und solche, die ihren Lebensstil betreffen. Auf der Beziehungsebene zeigen sie sich heuchlerisch und oberflächlich, egozentrisch und grandios, sie haben einen Mangel an Reue- oder Schuldgefühlen, einen Mangel an Einfühlungsvermögen, sie sind hinterlistig und manipulativ, und haben ein flaches Gefühlsleben. Ihr abweichendes Sozialverhalten ist durch ihre Impulsivität, ihre Unbeherrschtheit, ihre Erregungssucht, ihre Verantwortungslosigkeit, ihrem gestörten Verhalten als Kind und in ihrem abweichenden Sozialverhalten zu erkennen.

Ihre heuchlerische und oberflächliche Art zeigen sie darin, dass sie gerne ein Geplänkel von sich geben, das weiteren Nachfragen sicher nicht standhalten würde. Sie stellen sich gerne als besondere Experten mit außergewöhnlicher Expertise dar, über die sie in Wahrheit nicht verfügen. Ich habe selbst einen Psychopathen erlebt, der sich als allwissender Fußballexperte ausgegeben hat und entsprechend seine Anhänger um sich scharte. In den Augen eines Psychopathen kann alles, was er macht, von ungewöhnlicher Größe sein. Psychopathen spielen Theater. Wobei sie eigentlich nicht wirklich besonders gute Schauspieler sind. Aber vielleicht, weil sie anders als andere Menschen wirken, schon einen Teil der Aufmerksamkeit für sich verbuchen können. Sie texten einen zu, wenn es passt. Durch diese sprachliche Oberflächlichkeit merken sie aber auch schnell, auf was ihr Gesprächspartner anspringt. Macht er also ein Kompliment, und sei es noch so oberflächlich, und das Gegenüber reagiert entzückt, wird er weiter in die Richtung gehen.

Dazu passt ihr aufgeblasenes Ich. Es ist die Vorstellung eines grandiosen Selbst, das immer im Mittelpunkt stehen muss. Sie nutzen dafür die eigenen Räume, laden gerne ein und lassen sich noch lieber bewundern. Außerhalb ihres eigenen Theaters fühlen sich Psychopathen oftmals nicht so wohl. Sie neigen aufgrund ihres grandiosen Selbst zu einer gewissen Theatralik. Ihre Probleme sind größer, ihr Glück auch. Sie sind Selbstdarsteller, wenn es zum Beispiel vor Gericht darum geht, eine Meinung abzuliefern. Und sie zögern auch nicht, damit diese überhöhten Vorstellungen dazu zu benutzen, um andere in ein weniger gutes Licht zu rücken. So sagte eine Klientin: „Wir machten eine Mediation vor Gericht, wegen der Scheidung. Er gebärdete sich die ganze Zeit auf das Großartigste. Er müsse nun alle Jobs annehmen, die sich ihm böten. Sein ganzes Vermögen hätte er in das Haus gesteckt. Er könne nicht mehr. Auch Freunde würden sich schon über ihn Sorgen machen. Er will nun endlich Ruhe und Frieden im Leben finden." Seine Anwältin unterstrich die Szene, indem sie ausrief: „Das ist ein herrschaftliches Haus, um das es hier geht. Mit Pferdeställen!" „Was als „Pferdeställe" bezeichnet wird, ist eine verfallene Scheune, er ist selbstständig, deshalb arbeitet er sehr viel und die Floskel „meine Ruhe finden" passt eher auf einen Grabstein als in einen Gerichtssaal. Aber Psychopathen wissen eben, wie sie die Theatersituation in jeder Hinsicht nutzen können. Menschen, die sich in einer Ausnahmesituation wie einer Scheidung befinden, sind eventuell sehr emotional. Aber genau deswegen werden sie nichts vorspielen können.

Der Mangel an Reue- und Schuldgefühlen lässt Psychopathen nicht aus ihren eigenen Taten lernen. Sie sehen sich nie verantwortlich für das, was sie tun. Auch wenn sie Reue bekunden, klingt das oftmals floskelhaft. Und wer sich etwas besser mit Psychopathen auskennt, weiß, dass sie damit nur versuchen, die nächste Runde der Manipulation einzuleiten. Die Aussage, die Robert Hare in seinem Buch „Gewissenlos" zitiert, steht stellvertretend für die Art von Reue, die ein Psychopath empfindet: „Ja, klar fühle ich Reue. Deswegen fühle ich mich aber nicht schlecht." Da sie über das mangelnde Schuldgefühl auch keine innere Rückmeldung bekommen, können sie mitunter sehr ausdauernd in der Belagerung ihrer Opfer sein. Außer, diese geben schon sehr früh selbst eine Rückmeldung, dass sie das Verhalten nicht akzeptieren. Dann lassen sie auch erstaunlich schnell ab. Kein Psychopath möchte seine Zeit unnütz verschwenden. Psychopathen bringen es auch sehr geschickt fertig, sich selbst als das Opfer darzustellen. Im Weiteren werde ich noch darauf zu sprechen kommen, wie sie das im Einzelnen machen.

Fehlende Empathie und fehlendes Mitgefühl sind für Beziehungen am schädlichsten. Psychopathen sehen ihre Mitmenschen nur als Objekte. Sie können keine besonderen Beschreibungen ihrer Partner abgeben. Wenn sie etwas über andere sagen, ist das auch eher oberflächlich und technisch. Wenn sie überhaupt in Beziehungen bleiben, dann, weil sie die anderen als Besitz ansehen, den sie gerne herzeigen oder mit dem sie sich brüsten. So erzählte ein Klient über seinen Vater, mit dem er schon lange keine Verbindung mehr hat, dass dieser in seiner Wohnung Fotos von ihm hängen hatte. Ohne in irgendeiner Weise am Sohn Interesse zu zeigen oder mit dafür verantwortlich zu sein, dass der Sohn in manchen Dingen Erfolg hat, präsentiert er anderen die Bilder wie Trophäen. Zu diesem Verhalten kommt eine objektivierende Sprache: „der Mann“, „die Frau“, „die Deutschen“ und so weiter. So berichtet ein Psychopath über seine Partnerin: „Die Frau war gesund, als ich sie geheiratet habe. Jetzt ist sie krank.“ Das Objekt taugt nichts mehr, wenn es kaputt oder reparaturbedürftig ist, was in den Augen eines Psychopathen sehr schnell der Fall sein kann. Da er grandios ist, beansprucht er natürlich für sich nur die „beste Ware“.

Psychopathen sind hinterlistig, manipulativ, sie lügen und täuschen. Eine Psychopathin, die Robert Hare interviewte, sagte über sich selbst: „Im Lügen bin ich die Beste. Darin bin ich wirklich gut – ich glaube, weil ich manchmal etwas Negatives über mich selbst eingestehe. Dann denkt man, na, wenn sie das zugibt, dann muss der Rest ja auch stimmen.“ Sie flechten dadurch Sprengsel von Menschlichkeit in ihre Geschichte ein. Oder wie in der Scheidungsszene oben. Zuhörer könnten denken: „Der arme Mann hat sein letztes Hemd gegeben, lasst ihm seine

Ruhe." Anstatt den übertriebenen heuchlerischen Ton zu erkennen.

Der Erfolg der Psychopathen lässt sich wahrscheinlich auch dadurch erklären, dass sie keinen Unterschied zwischen Freund und Feind machen. Alle sind Objekte. Und er benutzt diese wie ein Spieler.

Psychopathen haben ein verflachtes Gefühlsleben. Sie haben wenig oder gar keinen Zugriff auf Emotionen. Wie wir noch sehen werden, ist das der Grund, warum sie sich bei anderen emotional bedienen müssen. Psychopathen betonen durchaus, dass sie starke Gefühle haben, aber ihre Schilderungen bleiben sehr unspezifisch. „Das hat mich sehr berührt", „Es kocht in mir hoch", „Es ist für mich nicht leicht" – sind klassische Aussagen. Würden wir nun nachfragen, was es denn ist, was hochkocht, müssen wir uns auf überraschende Antworten vorbereiten. Auf jeden Fall wird man nichts normal Übliches zu hören bekommen. Für einen Psychopathen existiert weder emotionaler Widerspruch noch ein Gewissen, das ihm mitteilt, dass er zum Beispiel nicht mit einer Frau zusammenziehen kann, der er zwar Liebesbriefe schreibt, von der er aber sagt: „Als ich sie nach unserem ersten Treffen im Rückspiegel sah, wusste ich, dass sie der größte Fehler ist." Aber auch für den eigentlichen Fehler – nämlich, der Partnerin Liebe vorzugaukeln –, kann er nicht einstehen. *Sie* ist der Fehler, damit ist alles für ihn gesagt.

Selbstverständlich ist es nicht jedem in die Wiege gelegt, sich in Gefühlsdingen gut auszudrücken. Aber auch der Unbelesenste schafft es in irgendeiner Weise, seine Gefühle zu beschreiben. Das ist nicht nebensächlich, denn erst, wenn wir etwas benennen, geben wir einer Sache auch eine Realität. Bei Psychopathen ist die Realität gefühlskalt., Auch was ihr Angstempfinden angeht. Sie verspüren sehr viel weniger Angst, als andere Personen in vergleichbaren Situationen. Angst, sei es vor körperlichem Schmerz,

Trennungsangst oder einer Bestrafung, hält uns in der Regel davon ab, bestimmte Dinge zu tun. Solche Sorgen und Ängste teilt der Psychopath nicht.

Wenn Blicke töten könnten …

Mit den Augen eines Psychopathen hat es eine besondere Bewandtnis. Manche berichten von einem eiskalten Raubtierblick. Eine Art leeres Starren, das einem das Blut gefrieren lässt. Hier stimmt der Spruch: „Wenn Blicke töten könnten." Dieser Blick kann mächtig einschüchtern, wenn er auf einem ruht. Für die meisten Menschen ist es unangenehm, angestarrt zu werden. Die Kälte des Psychopathen macht daraus aber eine Gewaltandrohung. Eine Patientin sagt: „Wenn er diesen Blick bekam, ich weiß, er wünschte mir, ich würde auf der Stelle tot umfallen." Hinter einem normalen wütenden Blick steckt in der Regel keine Tötungsabsicht.

Ansonsten ist der Psychopath nicht unbedingt ein Augenmensch. Kontakte in Liebesbeziehungen werden ebenfalls mit den Augen geschlossen. Partner sehen sich verliebt an und schmelzen dahin. Den Blick in einer verliebten Gestimmtheit vermeidet der Psychopath. Wenn er Sie also ansonsten keines Blickes würdigt und Ihnen, wenn überhaupt, nur den kalten Blick schenkt, ist zumindest etwas Vorsicht geboten. Robert Hare meint, dass man an den Augen nicht vorschnell ablesen soll, was mit dem anderen ist. Sicher gibt es auch Fälle, die Liebesvermeider zum Beispiel, die in einer Beziehung an schlechte Erfahrungen erinnert werden und den anderen mit der Drohung ansehen: „Tu mir nicht weh, sonst passiert etwas." Der Psychopath blickt einen jedoch mit der Botschaft an: „Du bist tot."

4. IST DAS NOCH NORMAL UND GESUND?

Ein junger Mann verirrt sich in einem fremden Land und trifft auf einen Stamm, in dem alle Menschen von Geburt an blind sind. Er ist der einzig Sehende. Der Stamm ist ihm gegenüber argwöhnisch. Seine Krankheit, wie sie sein Sehen nennen, scheint eine ungewöhnliche Störung zu sein. Der junge Mann verliebt sich in ein Mädchen. Der Vater ist davon nicht begeistert, weisen doch die Symptome auf eine schwerwiegende Krankheit hin. Er will der Heirat aber zustimmen, sofern sich der junge Mann einer Operation unterwirft, die ihn ebenfalls erblinden lässt. In letzter Minute flüchtet der junge Mann vor der Blendung. Diese Geschichte stammt ursprünglich von H. G. Wells und heißt „Das Land der Blinden". Der Psychoanalytiker Erich Fromm zitiert sie, um drei Dinge über die Normalität zu erklären. Erstens geht jede Gesellschaft davon aus, eine normale Gesellschaft zu sein. Zweitens ist jeder, der von dieser Gesellschaft abweicht, seelisch krank und drittens stehen die Bemühungen der Heilung im Dienst der Gesellschaft, um die Abweichung wieder zu normalisieren.

Die Entwicklung der Diagnose der Psychopathie ist eine Geschichte, die durch die erkennbare Abweichung von der Regel durch nichtangepasste Personen entstanden ist. Uns könnte das egal sein. Dennoch, Sie werden, wenn Sie von einer psychopathischen Beziehung betroffen sind, oft zu hören bekommen: „Aber, das ist doch normal." Oder: „Du denkst nur, dass das extrem oder vielleicht krankhaft ist. Das kommt daher, weil du betroffen bist." Ich möchte Ihnen zeigen, dass es sich bei der Psychopathie um mehr handelt, als nur um eine rebellische Abweichung von einer normativen Regel der Gesellschaft. Auffallend ist auch, dass das Störungsbild schon in die Jahre gekommen ist. Es hat seit jeher Menschen gegeben, die anderen das Leben nicht nur schwer gemacht, sondern es richtig auf ihre Unversehrtheit abgesehen haben.

Andere Theorien der Persönlichkeitserkrankungen bauen auf handfesten Symptomen auf. Personen, die Dinge hören und sehen, die andere Menschen definitiv nicht wahrnehmen können, sind eindeutig anders in ihrem Verhalten. Außerdem geht man in solchen Fällen davon aus, dass es neben der anderen Wahrnehmung auch eine Störung oder eine Verwirrung der kognitiven Fähigkeiten gibt und deswegen eine bewusste Steuerung des Verhaltens für die betroffenen Personen nicht mehr möglich ist. Das Gehirn gaukelt ihnen Dinge vor, die nicht da sind. Psychopathie ist ein Ausnahmefall, was diagnostische Kriterien angeht.

Moralisch verrückt?

Bei der Kategorisierung unterschiedlicher Symptome in Diagnosen versucht man, eine Grenze zu ziehen, zwischen dem, was normal und gesund ist, und dem, was krankhaft bedeutet. Psychopathie ist ein besonderer Fall in den psychiatrischen Diagnosen. Schon der französische Psychiater Philippe Pinel erklärte um 1900, dass es eine psychische Auffälligkeit bei Personen gab, die weder depressive noch psychotische Züge trugen. Er nannte seine Beobachtung „manie sans delire“, also eine „Verrücktheit ohne Delirium“. Bei schweren psychischen Erkrankungen sah man Wahnvorstellungen oder Delirien, unter denen die Patienten litten. Es gab ebenso auffallende Verhaltensweisen ohne diese extremen Begleiterscheinungen. Der Begriff Monomanie geriet in Umlauf. Er leitet sich ab von mono – also einzig – und manie für Wut oder Raserei. Monomanische Personen sind krankhaft besessen von einer Zwangsvorstellung. Eine „unangepasste“ Idee treibt ihren Willen und ihr Handeln an. Da es sich bei diesen Personen um Menschen handelte, die nur in einem Teilbereich ihres Lebens auffällig wurden, ohne offensichtlich schwerwiegende Störungen des Geistes, dachte man an eine Erkrankung der Moral.

Daraus entstand der Begriff der „moralischen Verrücktheit". Es wurde unterschieden zwischen der „echten" Verrücktheit als Krankheit des Geistes und einer moralischen Verrücktheit als Erkrankung der Moral und der Werte eines Menschen.

Psychopathen waren ab da Personen mit einem gewissen intellektuellen Standard, die aber in ihrem Leben erhebliche Störungen zeigten, was das Zwischenmenschliche anging. Dies wurde als eine Störung mit Krankheitswert betrachtet und Psychopathie entsprechend als psychiatrische Diagnose benutzt.

Immer wieder taucht in dem Zusammenhang die Frage auf, ob es sich bei einer mangelnden Moral um eine Charakterschwäche oder um eine wirkliche Krankheit handelt. Wie später in „Rettung durch Liebe" erklärt wird, ist das Erlernen von einem Gewissen für Psychopathen ein derart schwieriges Unterfangen, dass wir davon ausgehen müssen, dass es keine Heilung gibt. Also vielleicht ist der Psychopath doch mehr als nur ein Mensch mit einem bösen Charakter?

Philosophen und Poeten, sagt Manfred Kets de Vries, seien der Ansicht, dass persönliches Wachstum davon abhängt, wie gut man sich selbst kennt oder erkennt. Er verweist auf einige Regeln, das sogenannte klinische Paradigma. Erstens geht es davon aus, dass jedes menschliche Verhalten erklärbar ist. Sogar in seinen stärksten Abweichungen. Außerdem wird dem Unbewussten eine große Rolle zugesprochen, wenn es um unser Handeln, unsere Fantasien, Hoffnungen und Ängste geht. Das Unbewusste beeinflusst unser rationales Handeln. Oft mehr, als wir denken oder uns vorstellen können. Drittens, für die Diagnose des Psychopathen besonders wichtig, ist die Feststellung, dass unsere Emotionen bei der Bildung unserer Identität und unseres Verhaltens einen großen Einfluss nehmen. Wir lernen, in unserem Leben unsere Emotionen zu regulieren und zu zeigen. Kognition, als das Nachdenken, und die Emotionen bestimmen beide darüber, was wir tun und was wir lassen. Emotionale Achtsamkeit ist, nach Manfred Kets de Vries, das, was uns dabei hilft, zu entscheiden, welche Menschen wir meiden und von welchen wir uns angezogen fühlen. Achtsamkeit ist auch eine Form der Selbstexploration, was die Gefühle angeht. Wie wir fühlen und wie unsere Gefühle unser Verhalten beeinflussen, können wir über Selbsterkenntnis verstehen lernen. Die letzte Regel ist, dass die menschliche Entwicklung sowohl ein interpersoneller als auch ein intrapersoneller Prozess ist. Wir gehen mit einem zwischenmenschlichen Grundmuster in den sozialen Kontakt. Dieses Muster steckt sozusagen in uns drin. Es ist intrapersonell, da wir unsere Ansichten und Vorurteile über andere im zwischenmenschlichen Kontakt seit Kindertagen erlernt haben. Was im Kindes- und Jugendalter wahrscheinlich eine gute Anpassung war, kann sich im späteren Alter als nicht mehr passend erweisen. Vielleicht sogar als hinderlich und entwicklungshemmend. Das zeigt sich im zwischenmenschlichen Bereich, also interpersonell.

Was sagt uns das alles in Bezug auf den Psychopathen und seine Art, mit anderen Menschen umzugehen? Was „gut" und was „böse" ist, lasse sich nicht objektiv messen, gibt Erich Fromm zu bedenken. Somit bleibt es Ansichtssache, ob ein Verhalten böse ist. Allerdings, meint Fromm, gibt es dennoch so etwas wie Werturteile, die keine Frage des Geschmacks oder des Glaubens sind und er macht das an dem Arzt fest, der sagt, dass zu leben besser ist als der Tod und darum Empfehlungen für die Gesundheit ausspricht. Letztendlich ist es mit der Seele genauso. Auch hier entscheidet sich, was gut oder böse ist, darüber, was gesund erhält und was krank macht.

Aus dieser Position heraus fällt es einfach, zu sagen, dass das psychopathische Verhalten des Partners einen krank oder verrückt macht und dass es sich bei ihm um eine Erkrankung handelt, die offensichtlich seinen freien Zugang zum Willen nicht beeinträchtigt, aber seinen Umgang mit Werten und Moral.

Der Narzisst und der Psychopath

Das Unbewusste spielt eine große Rolle. Menschliches Verhalten wird in der Regel darüber erklärt, welche Motive uns antreiben. Kränkungen und Frustrationen in jungen Jahren können dazu führen, dass wir seelische Schmerzmittel entwickeln. Das nennt man Abwehrmechanismen. Wir kennen das alle. Wenn uns etwas emotional unangenehm wird, dann fangen wir an, „sachlich" zu reden, um unsere persönliche Involviertheit in den Griff zu bekommen. Wut und Ärger können wir herunterschlucken und gegen uns selbst ausrichten, anstatt das Gegenüber in den Würgegriff zu nehmen. Es gibt auch Abwehrmechanismen, die noch trickreicher sind. Dann hören die Betroffenen zum Beispiel Stimmen. Was aber ist bei dem Psychopathen los?

An dieser Stelle vergleichen wir kurz den Narzissten mit dem Psychopathen. Narzissten brauchen ihren Partner, um ihr Selbst zu stabilisieren. Dennoch verfügen sie über ein Gewissen. Psychopathen führen ausnahmslos ausbeuterische Beziehungen und es fehlt ihnen komplett eine moralische Orientierung. Der perverse Narzissmus ist eine Spielart der psychopathischen Beziehung. Bei den perversen Narzissten wird davon ausgegangen, dass sie nicht seelisch erkranken und zum Beispiel in Folge dessen Stimmen hören, weil sie ihren Partner erfolgreich für ihre eigene seelische Entlastung ausbeuten und ihm die angestaute Wut und den Hass herüberschieben, mit dem sie selbst nicht klarkommen.

Sie benutzen ihren Partner, wie der Narzisst, zu ihrer inneren Stabilisierung und beuten ihn, wie der Psychopath, hemmungslos aus. Eine Klientin sagte mal über ihren Partner: „Er hat mich wie einen Mülleimer benutzt. All das, was ihn aufbrachte, sprudelte förmlich aus ihm hervor und ergoss sich über mich. Danach war ich immer wie benommen und fühlte mich emotional kontaminiert. Er selbst machte nach solchen Ausbrüchen immer einen super entspannten und fröhlichen Eindruck." Selbst wenn wir davon ausgehen, dass auch der Psychopath nicht nur aufgrund seines perversen Narzissmus, sondern auch aufgrund einer schrägen Form der Selbstheilung angetrieben ist, macht es die Sache ja nicht besser. Der Versuch, die Vorgänge zu verstehen, ist aus psychologischer Sicht nachvollziehbar. Immerhin kann man dann erst versuchen, Heilungsmethoden anzubieten, wenn man weiß, wie die Dinge zusammenhängen. Auch ist es menschlich nachvollziehbar. Wenn wir uns etwas erklären können, scheint das Problem umgänglicher und handfester zu sein. Im Falle des Psychopathen müssen wir sagen: Menschlich nachvollziehbar und erklärbar ist es nicht. Allein deswegen ist es schon nicht „normal", was der Psychopath macht. Und wenn man sie in Erklärungsnot bringen will, dann fragen Sie: „Warum soll ich ein unmenschliches Verhalten, das man nicht erklären kann, erklären?"

Emotionaler Analphabetismus

Emotionen bestimmen, neben den Gedanken, über unser Leben. Von Psychopathen wissen wir, dass sie keine Emotionen haben. Sie täuschen welche vor, aber sie fühlen diese nicht wirklich. Es fehlt ihnen das Mitgefühl. Selbst Angst kennen sie nicht. Wenn sie in der monomanischen Phase sind und ihnen ihr schmalspuriger Wille befiehlt, jetzt und hier andere zu schädigen, hat das nichts mit Gefühlen zu tun. Ein Mensch, der nur seine Kognitionen hat, ist ein halber Mensch oder ein Mr. Spock. Ohne Emotionen sind wir soziale Analphabeten. Oder, um es mit den Worten des Malers Francis Bacon zu sagen: „Es ist unmöglich zu lieben und weise zu sein." Liebe schaltet in der Regel auch unser Urteilsvermögen aus, wie ich später noch in den Illusionen einer perfekten Beziehung zeigen werde. Auch wenn ich der Meinung bin, dass ein kühler Kopf und ein warmes Herz die perfekte Kombination für die Verführung darstellen, sollten das gleichzeitig die Zutaten sein, die uns den Kopf verlieren lassen. Ein Psychopath wird nie in diesen verlorenen Zustand kommen, weil er im wahrsten Sinne des Wortes nichts zu verlieren hat.

Es gibt tatsächlich so etwas wie einen emotionalen Analphabetismus, man nennt das Alexithymie. In unserem Schädel beherbergen wir zwei Gehirnhälften, die mit einer Brücke verbunden sind. Es ist ein steter Austausch zwischen den beiden Gehirnregionen. Die eine Seite ist rational, die andere Seite hat einen emotionalen Schwerpunkt. Bei manchen Personen kommt es zu einer unkoordinierten Form der Brückennutzung und es entsteht ein Feuerwerk, das sich in epileptischen Krämpfen entlädt. Um dieses zu verhindern, hat man bei solchen Personen die verbindende Brücke entfernt. Dies war eine gängige Praxis in den 1970er-Jahren. In der Folge konnten die Patienten manches nicht mehr richtig zuordnen. Begriffe und Dinge wurden nicht mehr richtig erkannt und sie litten unter einer Gefühlskälte. Die Gedanken allein sind ohne emotionale Würze nutzlos. Denken hilft eben nicht, wenn wir nicht fühlen können.

Die Beobachtungen an den Epileptikern kam der Alexithymieforschung zugute. Es sind Fragebögen entstanden, die helfen sollen, Alexithymie festzustellen. Was nicht einfach ist. Denn wer keine Gefühle hat, wie soll er beschreiben, was ihm fehlt? Sie haben keine Gefühle und wirken unbeteiligt und ohne Mitgefühl für ihre Mitmenschen.

Der Journalist Henry Louis Mencken meinte, dass Liebe der Triumph der Imagination über die Intelligenz ist. Es stellt sich die Frage, ob Menschen, die keine Gefühle erleben, überhaupt eine emotionale Vorstellungskraft entwickeln können und damit auch Liebe. Wir können davon ausgehen, dass dem nicht so ist. Außerdem scheint auch Fürsorge keine Motivation zu sein, die Alexithyme kennen. Bei einer Frage aus dem Leas-Test zur Feststellung von Gefühlsanalphabetismus heißt es: „Sie fahren über eine Brücke und sehen jemanden außerhalb des Schutzgitters stehen. Er schaut ins Wasser. Wie würden Sie sich fühlen, wie würde sich diese Person fühlen?“ Einen niedrigen Punktwert bekommen Antworten wie: „Ich wäre irritiert. Was der andere empfindet, weiß ich nicht.“ Eine hohe Punktzahl bekäme eine Antwort wie: „Ich wäre ziemlich erschrocken und würde überlegen, was ich für die Person am Gitter tun kann. Sie ist hoffnungslos und verängstigt.“

Offensichtlich ist im Gehirn eines Alexithymen, ähnlich wie bei den Psychopathen, die Region zur Verarbeitung von Ängsten und die emotionale Verarbeitung von Eindrücken gestört.

Wenn das Fehlen von Emotionen zu großen Abweichungen führt, die vor allem auf zwischenmenschliche Kontakte einen großen Einfluss haben, dann bringt uns das zu der Annahme, dass es einen Stellenwert der Gefühle gibt, der weit über das angenommene Maß hinausgeht. Offensichtlich sind Emotionen daran beteiligt, uns die Welt unter moralischen Gesichtspunkten nahezubringen. Die Fähigkeit, sich in andere Menschen hineinzuversetzen, ist wichtig, wenn wir Bindungen aufbauen. Und Mitfühlen hilft außerdem, sich die Motive anderer zu erklären und fürsorglich auf ihre Bedürfnisse zu reagieren.

Ohne Emotionen gibt es keine Liebe

Ohne das Bedürfnis nach emotionaler Nähe entsteht keine Liebe. In der Liebe suchen wir eine Verbindung, die unsere Ängste vor dem Getrenntsein mindern. Um uns emotional mitzuteilen, setzen wir emotionale Signale, die das Bedürfnis nach Nähe und das Bedürfnis nach Abstand mitteilen. Für jeden kann Liebe etwas anderes bedeuten. Manche sehen in ihr ein Spiel, andere eine Notwendigkeit, die sie sich hart erarbeiten müssen. Wir können auf jeden Fall nicht darauf verzichten. So viel steht schon einmal fest. Die Menschen, die keine Liebesfähigkeit haben, weil ihnen der Zugang zu den eigenen und zu den Gefühlen anderer Menschen fehlt, können sehr wohl darauf verzichten. Außerdem haben sie auch kein Bedürfnis nach einer Bindung.

Bei Gefühlsanalphabeten weiß man nicht, warum sie so gefühlskalt sind. Bei den Psychopathen genauso wenig. Für beide gibt es keinen Ausweg aus der Gefühlskälte. Beide wissen nicht, was ihnen fehlt. Wie sollen sie auch etwas vermissen, wenn sie nicht wissen, was es ist. Wichtig ist, dass dem Psychopathen offensichtlich die Fähigkeit gegeben ist, die Gefühle anderer auszunutzen. Sie sind nicht nur gefühlskalt, sie können auch mit den Gefühlen anderer spielen. Und wenn man versucht, ihnen Gefühle zu erklären, haben sie nur noch mehr in der Hand, um zu manipulieren. Definitiv zum Nachteil ihres Partners und anderer Bezugspersonen. Die daran erkranken, weil sie unmenschlich behandelt werden. Dies ist meines Erachtens das Kriterium, wenn es darum geht, darüber zu urteilen, ob ein Verhalten „krank" ist. Wenn es andere krank macht, ist es das. Es ist ein Unterschied, ob Gefühle fehlen, wie beim Alexithymen oder wenn sie zeitweise ausgeschaltet werden, wie bei Burn-out-Betroffenen oder aber, wenn Liebe vorgetäuscht und dann aktiv entzogen wird, wie es der Psychopath macht. Der Entzug von Liebe zerstört. Burn-out ist ein gutes Beispiel dafür, was mit Menschen passiert, wenn sie sich dauerhaft in den emotionalen Dienst anderer stellen und erlauben, dass ihnen Liebe entzogen wird. Als Phänomen inzwischen so weit verbreitet und anerkannt, kann es als Erklärung dienen, was der Mensch verliert oder wie er sich verändert, wenn die Emotionen versickern.

Auf dem Höhepunkt der emotionalen Erschöpfung fühlen die Betroffenen nicht mehr viel. Sie weinen und fühlen sich dennoch nicht traurig. Für Außenstehende ist das sehr skurril, weil unter Tränen noch geschworen wird, dass alles super wäre. Sie sehen einen Sonnenuntergang und er berührt sie nicht. Die Gefühle verflachen, wenn ein Mensch unter emotionalem Dauerstress steht. Zumeist rührt auch der Stress bei Burn-out aus dem zwischenmenschlichen Bereich. Die Betroffenen fühlen sich nicht oder nur unzureichend verbunden. Ihnen fehlt der sichere Ankerplatz zum Ausruhen und Innehalten. Und das Fehlen dieses emotionalen Rückzugsortes hat die Erschöpfung zur Folge.

Wenn alle Faktoren über eine längere Zeit zusammengenommen einwirken, bröselt der Mensch innerlich auseinander. Burn-out-Patienten werden depressiv. Sie werden teilnahmslos, ziehen sich zurück, Launen treten auf, weil sie ihre Gefühle nicht richtig benennen können. Das führt zu erhöhter Reizbarkeit und Streit. Auch zu Isolation, weil die Betroffenen anfangen, anderen Personen aus dem Weg zu gehen und ihnen das Miteinander auch keine Freude mehr bereitet.

Man könnte sagen, dass das Leben unter einer kompletten emotionalen Erschöpfung psychopathische Züge bekommt. Denn Sarkasmus und Zynismus können ebenfalls auftreten. Freudenberger sagt, dass Vergangenheit und Zukunft für Betroffene keine Relevanz mehr haben. Burn-out-Betroffene verschieben die Perspektiven zugunsten des täglichen Funktionierens. Hauptsache, jetzt schaffe ich, was ich mir vorgenommen habe. Ob sich das sinnvoll in eine Biografie einreiht, wird nebensächlich. Das Leben gestaltet sich unter dem Eindruck von emotionaler Kälte, wie eine grob geschnitzte Skulptur. Man kann noch erkennen, worum es geht, aber die Konturen sind unscharf. Die Gefühlskälte, der Umgang mit anderen, das Konzentrieren auf den Moment, sind auch beim Psychopathen zu finden. Was einem Burn-out-Betroffenen fehlt, ist der Wille zur Manipulation. Aber auch da gibt es sicher Fälle, in denen Trotz und Wut nach außen durchschlagen und die anderen für das eigene Leiden verantwortlich gemacht werden. Die emotionale Erschöpfung ist aber zumeist ein Gefühl eines dauerhaften Liebesentzuges.

Ganz sicher ist das kein erstrebenswerter Zustand. Menschen, die in so eine Krise fallen, wissen aber noch, wie es vorher war und wo sie wieder hinwollen. Das fehlt den Psychopathen gänzlich. Sie kennen das Leben nur aus der jetzigen Perspektive. Fraglich ist auch, ob es bei Psychopathen überhaupt etwas gibt, dem sie in ihrem vergangenen Leben viel Bedeutung beimessen, da für sie nur der kurze Moment zählt. Ohne Emotionen fehlt eben auch ein roter Lebensfaden, der unser Leben mit Sinn ausstattet. Phasenweise kann das der normale Mensch durchhalten. Erstaunlich lange sogar. Wie Burn-out uns zeigt, gibt es Menschen, die sich innerlich tot fühlen, aber noch normal, das heißt angepasst, funktionieren. Dies kann uns zu denken geben. Wenn es möglich ist, ein Leben ohne Emotionen so lange nach außen hin aufrechtzuerhalten, scheint sich die Umwelt gerne täuschen zu lassen. Denn die Gefühlsverflachung zeigt sich zwangsläufig im zwischenmenschlichen Bereich.

Herbert, ein Klient, berichtete, dass er dachte, dass seine Frau an einer Erschöpfung litt, weil sie viel Stress bei der Arbeit hatte. Er versuchte, zu helfen, wollte mit ihr reden, das wollte sie aber nicht. Er machte ihr Geschenke. Eines Tages eröffnete sie ihm, dass sie ihn zwei Jahre lang betrogen hatte und sich nun trennen wolle. Er hatte ihr Verhalten, den Rückzug, ihre Gefühlskälte, ihre manipulativen und aggressiven Tendenzen in der Kommunikation usw., registriert, aber damit entschuldigt, das alles habe mit dem Zuviel an Arbeit zu tun. Bei näherer Betrachtung war sie aber nicht emotional erschöpft, sondern eine gute Blenderin. Sie hatte sich in den letzten zwei Jahren der Beziehung einfach nicht mehr viel Mühe gegeben, ihren ausbeuterischen Charakter zu verbergen. Ihr Mann diente ihr sowohl als Ablageplatz für ihre Wut und ihren Hass als auch gleichzeitig zur Stabilisierung ihrer Außenwirkung als Paar. Denn nach außen galt die Ehe als perfekt. Herbert hatte sich an mich als Expertin für Burn-out gewandt, weil ihn die Frage immer wieder beschäftigte, ob er wirklich alles richtig gemacht hatte. Erst als ihm klar wurde, dass Burn-out-Betroffene auf zugewandte Angebote gut ansprechen, konnte er sich mit der emotionalen Realität in der Ehe anfreunden und seine Schuldgefühle ablegen.

Wie in der Geschichte von H. G. Wells gibt es für emotionale Menschen keinen anderen Weg als die Flucht, wenn sie sich in einer Partnerschaft mit einem gefühlskalten Menschen wiederfinden. Die Konsequenz wäre nur, und das geschieht oft genug, dass man selbst Gefühle verliert und sich an den Partner anpasst. Aber der Preis ist eine emotionale Havarie, die sich oft schon zu Beginn einer Partnerschaft abzeichnet. Zunächst als Destabilisierung, dann als Dehumanisierung und am Ende, wenn man so lange durchgehalten hat, als eine Deanimation, also das Entleben der eigenen Person durch den anderen mittels der Zerstörung der vitalen und menschlichen Regungen.

5. IM KRIEG UND IN DER LIEBE IST ALLES ERLAUBT, ODER?

Unter moralischen Gesichtspunkten sind Liebe und Krieg zwei Felder, bei denen es besonders darauf ankommt, nicht komplett alle Werte für den Sieg über Bord zu werfen. Doch gerade das will uns der Spruch im Titel sagen: Es ist alles erlaubt. Die normalen Gesetze treten außer Kraft. Das setzt aber auch Liebe und Krieg in diesem Aspekt gleich. Zwei Gegensätze, die hoffentlich immer unvereinbar bleiben. Wie wir später noch sehen werden und wie viele von uns wissen, kann aus einer Liebe durchaus Krieg entstehen. Bei manchen geht es sogar schon von Anfang an darum, in der Beziehung die Oberhand zu gewinnen.

Täuschen und tarnen

Was sowohl in der Liebe als auch im Krieg wichtig ist, ist, dass man eine Strategie hat, die einem ein langfristiges Ziel mitgibt. Liebe sollte ein Aspekt des Lebensstils sein, der sich gut einfügt. Liebe sollte nicht den einzigen Sinn im Leben darstellen, sondern immer als eine selbstverständliche Bereicherung angenommen und gegeben werden. Sowohl in der Liebe als auch im Krieg sollte man sich selbst und seine Schwächen genauestens kennen, um nicht in böse Fallen zu tappen und um Angebote von Androhungen unterscheiden zu können. Dann ist es auch gut, das Gegenüber genau zu kennen. Sowohl in der Verführung als auch im Kampf müssen wir wissen, welcher Charakter vor uns steht. Wie wir ihn am besten ansprechen, was er mag und was nicht. Wo seine Schwachstellen sind, die wir in der Liebe schützen und im Krieg benutzen können. In beiden Fällen können wir auch mit der Verwirrung des anderen arbeiten. Wenn es mehr Erfolg bringt, den anderen gut zu kennen, ist es sicher besser, wenn der andere einen selbst nicht so gut kennt. Also zeigen wir immer zu unerwarteten Momenten einen überraschenden Anteil unserer selbst.

Die alten japanischen Kriegskünste spielen allesamt mit dem Vortäuschen, dem Hinhalten und einem verwirrenden Spiel aus nah und fern. Sie sollen dazu dienen, dass der Gegner einen ständig falsch einschätzt und sich deswegen nicht besonders schlau anstellt. Wenn man stark ist, soll man Schwäche vortäuschen und umgekehrt. Wenn man nah ist, soll man fern sein und wenn man fern ist, nah. Letztendlich finden sich manche dieser Tipps auch in sogenannten Beziehungs- und Flirtratgebern. Aber sie führen zumeist zu nichts. Wie wollen wir wissen, wie viel Distanz genau richtig ist, damit der andere hinter uns herläuft und nicht umgekehrt? Und welche Geheimnisse sollen wir für uns behalten, welche preisgeben? Wie wecken wir gleichzeitig Interesse und Neugierde?

Als Verführer ist es gut, einen kühlen Kopf zu bewahren, aber dennoch voll und ganz mit dem Herzen dabei zu sein. Die Kunst ist zur Vollendung gebracht, wenn das verführte Objekt selbst anfängt, zu verführen und sich die Rollen umdrehen. Dann ist die Verwirrung für beide Beteiligten komplett und gleichberechtigt verteilt. Anders macht es der Psychopath. Er lässt das verführte Objekt ohne Selbstbeteiligung zum Verführer werden, damit es an sich selbst scheitert und sich zur Strecke bringt.

Die neuen Helden?

Was uns oft von unseren Zielen, sei es im Job oder von der begehrten Person, abhält, ist die ewige Angst, zu scheitern. Unser Gewissen ist oft schneller als die spontane Idee. Psychopathen werden nicht gebremst. Weder das Gewissen noch die Angst vor Verlusten greift bei ihnen ein. Ist das also nun die Erfolgsstrategie im Leben? Wenn wir bedenken, wie viele Chancen wir uns schon haben entgehen lassen, weil wir freundlich sein wollten oder weil wir uns nicht so in den Vordergrund drängen wollten. Wie oft mussten wir schon mitansehen, dass die neidischen Antreiber in Menschengestalt sehr gut mit ihrem wertscheuen Verhalten durchgekommen sind und wir die Nachteile davon getragen haben? Wie oft haben wir es schon erlebt, dass wir am Ende die Scherben in den Händen gehalten haben und uns mit dem Gefühl des Scheiterns quälten, während andere fröhlich pfeifend weitermachen, als ob nichts passiert wäre?

Offensichtlich findet man aus den oben genannten Gründen nicht selten Psychopathen in höheren beruflichen Positionen. Sie setzen sich anders durch. Nicht, weil sie besonders an Herausforderungen interessiert wären, sondern, weil ihnen nicht genug Widerstand entgegengebracht wurde.

Der Psychologieprofessor Kevin Dutton meint, dass wir von den Psychopathen lernen können. Merkmale, wie Skrupellosigkeit, Charme, mangelnde Emotionalität, könnten im passenden Kontext und in der richtigen Ausprägung einen Menschen zum Erfolg prädisponieren. Psychopathen machen sich nicht fertig, wenn es mal nicht so klappt, meint Dutton.

Stimmt, sie machen andere fertig. Dutton bietet übrigens eine „Psychopathen-Challenge" auf seiner Website http://kevindutton.co.uk/index.html#challenge an. Jeder kann mitmachen und sich überraschen lassen, welche psychopathischen Merkmale er hat. Sicherlich gibt es auch im normalen Bereich des Menschlichen Merkmale wie Skrupellosigkeit.

In einer Studie der Psychologinnen Belinda Board und Katarina Fritzon wurde festgestellt, dass psychopathische Symptome unter Firmenchefs weit verbreitet sind. Die Wissenschaftlerinnen verglichen die Wesenszüge von 39 britischen Unternehmern mit denen von über tausend Insassen der englischen forensischen Hochsicherheitspsychiatrie

Broadmoor. Die Manager übertrafen in ihren Psychopathiewerten die Insassen der Klinik. Vor allem in den Punkten: Unaufrichtigkeit, manipulatives Verhalten, Egozentrik, Mangel an Empathie, Starrköpfigkeit und herrisches Auftreten.

Ist daraus der psychopathische Muskel gemacht, von dem Dutton spricht? Er meint, wir sollten uns auf das Positive konzentrieren, zum Beispiel bei Gehaltsverhandlungen, und nicht mit einer negativen Einstellung in eine Verhandlung gehen. Aber ist das psychopathisch? Psychopathen sind ja so gesehen nicht positiv in ihrer Weltanschauung.

Schon klar, dass manche Personen besser daran täten, etwas risikofreudiger zu handeln. Ewig langes Abwarten und Zaudern, weil man sich nicht entscheiden kann, ist nicht immer von Erfolg gekrönt. Im Beruf ist es ohnehin so, dass Anerkennung auf der persönlichen Ebene ein unerreichtes Ziel bleibt. Eventuell hat hier der Psychopath einen Vorteil. Er braucht die Anerkennung als Person von anderen nicht. Er ist sich selbst genug.

In schwierigen Momenten des Lebens cool zu bleiben, ist eine Kunst. Da stimme ich Dutton zu. Dafür muss man aber keine psychopathischen Züge haben. Es ist ein Unterschied, ob man souverän ist, weil man viel von Gefühlen versteht, oder angstfrei und gefühllos mit dem Kopf durch die Wand gehen kann. Ein empathischer Mensch kann immer wieder neu für sich selbst die Entscheidung treffen, wie und wem er nahekommen möchte. Ein Psychopath ist emotional stets weit von seinen Mitmenschen entfernt. Entsprechend ist es auch nicht sein Verdienst, wenn er mit seinen Eigenschaften weiterkommt. Psychopathie ist kein gut trainierter Muskel. Genauso wenig, wie jemand auf seinen Geburtsort stolz sein kann, da er ihn sich nicht verdient hat, können wir dem Psychopathen seine Eigenschaften ebenfalls nicht als Errungenschaften zusprechen. Abgesehen davon, dass das recht zweifelhaft wäre.

Im Gegensatz zu anderen Forschungsergebnissen ist Kevin Dutton der Meinung, dass Psychopathen sehr schnell im Gegenüber Gefühlsregungen wahrnehmen können. Darum wären sie so fix in ihrer Reaktion. Gefühlsarmut zeigt sich üblicherweise darin, dass man die Emotionen anderer nicht lesen und verstehen kann. Das wurde entsprechend auch an Psychopathen untersucht und bestätigt. Da ihnen Mitgefühl fehlt, fällt es ihnen schwer, Mimik richtig einzuordnen. Sie können sich das vielleicht so vorstellen, dass der Psychopath in der Kommunikation die mimischen Ausdrücke abscannt. Wenn er sieht, dass der andere unsicher oder abwartend im Verhalten ist, setzt er nach. Wie ein Kind, das mit einem Kasten spielt, in dem runde und eckige Löcher sind, und versucht, die runden und eckigen Klötze in den Kasten zu stecken. Irgendwann wird es den richtigen Klotz für das richtige Loch haben. Wenn es nur lange genug ausprobiert.

Manfred Kets de Vries beschreibt die Fähigkeiten eines Psychopathen im Job anhand eines Beispiels. „Was verwirrend für diejenigen war, die Richard wirklich kannten, war, dass die Menschen, die in seinem Netz gefangen waren, ihn in der Regel als jemanden beschrieben, bei dem sie ab der ersten Begegnung das Gefühl hatten, einen Seelenverwandten gefunden zu haben. ‚Wir haben so viel gemeinsam.' ‚Wir sind uns so ähnlich.' Sie schienen sich selbst zu betrügen und zu denken, sie hätten mit ihm eine sofortige Freundschaft geschlossen. Sie scheiterten daran, zu erkennen, dass Richard sich nur in der Mimikry gut verstand und alles auf ihre Person zurückfiel. Die Personen reflektierten sich selbst in ihm. Sie sahen, was sie waren, liebenswert und sicher. Es ist schön und leicht, sich in sich selbst zu verlieben."

Während psychopathische Serienkiller Familien und Beziehungen zerstören, ruinieren Psychopathen Organisationen und Gesellschaften, meint Manfred Kets de Vries. Und mit einem Bedauern fügt er hinzu, dass ironischerweise einige Symptome, die Indikatoren für mentale Probleme und Störungen sind, wie zum Beispiel riskantes Verhalten, Coolness unter hohem Druck, Dominanz, Wettbewerb, in anderen Zusammenhängen durchaus als angemessen erscheinen. Vor allem in leitenden Führungspositionen. Fähigkeiten, die einen Mangel an Mitgefühl darstellen und eine emotionale Verarmung, wie zum Beispiel mangelnde Empathie, fehlendes Verantwortungs- und Schuldgefühl, können da eingesetzt werden, wo es darum geht, stark oder tough zu erscheinen. Vor allem, wenn es um unbequeme Entscheidungen geht und eine aalglatte emotionale Oberfläche gefragt ist. Das zerstörerische und rücksichtslose Verhalten kann dann gegenüber der Konkurrenz oder den Gegnern sehr effektiv sein.

Manfred Kets de Vries Beobachtungen der zerstörerischen Kraft stimmen mit den Annahmen über Psychopathen und ihrer destruktiven Skrupellosigkeit in Partnerschaften überein. Es ist natürlich ganz übel, wenn mangelhafte Menschlichkeit in Organisationen nicht nur nicht auffällt, sondern sogar gefragt ist. Und was Psychopathen zudem noch ausmacht, ist, dass sie irrational sind. Dieser Zusatz ist erstaunlich, weil man denken könnte, wenn sie nur ihre Coolness haben und sich nicht von Emotionen leiten lassen, müssten sie organisatorische Dinge besser im Griff haben. Da Psychopathen aber impulsiv und aus dem Moment heraus handeln, sind sie unstet in dem, was sie tun. Für ein Minenaufräumprojekt suchte man extra Soldaten mit einem hohen Psychopathiepunktwert aus, weil man davon ausging, dass diese die gefährliche Situation mental besser meistern würden und deswegen die Landminen zielgerichteter aufspüren und eliminieren könnten. Dem war nicht so. Die Soldaten mit den hohen Punktwerten hatten wesentlich mehr Unfälle und viele kamen zu Tode.

Im Job unterlassen sie nichts, um ihre Umgebung zu instrumentalisieren und falsche Fährten zu legen. Es geht ihnen ja prinzipiell auch nicht um einen beruflichen Erfolg, so wie wir ihn definieren würden. Der Psychopath hat Freude daran, Menschen für sich einzuspannen und auszubeuten. So werden Abrechnungen manipuliert, Gerüchte in die Welt gesetzt, er spielt Mitarbeiter gegeneinander aus, und steuert sie dahingehend, dass sie ihre eigenen Ziele zerstören. Psychopathen können sich hinter der Maske der unverstandenen Genies oder anderen modernen Mythen über Macher verstecken, die keiner versteht, weil sie eben so großartig sind. Das Label „abenteuerlustiger Rebell mit Risikofreude" passt in eine Gesellschaft, die einen Mangel an Helden hat. So finden sie ihre, manchmal gut bezahlte, Nische. Noch einmal: Psychopathen sind wie Raubtiere, die, um ihre selbstsüchtigen Bedürfnisse zu befriedigen, andere kontrollieren und ausbeuten. Sie sind für sich selbst immer die Nummer eins.

Psychopathen in Organisationen kann man auch nicht zum Business-Coach schicken, wenn das zerstörerische Verhalten auffällt. Oder besser, man kann es tun, aber es wird nichts nutzen. Die helfenden Verfahren bauen darauf auf, eine arbeitsfähige Allianz mit dem Klienten zu schließen. Daran wird es bei einem Psychopathen immer scheitern. Er wird sich etwas einfallen lassen, um ein schlechtes Licht auf den Coach zu werfen oder so tun, als ob er mitmacht, nur, um sich danach auf noch miesere Art und Weise dafür zu rächen.

Der Job könnte für einen Schauplatz stehen, in dem man mit anderen Bandagen kämpfen muss als in der Liebe. Wie wir wissen, ist es in beiden Fällen unproduktiv und wenig hilfreich, andere Menschen kaltherzig und gewissenlos auszubeuten. Es bringt einfach nichts. Außer dem Psychopathen, der sich an seiner Macht erfreut. Psychopathie-Fähigkeiten sind in keiner Weise erstrebenswert. Sie müssen zwangsläufig darauf abzielen, sich am Schaden anderer zu bereichern, anstatt eine Kooperation anzubieten. Es ist wesentlich intelligenter und zielführender, eine andere menschliche Strategie zu wählen. Und die kann sowohl im Job als auch in der Liebe hilfreich sein. Die Spieltheorie hat in Untersuchungen zum Verhalten von Spielern herausgefunden, dass Kooperation der Schlüssel zu maximalem Gewinn und Erfolg ist. Und auch ein anderes Beispiel, das bekannte Gefangenendilemma, weist darauf hin, dass eine Entscheidung, die man im Miteinander trifft, immer die bessere Entscheidung ist.

Für Psychopathen sind solche Gedankenspiele unmöglich. Sie werden auf jeden Fall immer ihren Vorteil jetzt sofort haben wollen und auf keinen Fall kooperieren, um einen gleich verteilten Gewinn zu erzielen. Wenn jemand nicht bereit ist, mit Ihnen zusammen an einem Strang zu ziehen, sollten Sie ihm sofort die rote Karte zeigen. Das bedeutet nicht, dass Sie gleich aus einer Beziehung ausscheren müssen oder den anderen mit Liebesentzug bestrafen. Sie kooperieren einfach nicht mehr, bis der andere wieder ein Angebot macht. Dann kann aus einer Liebe auch eine sichere Basis erwachsen. Die, wie Kets de Vries sagt, einem erlaubt, in die Welt zu gehen, Dinge zu entdecken und neue Horizonte zu erobern. Vielleicht ist Liebe nicht unbedingt das, was die Welt drehen lässt, aber sie macht daraus eine sinnvolle Reise.

Die psychopathische Beziehung

Hat dich ein Gauner geküsst, zähle deine Zähne nach.

HEBRÄISCHES SPRICHWORT

Die psychopathische Beziehung erklärt sich dadurch, dass ihr so viel fehlt. An Liebe, an Vitalität, an Fürsorge. Sogar die Illusionen, die Menschen in einer Verliebtheit in Bezug auf den anderen erfahren, sind in einer psychopathischen Beziehung nur scheinbare Illusionen. Es ist die Illusion einer Illusion. Das mag paradox klingen, aber auch davon lebt die unheilvolle Beziehung. Sie gibt alles vor, ohne eine Sache davon wirklich zu beweisen. Sie ist oberflächlich und floskelhaft wie die Sprache eines psychopathischen Partners.

6. GROSSE SEHNSUCHT: OZEANISCHE GEFÜHLE

Was kann Liebe und was kann sie nicht? Und welche Trugschlüsse bestehen darüber? Die romantische Liebe hat unser Bild davon geprägt, dass Liebe die stärkste Kraft ist, die es gibt, und dass wir mit ihr Berge versetzen können. Das mag in üblichen Umständen sogar gelingen. Aber hauptsächlich für den, der liebt. Denn Liebe ist eine große Motivation, wenn es darum geht, Ausdauer und Geduld an den Tag zu legen, sich einem Menschen anzuvertrauen und ihn in seinen Eigenarten schätzen zu lernen. Eroberung gelingt nur mit diesen Zutaten, die allesamt viel Zeit und Geduld brauchen.

Wie kalter Stahl

Bei bestimmten Beziehungsformen muss man sich damit abfinden, dass kalter Stahl nicht wärmen kann und es auch durch noch mehr Liebe niemals zu dem kommt, was ein Partner sich erhofft.

Andere Mythen machen es außerdem schwer, eine authentische Liebe zu kultivieren und ihre Grenzen zu erkennen. Da ist zum einen das Verbot von Aggressionen in der Liebe. Dabei ist es ganz normal, dass nicht alle Bedürfnisse in einer Beziehung erfüllt werden können. Das wäre eine Überstrapazierung der Beziehung. Unerfüllte Bedürfnisse führen zu Frust und damit auch zu Wut und Ärger. Es ist angemessen, sich zu streiten. Dabei muss ein Paar eine Kultur des fairen Streitens entwickeln und sich selbst immer achtsam fragen, ob beide das, was sie behaupten, zu wollen, auch wirklich wollen. Oder, ob es einem um Macht und Kontrolle geht. Wir sind alle keine Engel, auch das muss uns klar sein. Doch wichtig ist, mit unseren Fehlern so umgehen zu können, dass sie andere nicht vorsätzlich verletzen.

Wenn die Maske fällt …

Wenn nach der ersten Verliebtheitsphase die Realität in einer Beziehung Einzug hält, wird es kritisch. Die Partner sehen sich den anderen genauer an und entdecken, dass er doch nur ein Mensch mit Macken und Schwächen ist.

Psychopathen erkennt man nicht so schnell, auch wenn das Tageslicht sie komplett ausleuchtet. Die Realität kommt so schnell, unvorstellbar und unheilvoll, wenn der Psychopath die Maske fallen lässt, wie die Illusion gegangen ist. Der Psychopath ignoriert Timing und Rhythmus in einer Beziehung. Später wird auch klar, warum. Er ist impulsiv, immer im Moment, ohne langfristige Absichten und Ziele. Er kann darum jetzt zuschlagen, im nächsten Moment wieder so tun, als ob alles in Ordnung wäre und dann wieder zuschlagen. Es wird auch deutlich, dass er Kommunikation nutzt, um das Opfer zu verwirren. Die Sprache ist verzerrt und bruchstückhaft, in ihr drückt sich keine Liebe oder Herzenswärme aus. Die Folgen von alldem sind für die Partner erschreckend. Traumatisierung und psychosomatische Beschwerden sind die Konsequenzen einer dauerhaften Stress- und Bedrohungssituation, in der sich Opfer von Psychopathen befinden. Auch das Umfeld ist oft keine Hilfe, weil niemand versteht, dass man es hier mit einem perversen Narzissten zu tun hat, der Liebe sagt und Hass meint.

Der Psychopath als Seelenverwandter

„Liebe ist wie zwei, die eins werden", sagt Georges Simenon. „Die Verbindung ist so eng, dass wenn der eine den Mund öffnet, der andere die Worte spricht. Liebe ist Fusion." Liebe wird durch die Sehnsucht angetrieben, das Getrenntsein komplett zu überwinden. Es ist die Suche zurück zu der absoluten Glückseligkeit, bevor die Individuation zum Tragen kam. Also ein Erleben, das noch aus den frühesten Kindheitstagen herkommt, und das wir in die Liebe hineinretten. Freud sagt in seinem Werk „Das Unbehagen in der Kultur" über die ozeanischen Gefühle: „Ich selbst kann dies ‚ozeanische' Gefühl nicht in mir entdecken." Auch wenn man hin und wieder biologische Anzeichen bei einem Gefühl entdecken könnte, das ozeanische Gefühl, so meinte Freud, könne man unmöglich wissenschaftlich dingfest machen. Dennoch wollte er damit nicht sagen, dass dies ein Gegenbeweis für dieses Gefühl sei. Und er zitiert einen Dichter, der seinen Helden sagen lässt: „Aus dieser Welt können wir nicht fallen." Oder anders formuliert: Egal, was auch passiert, wir leben in allen Dingen und die Dinge leben in uns.

Wenn wir aus dieser Welt nicht fallen können, dann mag es zutreffen, dass manch einer, der die Liebe zu einem Menschen für sich als die Welt entdeckt, auch dieser Meinung ist. So gesehen ist Selbstaufgabe auch kein erlebter Verlust. Das Opfer in der Liebe, die totale Hingabe, wird dann möglich, wenn einer derart mit dem anderen verschmolzen ist. Dann sind alle Systeme des individuellen Selbstschutzes oder der Sicherheit unbedeutend. Es geht sozusagen um etwas „Höheres". In der Nähe des anderen zu sein, bekommt einen übergeordneten Wert über alles. In der romantischen Liebe scheint es möglich zu sein, sowohl Grenzen als auch andere Unterschiede zu überwinden. Klasse und Herkunft spielen keine Rolle mehr. Im Gegenteil. Sie zeigen die Beschränktheit des normalen Lebens ohne Liebe. Der Romeo-und-Julia-Effekt. Die Selbstaufgabe als Opfer für die Liebe wertet alle anderen kühleren Kalkulationen ab. So sind Egoismus und strategisches Planen Vergehen gegen die Liebe.

Auf eine skurrile Art und Weise wird dieses romantische Ideal durch den psychopathischen Partner mehr als nur eingefordert. Er kennt die Bedingungen, auch wenn er sie selbst nie erfüllen würde, und provoziert bei seinem Partner mehr und mehr die Hingabe und die Selbstaufopferung. Er ist verachtend und erniedrigend, und wenn sich das Opfer wehrt, ist es der Übeltäter, der die romantische Stimmung bedroht. Damit wird das, was bedroht wird, noch überhöhter, erscheint noch wertvoller und noch besser als alles andere. Das Opfer wird klein beigeben und sich denken, dass es kleinlich denkt, wenn es in so einer großen Verbundenheit sein Glück finden kann.

Der Psychopath zeigt sich charismatisch: angstfrei, cool, immer noch klar, auch unter Druck, spontan und rebellisch. So einem Menschen scheint es leicht, Hindernisse aus dem Weg zu räumen. Er ist charmant, man hat das Gefühl, auf einen Seelenverwandten getroffen zu sein und sieht sich auf einmal in seiner Nähe in einem anderen Licht. Die perfekte Illusion eines ozeanischen Gefühls taucht wie aus dem Nichts auf. Er provoziert die Hingabe in seinem Opfer. Es ist die Illusion, dass es eine ganz besondere Liebe ist, die einem geschenkt wird und die man selbst verschenken will, die alles befeuert. Es ist das Gefühl der Einzigartigkeit, das Gefühl, ausgewählt und wichtig zu sein, das auch eine Rolle spielt.

Dafür sind viele bereit, alles zu geben. Sie schenken unbedingtes Vertrauen. Selbst dann, wenn der andere sie übers Ohr haut, denken sie, dass er es nur für sie getan hat. Sicherlich, das ist eine Verblendung. Aber das Streben nach dem ozeanischen Gefühl ist ebenso unrealistisch. Das, was wir in der ursprünglichen Verbundenheit im Mutterleib erlebt haben könnten, lässt sich nicht wiederherstellen. Eventuell für kurze Momente. Aber nicht mehr als das.

Die Realität ist umso heftiger, wenn sich der Psychopath als Liebeskiller outet und er seine Verachtung für diese Gefühlsduselei offen kommuniziert. Und bei dem, was er an Versprechungen geweckt hat, wird es sehr schwer werden, sich aus der Fusion zu lösen. Oft greift in dieser Phase beim Partner die Idee, dass er den psychopathischen Partner durch Liebe retten kann. Doch das ist genauso hoffnungslos, wie einem hungrigen Hai gut zuzureden, er möge doch lieber das Bein aus seinen Zähnen lösen und fröhlich mit einem schwimmen, anstatt einen aufzufressen.

7. RETTUNG DURCH LIEBE?

Sogar im Märchen kann nicht jeder durch die Liebe gerettet werden. Hans Christian Andersen erzählt in „Die kleine Meerjungfrau" so eine Liebesgeschichte ohne Happy End.

Liebe ohne Happy End

Eine verliebte Meerjungfrau nimmt viel Schmerz in Kauf, um dem Prinzen, den sie liebt, nahe zu sein. Zunächst rettet sie ihn vor dem Ertrinken. Dann erkauft sie sich eine Menschengestalt bei einer Meerhexe, nur um bei ihm sein zu können. Der Preis, den sie dafür zahlen muss, ist hoch: Sie muss ihre schönen Haare und ihre Stimme der Hexe geben und tauscht ihre Schwanzflosse gegen Füße ein, die ihr große Schmerzen bereiten. Sie nimmt alles auf sich. Für ihn sind ihr diese Opfer nicht zu hoch. Es ist aber alles umsonst, denn er erkennt sie nicht. Er spürt ihre Zuneigung, doch erkennt ihre Liebe nicht. Und er sieht weder in ihren Bewegungen noch in ihren Augen, dass sie seine Retterin ist. Für ihn ist sie eine Gefährtin, eine Freundin, ein Kumpel – mehr nicht.

Der Prinz verliebt sich in eine andere. Es ist eine Prinzessin, von der er annimmt, dass sie ihn gerettet hat. Was für eine schreckliche Situation für die kleine Meerjungfrau! Ihr bleiben nur zwei Möglichkeiten. Erstens, sie kann den Prinzen töten und bekäme alles wieder, was sie geopfert hat. Die zweite Möglichkeit ist in dem Sinne keine. Es ist eine Konsequenz: Wenn sie ihn nicht töten kann, verliert sie alles. Das Leben als Mensch und das Leben als Meerjungfrau. Sie muss sich bis zu einem bestimmten Zeitpunkt entscheiden. Wenn sie bis dahin den Prinzen nicht getötet hat, löst sie sich in Meeresschaum auf. Und so kommt es dann, denn sie schafft es nicht, ihm das Leben zu nehmen, damit sie selbst weiterleben kann. Die Liebe und ihre Fürsorge sind größer. Er scheint glücklich zu sein, auch wenn sie eigentlich die war, nach der er hätte suchen sollen. Auch wenn sie diejenige sein sollte, die ihn heiratet. Was von ihr am Ende übrig bleibt, ist ein wunderschöner Sonnenaufgang, den der Prinz mit seiner neuen Frau bewundert.

Emotionaler Schiffbruch

In vielen Beziehungen glaubt ein Partner, dass der andere nur mal richtig hinsehen müsste, dann würde er schon merken, dass Liebe vor ihm steht. Dann würde er schon zu sich kommen und seine Sticheleien beenden und ein liebenswerter Partner werden. Bei allem, was bislang schon in diesem Zusammenhang, auch in diesem Buch, gesagt wurde, bleibt das wohl ein unerfüllter und vielleicht sogar schädlicher Traum. Es ist das Bild der selbstlosen Liebe, die wahrscheinlich mehr den Frauen in die Schuhe geschoben wird. Wer auch immer den Mythos mit dem Jagen und Sammeln in die Welt gesetzt hat, der wusste vielleicht einfach nicht, was er tat. Diese Spaltung in männliche und weibliche Eigenschaften bei der Liebesbindung geht vollkommen an der menschlichen Realität vorbei. Sowohl Männer als auch Frauen haben Beschützerinstinkte. Sie sind nicht so weit voneinander entfernt, was ihre romantischen Ideen von Liebe angeht. Ich denke, das, was Frauen und Männer unterscheidet, ist ihr Timing in den verschiedenen Phasen der Verliebtheit. Außerdem halten sie die Realität in einer Beziehung anders aus, beziehungsweise erleben diese anders. Männer brauchen länger, um richtig in der Illusion angekommen zu sein und Frauen sind schneller realistisch, was den Partner angeht. Zwei verschiedene Blickwinkel in einer Beziehung, was eine Ressource sein kann. Welche Phasen Beziehungen üblicherweise durchlaufen und wie das bei Psychopathen aussieht, dazu mehr im kommenden Kapitel.

Was ich schon mal sagen kann, um den Liebeszahn schnell zu ziehen: Psychopathen sind therapieresistent. Gehen wir davon aus, dass Psychotherapie ein gutes Mittel ist, um Ängste, Depressionen, ein vermindertes Selbstwertgefühl, um nur einige zu nennen, heilen kann, braucht es doch immer, neben einem guten therapeutischen Ansatz, das Verlangen des Patienten nach einer Veränderung. Er muss sich seines Leidens bewusst sein. Und er muss einen gewissen Leidensdruck empfinden, um überhaupt etwas ändern zu wollen. Da haben wir den Salat. Das ist nämlich bei Psychopathen nicht der Fall. Sie sind der Meinung, dass sie weder psychische noch emotionale Probleme haben. Sie sehen die Schuld für bestimmte Verstöße, die sie machen, bei den anderen. Entweder sind es die gesellschaftlichen Anforderung, die ihnen Schwierigkeiten bereiten, oder die Partner, die ihnen zu viel abverlangen und ihnen böse mitspielen.

Robert Hare nennt einige Punkte, was Psychopathen zu resistenten Klienten macht. Psychopathen sind stabil in ihrer Persönlichkeit. Auch wenn wir sie als verwirrend und oberflächlich erleben, im Kern bleiben sie bei ihrem verwirrenden ausnutzenden Charakter. Sie zeigen auch zwischendurch in ihrem Verhalten wenig Veränderung oder Einsicht. Und wenn sie das tun, tun sie nur so als ob. Ihre ganze Selbstdarstellung ist eine Inszenierung, der sie aber, man muss schon fast sagen auf bemerkenswerte Weise, treu bleiben.

Psychopathen werden geschützt. Da sie sich gerne in Verhältnissen aufhalten, in denen sie Schutz bekommen. Sei es durch Partner, die ihnen den Rücken frei halten und alles so einrichten, dass der Psychopath nach außen seine glatte Oberfläche zeigen kann, sei es durch andere Komplizenschaften, die sich durch Zufall ergeben. Auch ist es für Menschen, die als Dritte in das Geflecht kommen, schwer einsehbar, was da passiert. Da Psychopathen ihre

Tricksets herausholen, spielen sie ständig ein doppeltes Spiel mit doppeltem Boden. Ein Klient meinte dazu: „Sie ist die Frau mit den zwei Gesichtern. Nach außen musste alles perfekt aussehen. Sie hat mir verboten, mit anderen, Freunden oder Familie, über unsere Probleme zu reden. Es ist sehr kränkend für mich, dass alle Freunde genauso mit ihr umgehen, wie in der Zeit, als wir noch ein Paar waren. Sie tut so, mit der Unterstützung der anderen, als ob nichts gewesen wäre." So kann der Psychopath seine Maske aufrechterhalten, obwohl er im Hintergrund zerstörerisch am Werke war. Auch auf juristischer Ebene, wenn es zum Beispiel Auseinandersetzungen bei Scheidungen gibt, erhalten die Psychopathen Rückendeckung. Da sie mit gewissenlosem Kalkül Abmachungen getroffen haben, die sie auch mit einer rechtlichen Grundlage durchfechten, haben Opfer wenig Chancen, sich dagegen zur Wehr zu setzen. Eigentlich wäre es angemessen, zu prüfen, ob Verträge unter Androhung von Gewalt unterschrieben wurden. Doch es bleibt die Frage, wie man das beweisen will.

Psychopathen geben sich, wenn überhaupt, nur in Therapie, wenn sie durch eine Straffälligkeit per Auflage dazu gezwungen werden. Und wenn sie erst einmal in Therapie sind, kooperieren sie nur zum Schein. Sie wissen einfach zu genau, was der andere von ihnen hören will und passen sich dem Wunsch des Therapeuten nach Therapieerfolg geschmeidig an. Auch Therapeuten sind sicherlich nicht frei von Eitelkeiten, und wer nicht direkt darauf geschult ist, die Sprache eines Psychopathen genau zu verstehen, kann sich schnell in die Irre führen lassen. Das gilt für Therapeuten genauso wie für jeden anderen Menschen auch. Robert Hare meint sogar, dass Therapie die Sache verschlimmern könnte. Dazu führt er eine Studie an, die aussagt, dass Psychopathen, die in der Haft eine Therapie bekommen hatten, eine höhere Rückfallquote aufwiesen als untherapierte Psychopathen.

8. DIE ILLUSION EINER PERFEKTEN BEZIEHUNG

Brain-Script heißt die Vorstellung, die wir von Handlungsabläufen haben. Die Werbung und auch Serienschreiber machen sich das zunutze, wenn sie dem Prinzip eines Scripts zumeist in sieben Schritten folgen. Offensichtlich können wir diesem Aufbau nicht widerstehen.

Alles beginnt mit einem *Auftakt*: Der Zuseher bekommt ein Gefühl, worum es in der Geschichte geht. Zum Beispiel begegnen sich zwei Menschen zufällig. Es folgt die *Exposition*: Wichtige Tatsachen, wer, wie, was und warum werden dargestellt. Bevor im Anschluss die Verbindung folgt, wird ein Ereignis besonders hervorgehoben. Zum Beispiel der Verlust eines nahestehenden Menschen, eine Hochzeit, der Einzug in die erste gemeinsame Wohnung, eine durchtanzte Nacht. Dieser Moment wird als Reflexion genutzt, um zu zeigen, dass jemand eine Wende in seinem Leben erfährt. Es ist eine Veränderung, die ihn nachdenklich macht und zeigt, was er im Leben vermisst und sich erhofft. In der *Vernetzung* werden die vorangegangenen Elemente zusammengebracht. Der Zuseher weiß, mit wem er es zu tun hat, wie Dinge zusammenhängen und welche Themen die betreffenden Protagonisten beschäftigen. Er ahnt auch schon, dass sich Unterschiede und Widerstände auftun. Nun kommt der *Höhepunkt*. Ein dramatisches Ereignis, das den Wendepunkt und damit die Entspannung der Geschichte in eine neue Phase bringt. Als Beispiel: Die beiden Menschen, die sich vorher glücklich in den Armen gehalten haben, trennen sich. Sie schaffen es nicht, aus ihren alten Bildern neue Gefühle entstehen zu lassen. Die Realität bricht ein und führt zu einer Desillusionierung. Die *Reflexion* bietet nun dem Helden oder der Heldin die Möglichkeit, über alles nachzudenken und Luft zu holen. Der *Schluss* kündigt sich an:

Zumeist geht es jetzt darum, Verständnis für die Dinge zu entwickeln. Eine Quintessenz bildet sich heraus: Man kann auch mit einer unvollkommenen Liebe glücklich sein. Der Held oder die Heldin erkennt den wirklichen Wert in den Dingen und darüber hinaus auch die eigenen Bedürfnisse. Den Abschluss bildet dann im Film ein sanfter *Ausklang* des Themas. Ein neues Kapitel kann aufgemacht werden. Nun hat der Zuschauer Zeit, die ganze Geschichte mit dem Wissen um ihren Ausgang noch einmal Revue passieren zu lassen. Der Bogen ist geschlossen und die Story ebenso.

Die Stufen der Liebe

Es ist kein Zufall, dass klassische Verläufe von Liebesbeziehungen sich wie in dem oben genannten Skript aufbauen. Die Familientherapeutin Myron Weiner sagt, dass eine romantische Beziehung fünf Stufen durchläuft. Ich ergänze sie mit den Brain-Script-Elementen.

Stufe 1, „Early Courtship", ist *Auftakt* und *Exposition*: der Moment, bevor aus zwei Menschen ein Paar wird. Die potenziellen Partner bemühen sich, zeigen sich von der besten Seite. Wir könnten auch von einer Werbungs- oder Verführungsphase sprechen. Zum Beispiel haben wir uns jemanden „ausgesucht" und treffen ihn nun zufällig bei Freunden wieder. Bei diesen und bei den folgenden – meist nicht mehr zufälligen Treffen –, werden beide sich sehr bemühen, sympathisch rüberzukommen.

Stufe 2, „Passionate Love", die *Vernetzung*: eine Periode der Flitterwochen für die Liebe, wie Weiner sie nennt. Der Partner wird idealisiert, denn Liebe macht blind. Die Hoffnung steigt auf, dass dieser Partner alle Wünsche und Sehnsüchte erfüllt. Die Partner fusionieren. Die Beziehung tritt in den emotionalen Vordergrund. Alle anderen Dinge, wie der Job, das vorhergehende Singleleben, die Freunde, werden weniger zentral für unser Leben, während die aktuelle Romanze unsere ganze Aufmerksamkeit einnimmt.

Stufe 3, „Unmasking“, der kritische *Höhepunkt*: In der Beziehung wird nun klar, dass der andere doch nicht alles hält, was er verspricht. Die Idealisierung büßt ihre Wirkung ein und die Realität kommt plötzlich, unerwartet und sehr unschön in die Beziehung hinein. Aber auch die eigenen Unzulänglichkeiten lassen sich nicht mehr gut kaschieren.

Stufe 4, „Changing the Other“: In der Bemühung, den Partner wieder zu dem idealen Partner werden zu lassen, versuchen wir, ihn zu verändern. Dies macht aber die vorhergehende Phase nur noch deutlicher. Das Unvollkommene noch sichtbarer. Es ist zumeist ein hoffnungsloses Unterfangen, das in den seltensten Fällen gelingt.

Stufe 5, „Resolution“ und *Reflexion*: Der Partner wird zu einer echten Person. Eine kritische Phase, die darüber entscheidet, ob und wie diese beiden Menschen zueinander kommen. Der vormals perfekte Partner wird nun mal als nahezu perfekt, dann wieder als überhaupt nicht entsprechend wahrgenommen. Ambivalenz steigt auf. Es kann aber auch die Phase der konstruktiven Reflexion sein, in der beide Partner anfangen, einander besser zu verstehen. Auch in ihren Widersprüchen. Anerkennung und Respekt für den ganzen Menschen mit seinen Fehlern und Macken kann entstehen.

Schluss: Für manche ist die vorhergehende Phase ein echter Gewinn und es wird eine Partnerschaft mit gegenseitigem Verständnis aus dieser Geschichte. Bei anderen kommt es zur Eskalation. In manchen Fällen kann dies das Ende einer Paarbeziehung bedeuten oder einen beginnenden Kampf.

Die Liebe hat ihre Geheimnisse. Ob es sich am Ende tatsächlich um Liebe oder um eine Zwangsvorstellung handelt, lässt sich erst mit der Zeit sagen. Und da uns, aus welchen Gründen auch immer, der Zustand des „romantischen Paranoiden“ gefällt, wollen wir nicht entzaubert werden, wenn es uns packt. Das zumindest meinen die meisten Menschen, wenn sie dazu gefragt werden, warum sie sich verlieben. Wir wollen uns den Mythos des Unerklärlichen bewahren. Und eventuell schwingt eine gewisse Sorge mit, dass wenn man sich die Dinge der Liebe erklärt, die Illusion des schönen Scheins futsch ist. Die Realität ist irgendwie trostlos und scheint uns nicht weiterzuhelfen.

Schmetterlinge im Bauch

Liebesgeschichten fangen mit dem Verliebtsein an. Und hier ist zu dem Verspüren von Liebe ein großer Unterschied festzumachen, meint Mees. Im Verliebtsein haben wir körperliche Empfindungen, wie die Schmetterlinge im Bauch, die später seltener flattern oder keine Bedeutung mehr haben. Verliebte denken oft an den Menschen, in den sie sich verliebt haben. Und sie verspüren starke Sehnsucht und Verlangen nach ihm. Es erscheint auf einmal unvorstellbar, dass man sein Leben bisher ohne die angebetete Person leben konnte, geschweige denn, dass man ohne sie zukünftig überhaupt einen Tag überleben wird. Die Vorschusslorbeeren für den Partner entstehen aber in erster Linie aus der Illusion, einen tollen Menschen gefunden zu haben. Sie beruhen weniger auf einem tiefen gegenseitigen Vertrauen. Dennoch, ganz ohne Zutrauen und Vertrauen scheint es mir auch in der ersten Phase nicht zu gehen.

Idealisierung ist der Schutzschild für das Liebesobjekt. Im Zustand der Verliebtheit sehen wir nur zu gerne über alle möglichen Dinge hinweg. Vor allem, wenn die körperliche Anziehung und die Verführung eine große Rolle spielen. Warnende Zeichen werden einfach ausgeblendet. Wenn es so ist, dass in der ersten Phase Vertrauen keine Rolle spielt, kann man sich natürlich fragen: „Warum in Gottes Namen lässt man sich überhaupt darauf ein?“ Alles nur wegen einer

Illusion?“ Und als Zweites wäre auch interessant, zu wissen, wie lange die Phase der Verliebtheit üblicherweise anhält und woran man erkennen kann, dass man in ein fortgeschritteneres Stadium kommt?

Überhaupt gibt es reichlich Widersprüche in Dingen der Liebe. Die Hamburger Therapeutin Kirsten von Sydow sagte in einem Interview, dass Sex und Vertrauen sich gegenseitig nicht guttun würden. Der Sex sei einfach besser in weniger etablierten Partnerschaften. Und Manfred Kets de Vries meint, dass Sex ohne Liebe zu einer mechanischen Turnübung verkommen kann oder zu einem feindseligen Akt. Sex ist durchaus mit Aggression verbunden und kann ein sehr unangenehmer Schauplatz von unterschwelligem Ärger und Wut gegen den Partner werden. Dazu gehört auch die Verweigerung von körperlicher intimer Nähe. Eine Patientin, Hanna, berichtete davon, dass sie in ihrer rückblickend psychopathischen Partnerschaft von ihrem Partner sexuell gemieden wurde. Die Beziehung dauerte fünf Jahre an, davon waren die letzten zwei bereits ohne sexuelle Aktivität verlebt worden. Er begründete seine Abstinenz damit, dass er sie übergewichtig und damit unattraktiv finden würde. Eine größere Kränkung lässt sich nicht denken. Im Lebenszyklus einer Beziehung findet man verschiedenen Stadien, die weiter unten erklärt werden. Das Beispiel von der sexuellen Verweigerung ist eine maskierte Aggressivität. Hanna wird als zu dick von ihrem Partner realisiert und gleichzeitig wirkt sein unmöglicher Veränderungsanspruch auf sie ein. Er sagt: „Verändere dich so, wie ich es will. Werde rank und schlank und schön, dann schlafe ich wieder mit dir.“

Illusion und Wirklichkeit …

Es gibt Paare, die die Wirklichkeit akzeptieren und sich trotzdem die Illusion weiter aufrechterhalten. Das ist Liebe.

Andere benutzen die Wirklichkeit, die harten Fakten, um die Liebe zu zerstören, indem sie den anderen verspotten und verachten. Der Psychopath nutzt den Wunsch seines Opfers nach Illusionen und verzerrt Wahrheiten. Er setzt widersprüchliche Fakten an die Stelle von emotionalen Äußerungen. Um die Realität der Gewalt zu verschleiern.

„Er hatte einen Leberfleck auf der Schulter. Es war das Schönste, was ich je gesehen habe. Der kreisrunde perfekte Fleck war der Inbegriff für mein dringendes Verlangen nach ihm", beschrieb Petra, eine Klientin, ihre Erfahrung des sich Verliebens. Was uns die Beobachtungen der Bindungsforscher gelehrt haben, ist Folgendes: Die erste Aufregung, das Verliebtsein und die Anziehung, die ein anderer Mensch auf uns ausübt, sie dienen alle nur einem Zweck: Sie sollen uns verbinden. Wenn diese Euphorie verlorengeht und am Ende auch Sex in einer etablierten Beziehung unaufregender wird, wie die Therapeutin Kerstin von Sydow sagt, dann vielleicht deswegen, weil man im Bett anfängt, nicht mehr diese schöne Einzigartigkeit des anderen zu entdecken, sondern sich abzuwenden. Wachsendes Vertrauen ist auf jeden Fall nicht der Grund dafür, dass einem Leberflecke kein Herzrasen mehr einjagen.

Manfred Kets de Vries komplettiert darum auch das Bild, indem er sagt, dass Verlangen mehr ist als Sex. Im sexuellen Verlangen werden drei Dinge verlinkt: sexuelle Gefühle, Bindungsverhalten und Liebe. Und hinter unserem sexuellen Verlangen gibt es noch mehr zu entdecken. Das Bedürfnis, geliebt, umsorgt und wertgeschätzt zu werden. Sex kann Partner zusammenbringen. Sex hat durchaus mit Liebe zu tun.

Es ist möglich, sich auf die Stufen des Beziehungsverlaufs einzulassen und dennoch die Prüfung mithilfe der Fürsorge anzulegen. Was macht der Partner für Sie und wie zeigt er Ihnen seine Fürsorge? Nimmt er Unbequemlichkeiten für Sie in Kauf? Holt er Sie vom Flughafen ab, selbst wenn er dafür zwei Stunden im Auto sitzen muss? Gerade in der Phase des ersten Kennenlernens spielt Fürsorge eine zentrale Rolle. Indem wir unserer Bereitschaft zeigen, dass wir für den anderen zuverlässig da sein wollen, bekunden wir unser aufrichtiges Interesse an der anderen Person und an einer möglichen langfristigen Partnerschaft. Wenn Sie hingegen ständig stehen gelassen werden und andere Dinge für den Partner immer wichtiger sind, dann ist Ihr Wohlbefinden ihm offensichtlich kein so großes Anliegen. Üblicherweise wollen wir bei dem anderen Sympathiepunkte sammeln. Von daher soll es dem Partner an nichts mangeln. Auch dann, wenn noch nicht, allein aus dem Zeitaspekt, ein tiefes und festes Vertrauen entstanden ist.

Wenn wir die ersten Phasen nicht hätten, dann kämen wir niemals zu einer Beziehung. Auch das muss klar werden. Wir brauchen den Einstieg, die Aufregung und Entdeckung des Neuen und die Herausforderung, die damit verbunden ist, um überhaupt bereit zu sein, etwas zu riskieren. Hier vor allem, uns so zu zeigen, wie wir wirklich sind. In erster Linie fehlerhaft. In der Hoffnung, dann immer noch gemocht zu werden. Es ist auch anzunehmen, dass es einen Unterschied zwischen Frauen und Männern gibt, was den leidenschaftlichen Einstieg in eine Beziehung angeht.

Manfred Kets de Vries sieht die Sache so: Männer wollen Sex mit attraktiven Partnerinnen, während Frauen sicherstellen wollen, dass sie ein ausreichendes Maß an Unterstützung von dem Mann bekommen können. Carola erzählte, dass sie den Vaterschaftstest, wie sie ihn nannte, bei ihrem ersten Mann anwendete. Sie versuchte, herauszubekommen, wie er sich in familienähnlichen Situationen verhalten würde und beobachtete ihn genau, wenn Freunde mit ihren Kindern zu Besuch kamen. Als sie dann schwanger war, enttäuschte sie es, dass er sich so wenig an ihren Planungen beteiligte. Er sagte immer: „Das wird sich zeigen, wenn das Kind da ist.“ Er hatte Zeit mit dem Vaterwerden, während sie mit der

Feststellung der Schwangerschaft prompt zur Mutter wurde. Unterschiedliche männliche und weibliche Perspektiven führen zu unterschiedlichen Idealisierungen und Illusionen in der frühen Phase einer Beziehung.

9. MASTERS AND DISASTERS IN EINER BEZIEHUNG

„Meine Eltern sind unglaublich liebevoll miteinander“, erzählte mir Julia in der Beratung. „Wenn sie Streit haben, was durchaus mal vorkommt, dann sagt zum Beispiel mein Vater: ‚Ich finde das toll, dass du so viele Hobbys hast und ich würde auch gerne mal wieder etwas mit dir alleine machen.‘ Er öffnet meiner Mutter von vornherein eine Tür. Wenn sie da nicht gleich durchgeht, sondern etwas trotzig wird und antwortet, dass sie auf ihre Hobbys nicht verzichten will, dann macht er einen Scherz und sagt: ‚Nimm mich, wie ein Hobby.‘“

Die Angst vor Trennung und Verlust

Die Eltern von Julia sind „Masters“, wie der Psychologe John Gottman solche Paare nennt, die das Tempo aus einem Streit nehmen, weil ihnen daran liegt, die Paarbeziehung positiv zu erhalten.

In seinen Studien unterschied Gottman beobachtete Paare in „Masters“ und „Disasters“. Beide Gruppen hatten ähnlich viel Streit, aber die Masters zeigten eine andere Art, damit umzugehen. Vor allem der Auftakt der Konfliktdiskussion wurde weniger harsch eröffnet, sie brachten nicht gleich alle Waffen ins Spiel, von der Abwehr über das Schweigen bis hin zur Verachtung, sondern deeskalierten die Situation und nahmen immer wieder das Tempo aus dem Streit. Ihnen lag mehr daran, die Paarbeziehung positiv zu erhalten und sie stellten dafür die kleinen Ärgernisse in den Hintergrund.

Wenn Misstrauen in einer Beziehung aufflammt, passiert genau das Gegenteil. Solche Paare nennt John Gottman „Disasters“. Diese fangen wie Kriminalisten an, Dinge zu prüfen. Aus dem romantischen Paranoiker der ersten Verliebtheit wird nun ein Paranoiker, der zu emotionalen Übertreibungen neigt und alles negativ dramatisiert. Wenn die rosa Brille abgesetzt ist, ist der Filter weniger stark und man sieht einfach mehr von den hässlichen kleinen Dingen, die den Partner eben auch ausmachen. Nun kann man sich in alles hineinsteigern – vom Einräumen der Geschirrspülmaschine bis hin zu falsch ausgequetschten Zahnpastatuben. Wer erst einmal Versäumnisse des Partners auf der Agenda hat, wird diese akribisch aufspüren. Das machen Masters eventuell nicht anders, aber sie vermeiden intuitiv, dass die Sache kippt. Sie beherzigen das Fünf-zu-eins-Schema der Glücklichen. Eine negative Sache wird mit fünf Aufmerksamkeiten, wie einer kleinen schönen Nachricht, einem kleinen Geschenk, auf jeden Fall einer Form der positiven Aufmerksamkeit, ausgeglichen. Masters sind keine prinzipiellen Konfliktvermeider, sie verstehen sich aber auf die Technik der Deeskalation. Sie tauschen Werte aus und erhalten durch eine dauernde Nachfestigung ihre Beziehung. Sie wissen, wie man Fürsorge einsetzt, um in einem Streit wieder zueinanderzufinden oder sich nach einem Streit umeinander zu bemühen. Sie entstressen krisenhafte Situationen.

Der Stressforscher Stevan E. Hobfoll spricht von Konflikt-Kreisläufen. Die eigenen Bedürfnisse können nicht immer befriedigt werden. Das ist eine Tatsache. Bedürfnisse werden nicht erfüllt, weil sie nicht klar kommuniziert und somit nicht verstanden werden, oder jemand nicht bereit ist, das Bedürfnis zu erfüllen und sich verweigert, oder er ist unfähig, die Bedürfnisse zu erfüllen, weil es ihm an Empathie und Mitgefühl mangelt. Je mehr man nun die Erfahrung macht, unabhängig davon, welche Gründe es dafür gibt, dass die Bedürfnisse nicht erfüllt werden, umso mehr rückt der Verlust in den Vordergrund. Dauernde Frustrationen auf diesem Gebiet lassen uns den Versuch starten, weitere Verluste zu minimieren. Der Fokus liegt also nun nicht auf Gewinnmaximierung, sondern auf Verlustreduzierung. Aus dem halb vollen Glas wird nun das halb leere Glas Wasser und aufgrund der knappen Ressource wird alle Energie in die Verteidigung der letzten Reserven gesteckt. Disaster-Partner befinden sich in diesem Konfliktkreislauf. Die Bedürfnisse werden frustriert, die Angst, weitere Ressourcen zu verlieren, steigt an. Das wirkt sich auf die Persönlichkeit aus und führt wiederum zu unerfüllten Bedürfnissen und so weiter.

Eine Balance zu dem negativen Kreislauf ist der Erfüllungskreislauf. Ein Zusammenhang, der aus dem Verlangen nach Freude und Behaglichkeit entsteht. Sowohl auf dem biologischen als auch soziologischen Level. Der Erfüllungskreislauf kann eine Ressource sein, um das Kreisen um Verluste zu unterbinden. Die Masters drehen eine Runde auf dem Verlustkreislauf und sind frustriert oder werden frustriert, weil ihre Wünsche an den Partner sich nicht erfüllen. Im Anschluss gehen sie dann aber mehrfach in den Kreislauf der Erfüllung und versuchen, über Nähe, Kontakt, Nettigkeiten, das Verlangen des Partners nach Aufmerksamkeit zu befriedigen. Weil ein dauerhafter Verlust so nachhaltige Wirkungen hat und einen offensichtlich auch stumpf für Gewinne macht, wenn sich ein Verlangen doch mal erfüllt, scheint es besonders wichtig zu sein, in einer Partnerschaft dieser Abstumpfung vorzubeugen. Oder rechtzeitig so einem System zu entkommen. Der Stresstheoretiker weist aber auch auf etwas Fundamentales hin: Denn die Frage ist, ob uns eigentlich bewusst ist, dass wir Verlusterlebnisse haben und ebenso emotionale Gewinne und Strategien, um Ressourcen zu aktivieren. Er zitiert John Bowlby, den Bindungstheoretiker, und stimmt mit ihm überein, dass die meisten Bedürfnisse, sowohl das Bedürfnis nach Nähe sowie nach Schutz und Fortpflanzung, biologischer Natur sind und sich damit zunächst nicht dem Bewusstsein erschließen. Zustände, die uns in ein Verlustgefühl bringen, aktivieren die ursprünglichen Bedürfnisse des Menschen. Wir sind biologisch alarmiert, könnte man sagen. Der

Stresslevel steigt ohne Zugriff auf das Bewusstsein. Wir können also unsere innere Alarmierung kaum steuern, auch nicht mit Pro-und-Contra-Listen Herr unserer Lage werden. Hinzu kommen soziale Faktoren, die Frauen und Männer unterschiedlich mit Stress umgehen lassen.

Stress in der Beziehung

Unschwer zu erkennen ist jetzt schon, dass in Beziehungen, in denen der Erfüllungskreislauf nicht oder nie bedient wird, die Angst vor Trennung und Verlust stetig anhebt. Und neben den bedrohlichen Stresserlebnissen innerhalb der Beziehung, sind wir auch außerhalb Stressfaktoren ausgeliefert. Beide Baustellen – innen wie außen – beeinflussen sich gegenseitig. Guy Bodenmann, Professor für klinische Psychologie an der Universität Zürich, hat Anfang der 1990er-Jahre zwei Jahre lang bei John Gottman geforscht und dessen Erkenntnisse um einen Faktor erweitert: äußeren Stress.

Rund 200 Paare wurde gefilmt, ihr Puls und Cortisolspiegel aufgezeichnet. In den ersten zehn Minuten wurden Mann und Frau einem paarexternen Stress ausgesetzt: In dem Versuch sollten sie, getrennt voneinander, ein fiktives Vorstellungsgespräch bestreiten und unter Zeitdruck einen schwierigen Mathetest lösen. Danach traf sich das Paar wieder im „Wartezimmer".

Männer, die auf den Test nicht mit Stress reagierten, konnten ihre gestressten Frauen gut unterstützen, da die Frauen mitteilten, wie belastend die Prüfungssituation für sie gewesen war. Nicht gestresste Frauen konnten ihre gestressten Männer in dieser Studie weniger gut unterstützen, weil die Männer nicht direkt ansprachen, was sie in Stress versetzt hatte. Waren aber beide gestresst, zeigten besonders die Männer schlechte Leistungen bei der Unterstützung. Die Kompetenz der Kommunikation bricht bei Paaren um vierzig Prozent ein, wenn externer Stress hinzukommt. Das scheint aber vor allem für die Männer zuzutreffen, und die Frage bleibt offen, was genau den Stress begünstigt. Ist es wirklich der Test oder die Sorge, das Selbstbild könnte gegenüber der Partnerin darunter leiden, wenn man offen zugibt, dass man Schwierigkeiten hatte, einen Test zu lösen? In alltäglichen Auseinandersetzungen bei Paaren eröffnen sich unterschiedliche Stressbaustellen. Frauen fühlen sich zu wenig unterstützt und Männer zu sehr kritisiert. Wenn eine Frau dann Unterstützung vom Mann erhofft, der aber gestresst ist, weil er sich ohnehin schon kritisiert fühlt, kann die Situation nur eskalieren.

Am Ende dreht sich alles nur noch um eine Bedrohung, die schwer akkurat zu benennen ist. Aufgrund der biologischen Basis, auf der sich das Verlustgefühl spiralartig ausbreitet, haben wir zunehmend weniger an Ressourcen zur Verfügung, um diesem wirklich tatkräftig zu begegnen.

Hobfoll sieht den Menschen in einem Dreh- und Angelpunkt auf einer Achse zwischen dem Verlust und der Erfüllung seiner Wünsche, seines Verlangens und seiner Bedürfnisse. Das formt den Menschen in seiner Persönlichkeit. Seine Erfahrungen gehen als Feedback zurück in die jeweiligen Zirkel und so entsteht ein sich ständig aktualisierendes Selbstbild. Beispielhafte Selbstaussagen sind: „So bin ich also, das habe ich verdient, das hat man mir verwehrt, so werde ich geliebt, etc." Drei Aspekte wirken immer wieder auf die Persönlichkeit ein: die Angst, andere zu verlieren, der tatsächliche Verlust von anderen Personen und die Bedürfnisse von anderen Menschen. Das soziale Miteinander formt uns als Menschen. In intimen Beziehungen noch viel stärker als in alltäglichen, oberflächlichen Begegnungen.

Frustrationen gehören dazu. Zunächst einmal, wenn wir von einer gesunden Beziehung ausgehen, können Nagelproben für eine Verbindung auch etwas Gutes haben.

Sie gehören am Anfang einer Beziehung in die Phase zwei der Demaskierung oder auch in die Phase 4 des Changing the Other. In der Demaskierungsphase wird deutlich, dass sich nicht alle Wünsche mit dem idealisierten Partner erfüllen. Wer sich dennoch ein wenig die Illusion erhält und dies als Motor nutzt, um sich gegenseitig Aufmerksamkeit zu schenken, wird sich als Person und als Partner in einer Beziehung verändern und die Partnerschaft entsprechend ausrichten. Es gilt dann, eine Balance zwischen den eigenen Verlustängsten und den Bedürfnissen des anderen zu schaffen. Zum Beispiel nach persönlichem Freiraum und nach persönlicher Meinung. Masters sind nicht so darauf aus, den anderen zurechtzubiegen. Wer biegt, macht dies, wenn man sich die Theorien von Hobfoll ansieht, ganz offensichtlich aus der Erkenntnis, dass er sowieso nur mit Verlusten rechnen kann. Darum will er mehr als möglich erreichen und sich den Partner sichern, damit ihm diese Ressource auf jeden Fall erhalten bleibt. Wie ein Kind, das nach dauernder Unterversorgung das Essen hortet, obwohl es genug davon bekommt. Man bereitet sich dauernd auf den schlimmsten Tag vor, und will verhindern, dass einem das noch einmal passiert. Sei es, dass es sich um Hunger, Kälte oder Partnerverlust handelt.

Die apokalyptischen Reiter der Beziehung

Was sind nun die schlimmsten Feinde einer Beziehung? Kritik, Verteidigung, Verachtung, Rückzug und Macht. Diese fünf apokalyptischen Reiter, die der Psychologe John Gottman in Paaranalysen entdeckt hat, und die er für die Vergiftung einer Beziehung verantwortlich macht, lassen sich in einer psychopathischen Liebesbeziehung allesamt erkennen.

Der erste Reiter ist die Verletzung in Form von kritischen negativen Äußerungen. Man könnte auch Nörgelei dazu sagen. Dem anderen wird sein Verhalten als absichtsvolles Versäumnis vorgeworfen. Weil er zum Beispiel immer seine Sachen herumliegen lässt. Oder er nie pünktlich zu einer Verabredung kommt. Die Worte „nie", „immer" „ständig" bestärken, dass dem Partner unterstellt wird, er wüsste, was er dem Kritiker damit antut, und sie unterstreichen seinen Eindruck, dass sich das auch niemals ändern wird. Gottman sagt, dass darauf zumeist eine Verteidigung des in Kritik geratenen Partners kommt. Was allerdings die Sache noch schlimmer macht und somit schon zu dem zweiten der apokalyptischen Reiter gehört. Denn in diesem Fall setzt sich der Verteidiger in den Mittelpunkt, anstatt sich damit zu beschäftigen, was den Kritiker wirklich stört. Der Verteidiger verleugnet den Inhalt der Aussage, gegen die er sich zur Wehr setzt. Und er verleugnet, welche Bedürfnisse sich damit verbinden. Ein Gespräch sollte mit einer Akzeptanz anfangen: „Ich weiß, das ist nicht so schön, wenn ich nicht alles aufräume. Was stört dich denn genau?" Um dann für die Zukunft eine Lösung zu finden. Die Nörgelei ist in der Regel ein Transportmittel für eine andere Unzufriedenheit. Es kann zum Beispiel sein, dass der Kritiker sich total überlastet fühlt, weil die Arbeit so viel Zeit und Energie in Anspruch nimmt und wenn er nach Hause kommt, muss er erst einmal aufräumen. Das ist einfach zu viel. Das Bedürfnis des Kritikers nach Entlastung könnte über ein Gespräch deutlich werden. Dann gibt es für den Partner die Möglichkeit, entsprechende Hilfe anzubieten oder einfach doch aufzuräumen. Bei der Verletzung und der Verleugnung geht es, auch wenn meist nicht konstruktiv, darum, einen Konflikt zu lösen. Paare können an dieser Stelle noch die Botschaften unter der Oberfläche entzerren.

Der dritte und damit schlimmste apokalyptische Reiter ist die Verachtung. Gottman nennt diesen dritten Punkt die

Schwefelsäure der Liebe. Bei der Verachtung geht es nicht mehr um das Lösen eines Konfliktes. Jetzt werden die harten Bandagen ausgepackt. Zum Beispiel, wenn ein Partner sein intimes Wissen über den anderen gegen den Partner einsetzt. So eine Partnerschaft zersetzt sich in Verletzungen, Kränkungen und Abwertungen. Die Fehler und Selbstzweifel des Partners sind einem wohlvertraut und man nutzt diese ungeniert, um ihm das Leben richtig schwer zu machen.

Der vierte Reiter ist der Rückzug. Es entspannt sich eine Mauer des Schweigens. Dem Streit wird aus dem Weg gegangen. Ein Verhalten, das nach Gottman häufiger bei Männern zu finden ist. Bei Frauen findet es sich ebenfalls. Bei Männern kann das Schweigen eine Form der passiven Aggression sein. Der Partner wird mit Nichtachtung gestraft. Frauen, die ins Schweigen verfallen, haben zumeist eine innere Kündigung der Partnerschaft ausgesprochen. Sie haben keine Hoffnung mehr, dass sich irgendetwas ändern könnte.

Der fünfte Reiter, den Gottman später noch dazugenommen hat, heißt Machtdemonstration. Jetzt geht es nur noch darum, Schachzüge zu gewinnen. Das Spiel ist schon längst verloren. So kann man sich in Trennungssituationen noch weiter aufreiben und zum Beispiel Scheidungen zu einem nie enden wollenden Desaster werden lassen. Machtdemonstrationen geben dem Ausübenden zeitweise das Gefühl der Kontrolle, indem er den Partner erniedrigt und versucht, ihn zu manipulieren und ihn in seinen Ablöseversuchen aufzuhalten. Dabei springt der eine oder andere vorangehende Reiter noch einmal in den Sattel. Allesamt ausweglose Bemühungen. Sie dienen keinem wirklichen Zweck mehr, außer als kriegerischer Schauplatz von Eitelkeiten.

Illusionen haben am Anfang einer Beziehung ihre Berechtigung. Die Forscher Dale Griffin und Kim Bartholomew haben in ihren Untersuchungen herausgefunden, dass die Idealisierung eines Partners in der verliebten Phase der Beziehung zu einer besseren und positiven Stimmung beiträgt. Auch glauben sie, dass es so etwas wie eine sich selbsterfüllende Prophezeiung gibt, die ihre Wirkung tut, wenn man den Partner durch die rosige Brille sieht. Wir sind gefeiter vor den Dingen, die nerven. Wir üben weniger negative Kritik und sind wahrscheinlich insgesamt wesentlich entspannter im Umgang mit dem Partner, in den wir uns verguckt haben. Forscher gehen in Anlehnung an John Bowlbys Untersuchungen davon aus, dass das Bedürfnis nach Sicherheit die Idealisierung eines Partners begünstigt. Wenn der Partner ein Spiegelbild der idealisierten Vorstellungen ist, bietet das ein sicheres Gefühl in der Verbindung. Und umgekehrt, wenn wir selbst idealisiert werden, sehen wir uns selbst im anderen. Das erhöht in beide Richtungen das Gefühl der Übereinstimmung. Nun können wir uns natürlich fragen, ob dann der Absturz nicht umso schlimmer ist, wenn wir merken, dass die Idealisierung nur ein Trugbild war? Denn mit der Dauer einer Beziehung wird es wichtiger, dass die Partner einander als die Personen anerkennen, die sie wirklich sind.

Das Selbstwertgefühl

Allein ein positives Bild zu entwickeln, reicht nicht. Denn es ist auffallend, dass dazu noch der Selbstwert eine Rolle spielt. Menschen mit einem negativen Selbstbild idealisieren den Partner nicht so stark. Und als Konsequenz sind sie nicht bereit, ihren Partner übermäßig gut zu behandeln. Partner mit einem geringeren Selbstwert greifen auch schneller in die Persönlichkeit des anderen ein. Sie übernehmen die Rolle des Kritikers und Erziehers. Der verliebte Partner möchte am Anfang durchaus den Anforderungen gerecht werden und gefallen.

Martina erinnerte sich an eine frühe Situation mit Klaus, in der sie über Kleidung ins Gespräch kamen. Er fragte sie, wie sie Hemden an Männern finden würde und weil er eines trug, sagte sie, dass sie das ganz gut finden würde. „Und wie findest du gemusterte Hemden?“ „Ja, sicher, wenn sie dem Mann gefallen.“ „Also findest du auch karierte Hemden gut?“ „Natürlich, die ganz besonders!“ „Ich hasse karierte Hemden“, sagte Klaus und Martina ruderte mit aller Kraft zurück und versuchte, zu betonen, dass andere Muster viel schöner seien und sie selbst hätte auch gar keine karierten Blusen, was nicht stimmte. Martina beschrieb sich selbst als nicht selbstsicher. „Wäre ich selbstsicherer, hätte ich sicherlich meine wirkliche Meinung zu Hemden gesagt und nicht so ein blödes Zeug geredet.“ Ganz unabhängig davon, ob Klaus dann von ihr denken würde, dass sie keinen stilsicheren Geschmack hätte.

Eine gute verbindende Idealisierung hängt von den positiven Selbstbildern beider Interaktionspartner ab. Wer von sich selbst denkt, dass er ohnehin keine gute Partnerschaft zu erwarten hat, oder noch besser, verdient hätte, der wird sich selbst auch nicht mit seinen Wünschen und Bedürfnissen in den Mittelpunkt einer Beziehung stellen. Er verhält sich befangen, und vermeidend und geht keine idealisierende Beziehung ein.

In einem Quadrat lassen sich die Zusammenhänge zwischen dem positiven Selbstbild und einem positiven Bild anderen gegenüber beziehungsweise einem negativen Selbstbild und einem negativen Bild anderen gegenüber, darstellen. Wer ein negatives Bild von sich selbst hat und ebenso ein negatives Fremdbild, ist grundsätzlich ängstlich, zögernd und vermeidend. Kombiniert mit einem positiven Bild von anderen wird aus der Angst eine Befangenheit. Die allerdings ebenso beziehungsvermeidende Auswirkungen hat.

Ein positives Selbstbild, kombiniert mit einem negativen Fremdbild, lässt die Angst nicht in den Vordergrund treten, allerdings sind solche potenziellen Partner vermeidend und zögernd. Sie zeichnen sich durch eine gewisse Trägheit aus, die auch einen beziehungsvermeidenden Charakter haben können. Das sind die Partner, die sich nie richtig für einen entscheiden können. Wer von sich und von anderen positiv überzeugt ist, ist wenig bis gar nicht ängstlich. Oder er kann mit seiner Angst und Enttäuschung gut umgehen. Er ist nicht vermeidend und beziehungslos, sondern bereit und offen für eine Partnerschaft. Diese Kombination – positives Selbstbild und positives Fremdbild – ist auch mehr dazu angetan, den anderen in einem rosigen und idealen Licht erscheinen zu lassen. Wohl wissend, dass das Rosige durch das Gefühl erstrahlt, frei von dem Anspruch, einen perfekten Partner haben zu wollen, der alle nur denkbaren Kriterien erfüllt. Menschen, die das Perfekte suchen, sind ängstlich und wollen auf Nummer risikolos gehen. Was in der Liebe gar nicht funktioniert.

Griffin und Bartholomew haben Unterschiede in der Idealisierung des Partners bei Männern und Frauen gefunden. Für Männer sind auch unerfüllte Idealisierungen offensichtlich kein Thema mit Negativwirkung. Auch diese scheinen, zumindest nach einer gewissen Beziehungsdauer, wie ein Schutzfilter zu wirken und führen ebenso dazu, dass sich Männer glücklich in einer Beziehung fühlen. Frauen gelingt es weniger gut, sich mit dem „echten" Mann zu konfrontieren und ihn sich gleichzeitig als den Wunschpartner zu erhalten. Sie haben insgesamt größere Schwierigkeiten, sich mit der Realität anzufreunden. Das bremst ihre Zufriedenheit in der Partnerschaft aus. Frauen und Männer betreten die Stufen der Beziehung unterschiedlich. Benennt man sie nur ganz einfach mit Attraktion, Aufbau und Konsolidierung einer Beziehung, sind Frauen die Stufen schon dreimal herauf- und heruntergelaufen, während Männer noch ganz verträumt auf dem ersten Absatz verharren. Vielleicht lieben sie den Zauber aber noch mehr als die Frauen, die schneller den ganzen Weg im Blick haben.

Wenn Beziehungsphasen durcheinander sind …

Kann man die Phasen wirklich so klar erkennen und durchleben? Und ab wann weiß man, dass die nächste gekommen ist? Und zwar für beide und nicht nur für einen Teil? Offensichtlich würde das nur gehen, wenn beide Partner akzeptieren, dass sie in ihren Fantasien einem Ideal hinterherrennen und nun erkennen müssen, dass ein echter Mensch mit seinen Vorzügen und seinen Nachteilen vor einem sitzt.

In einer Sitzung sagte eine Klientin zu mir, nachdem ich ihr als Inspiration die Stufen eines möglichen Beziehungsverlaufs dargestellt hatte: „Das, was mich am meisten irritiert, ist, dass ich scheinbar in keiner Phase bin. Ich bin völlig ohne Orientierung.“ Bruchstückhaft konnte sie bei ihrem Partner unterschiedliche Muster erkennen: mal Leidenschaft, dann Stabilisierung und ein wenig Normalität, dann Auflösung und dann wieder Leidenschaft. So, als ob bei einem Treffen der ganze Ablauf einer Beziehung durchlebt wurde. Die Eintagsfliege unter den Partnerschaften. Sie meinte auch, dass es für sie am Anfang des Kennenlernens wesentlich leichter war, sich auf das Tempo seiner Belange einzustellen. Aber da hatte sie ja noch gedacht, dass es sich um den Auftakt einer Beziehung handelt. Es erschien ihr unproblematisch, sich darauf einzulassen und zu verstehen, warum er etwas tat oder auch nicht. Das war nun weg. Im Gespräch filterte sich heraus, dass sie sich emotionale Sicherheit wünschte. Dazu gehörten für sie Vertrauen, Interesse an ihrer Person, emotionale Unterstützung bei schwierigen Lebensfragen. Da sich das nicht einstellte, bemerkte sie als Folge davon, dass sich das Gefühl für ihn veränderte. Nicht nur, dass sie in manchen Situationen komplett desillusioniert war, sondern das Verliebtheitsgefühl war zeitweise komplett erloschen. Frauen hoffen anders und sie sind anders enttäuscht als Männer. Es scheint auch so zu sein, dass Frauen keinen Zweifel daran haben, dass es ihre naturgegebene Aufgabe ist, sich in den zukünftigen Partner hineinzudenken und ihn von Anbeginn emotional zu versorgen. Das macht Frauen sehr empfänglich für unausgeglichene und psychopathische Partnerschaften.

Liebestöter verlangen von ihren Partnern komplette Selbstaufgabe. Sie füttern das Begehren und Verlangen und bringen es an der nächste Ecke um. Liebe, schon an und für sich ein schwieriges Unterfangen, das mit Angst und Furcht einhergehen kann, wird dann endgültig zu einem Pol der Frustration.

10. DIE REALITÄT IN EINER PSYCHOPATHISCHEN BEZIEHUNG

Die Flugbahn einer psychopathischen Beziehung hat eine eigene Linie. Zumindest, was den psychopathischen Partner angeht. Wie Botton sagt, ist zunächst die Bereitschaft für Liebe da, bevor der Mensch kommt, der diese Lücke illusionär schließt. Der Psychopath hat keine Bereitschaft für die Liebe. Er weiß aber um das empfindliche Gerüst, das einen Menschen umgibt. Könnten wir feste Strukturen und Gesetzmäßigkeiten zur Hand nehmen, wäre es wesentlich einfacher, zu prüfen, ob der potenzielle Partner verdreht vor Liebe oder ein verdrehter Psychopath ist.

Lassen wir uns nun desillusionieren und sehen, was die psychopathische Beziehung zu bieten hat.

Der Auftakt einer psychopathischen Beziehung – die Verführung

In der frühen Phase in einer psychopathischen Beziehung hat die Verführung einen großen Stellenwert. Der Psychopath legt ein ordentliches Tempo an den Tag. Er malt durch verführende Worte ein Bild auf die Leinwand seines Opfers. Dabei macht er es entweder geschickt oder es fehlt ihm an den tief greifenden Fertigkeiten, tatsächlich ein Bild selbst auszufüllen. Aber, wie auch immer, es verfehlt seinen Wirkung nicht. Er stellt die Leinwand zur Erfüllung, zeichnet eine Struktur und lässt sein Opfer das Bild zu Ende bringen. Malen nach Liebeszahlen. Er regt die Fantasie an, allein dadurch, dass er viele Leerstellen in seinen Worten lässt. So nimmt er nie oder selten wirklich einen personalisierten Bezug zu seinem Opfer. Seine Worte sind eher kurze Statements, die bei näherer Betrachtung wie objektivierende Tatsachen wirken. Er sagt nicht: „Du hast eine fantastische kurvige Figur", sondern: „Gute Figur." Das Opfer ergänzt die Lücke und gibt sich damit der Illusion hin, dass es gemeint sei und der Partner verliebt die schönen Kurven anhimmelt. Dadurch, dass er nie konkret wird, ist der Raum für das ganze Spektrum der Fantasie geöffnet. Nun kommen noch Charaktereigenschaften dazu, die dem brutalen Verführer unterstellt werden. Eigenschaften wie einfühlsam, sensibel, humorvoll. Sei es, dass man sich wünscht, dass er diese Dinge sein Eigen nennt, weil man sie nicht selbst hat oder weil man tatsächlich im Rausch der Fantasie denkt, dass nur ein sehr sensibler Mensch erkennt, dass man schöne Augen hat. Der Psychopath, wissend um das Skript einer Beziehung, bedient diese Stufe intensiv. Er stellt sich sein Opfer dadurch sicher, indem er es nicht mehr aus seinen verführerischen Fängen entkommen lässt. Doch die Person als solche ist von Anbeginn nebensächlich.

Das Opfer wünscht sich nichts mehr, als der oder die Richtige zu sein. Genau genommen ist der Psychopath ein zweifacher Illusionist. Das Vollkommene wird in den Raum gestellt und das Begehren in dem Opfer geweckt, genau dieses Vollkommene zu sein. Die verführerische Schmeichelei ist bei näherer Betrachtung recht allgemein ausgedrückt und trifft nicht wirklich auf die eigene Person zu. Man entkommt ihr aber nicht. „Gute Figur", sagt man Ihnen vielleicht. Und Sie werden sich fragen: „Wie gut genau? Besser als wer?" Und um sich zu erinnern: „Er hat gesagt, sie sei gut."

Wer nun als Opfer ein negatives Bild von sich selbst hat, sei es, dass vergangene Erfahrungen in Beziehungen schlecht waren, dass seit längerer Zeit der Negativ- und Verlustkreislauf im Leben vorherrschend war, dennoch aber das Bild von anderen eher positiv ist, dann ist diese Person vielleicht etwas schüchtern, aber nicht vermeidend. Und sie ist bindungsbreit. Trifft sie nun auf ein Ideal, von dem sie glaubt, dass es Freude und schöne Stimmungen verspricht, bezieht das Opfer dies auf sich. Es meint, dass dieses

Angebot tieferen Ursprungs ist. Da hat jemand genau gewusst und erkannt, dass es so dringend wieder Vitalität und Lebendigkeit spüren will. Es fühlt sich angenommen in seinen Bedürfnissen.

Diesen goldenen Rahmen, den eine Person sich heimlich immer gewünscht hat, weil sie niemals dachte, dass sie ihn verdient hätte, stellt der psychopathische Partner nun vor sie hin und sie braucht nur noch in das Bild einzusteigen! Ein perfekter Hochgenuss. Das Perverse an der ganzen Sache ist, dass der Psychopath es genau auf diese Lebensfreude und emotionale Vitalität abgesehen hat. Wie ein Feinschmecker, der einen ganzen gebratenen Fisch bestellt, aber eigentlich nur die Bäckchen genießen will.

Der Psychopath bringt einen in eine positive Stimmung. Er verführt einen dazu, der Illusion zu glauben. Das Skript dieser Liebesbeziehung zieht alle Register der romantischen Liebe, in der der Glaube an das Vollkommene zentral ist. In dieser Konstellation spielt die Selbstaufgabe eine große Rolle. Die Liebesqualen, die schnell aufkommen in so einer Konstellation, gehören zunächst dazu. Am Anfang verschönern sie vielleicht sogar das Verlangen. Der Schmerz gibt der Liebe noch mehr Bedeutung. Er ist ein Zeichen für tiefe Verbundenheit und echte Gefühle. „Ich weiß, dass sie mir nicht guttut", sagte mir ein Klient, „aber ich bin so fürchterlich verliebt."

Das Spiel mit der doppelten Illusion verschafft dem Psychopathen Machtvorteile. Er kann nun vierfach agieren, indem er jeweils das illusorische Bild ausschmückt oder androht, es zu zerstören und er kann die Wünsche nach der Illusion im anderen ablesen, fördern oder als intimes Geständnis gegen das Opfer benutzen.

Der Liebespsychopath schafft es, sein eigenes Unvermögen sehr zügig an das Opfer abzugeben. Das ist der Baustein, auf dem er seine Zerstörungswut entwickelt. Denn, so beschreibt es die Psychoanalytikerin Marie-France Hirigoyen:

Es handelt sich nicht um Liebe, die sich in Hass wandelt, wie man zu glauben geneigt ist, sondern um Missgunst, die sich in Hass verwandelt. Auf der Seite des Psychopathen hatte es niemals Liebe im eigentlichen Sinne des Wortes gegeben. Man kann sogar vom Hass der Liebe sprechen. Alles, was die Autonomie des Partners begünstigen könnte, wird vom Psychopathen untergraben. Wie bei Kirsten, die von ihrem Partner das Versprechen bekam, dass er sie beim Schreiben ihrer Doktorarbeit fürsorglich unterstützen würde. Doch er kam so oft in ihr Arbeitszimmer und unterbrach sie, sodass sie keinen Satz zusammenbrachte. Wenn wir uns das genauer ansehen, wird deutlich, wie ungemein hinterlistig dieses Vorgehen des Psychopathen ist. Er selbst schafft das Ideal nicht. Er dockt nur an dem Wunsch des Opfers nach einer vollkommenen Beziehung an und rührt ab da keinen Finger mehr. Sobald die Illusion in der Fantasie des Opfers aktiviert ist, läuft das Programm wie von selbst. Dreh- und Angelpunkt bei der psychopathischen Beziehung ist die Zerstörung der Verbindung und des Begehrens.

Der Unterschied zu einer normalen Werbungsphase besteht darin, dass es für das Opfer nicht mehr möglich ist, sich loszureißen. Was zum Untergang führt. Verliebte schaffen es tatsächlich, ihr Leben an ein Telefonklingeln zu binden, an eine Nachricht, an ein positives Zeichen. Sie stehen in ständiger innerer Auseinandersetzung mit dem Liebesobjekt und gestehen und zeigen dem Adressaten auf die unmöglichsten und gleichzeitig banalsten Arten und Weisen ihre Liebe.

Die Anfangsphase in dieser Zeit ist klar durch den Psychopathen kontrolliert. In anderen Beziehungen sind die ersten Wochen zaghafter. Neugierde ist geweckt und man beginnt, sich mit dem anderen anzufreunden und seine Seiten positiver zu sehen und erfreut sich daran, dass der andere mit Freude und Sympathie auf einen reagiert, aber es ist und bleibt ein angenehmes Umeinanderkreisen. Ängstliche oder furchtvolle Gedanken bauen sich erst nach einer Weile auf, wenn die Gefühle sich festigen. Erst dann wird die Möglichkeit größer, etwas zu verlieren. Auch die verführerische Spannung baut sich durch die Zeit auf. Ein echter Verführer nimmt sich die Zeit. Schließlich geht es um den Genuss. Ein Psychopath hat keine Zeit. Die Exposition, das Zeichnen des Bildes, das Hineinlocken des Opfers, das muss möglichst schnell geschehen. Das Opfer darf gar nicht erst in die Versuchung kommen, die Illusionen zu hinterfragen. Es muss schnurstracks in die Abhängigkeit geführt werden.

Es ist, als ob sich der psychopathische Verführer als einen Spiegel anbietet, in dem sich der andere betrachten kann. Er bietet die Oberfläche für die narzisstischen Sehnsüchte und Wünsche, die der andere hat. „Ich wäre natürlich gerne schöner und attraktiver und begehrenswerter für ihn gewesen", sagte eine Klientin über sich selbst nach einer psychopathischen Beziehung. „Ich fing an, mich zu hassen, dafür, dass ich nicht abnehmen konnte oder nicht gelassener mit allem war. Am Ende hatte ich mich derart von mir selbst entfernt, dass ich mich kaum noch im Spiegel erkannte. Von Selbstliebe oder Selbstachtung war keine Rede mehr."

In der Liebe bekommt die Eigenliebe immer etwas Fragiles. Man stellt sozusagen seine Person und Persönlichkeit zur Disposition. Man bangt, wie das Ergebnis des idealisierten Partners aussehen mag: Gefallen ihm die Anteile, die man selbst an sich gut findet oder sind das genau die Sachen, die auf Ablehnung stoßen? Dann gibt es noch die Verletzungen, die kleinen und großen Kränkungen und Wunden der Vergangenheit. Da der Psychopath keine Zeit hat, drängt er sein Opfer ganz schnell darauf, in die Form einer festen Beziehung zu springen. Die einseitiger Natur ist und nur das Opfer binden soll. Das Opfer wird dazu verführt, sich ganz echt zu zeigen. Der Psychopath besteht in einem Höchstmaß und in aller Dringlichkeit darauf. Er stellt das Echte an die vorderste Front, als den wahren Wert und Beweis einer Beziehung. Sobald das Opfer versucht, dem etwas zu entziehen, wird es als lächerlich dargestellt und das Hohelied der gemeinsamen Echtheit wird angeführt. „Ich dachte, wir hätten mehr gemeinsam, als den Austausch von so lächerlichen Dingen. Auch habe ich gedacht, dass du tiefgründiger und intelligenter bist. Na ja, auch ein großer Geist kann sich mal täuschen“, das waren die Worte von Karen an ihren Partner Jens. Die Beziehung war schon zu Ende und doch wurde im Nachgang immer noch mit allergrößter Arroganz intime Echtheit gefordert.

Angesprochen auf intime Geheimnisse, die mehr Verbindung versprechen, können Opfer diese meist nicht für sich behalten. „Ich kann mir im Nachgang gar nicht mehr erklären, dass ich ihr sofort wirklich alles von mir erzählt habe. Auch die wirklich unangenehmen Sachen. Aber sie meinte, sie will mich richtig kennenlernen, auch die kleinen Haken und Ösen und da konnte ich nicht anders“, erinnert sich Jens.

Die Hoffnung, doch eine Verschmelzung und keine Trennung zu erfahren, wurde geweckt. Die Hoffnung, mehr zu wissen und dieses Wissen gemeinsam zu teilen, steigt an. Sonst würde man sich ja nicht so schnell anvertrauen – oder? Sonst würde der andere doch nicht an dem wahren Ich Interesse finden? Alle, die das Echte nicht suchen, sind doch nur oberflächlich. Das sagt der idealisierte Partner ja auch. Dann muss es doch stimmen – oder?

Der Psychopath ist nicht sprachgewandter als jeder andere, der den Versuch unternimmt, mit Worten Gefühle wiederzugeben. Von daher würde ich den Punkt auf der Hare-Skala: „sprachgewandt“ etwas kritischer sehen. Aber er hat den Vorteil, dass die Sprache so unausgereift ist und sich im Banalen verfängt, wenn es um die Liebe geht. Was das Opfer zunächst einmal keinen Verdacht schöpfen lässt. Claudia, eine Klientin, erzählte davon, dass ihr Partner anfing, ihr hin und wieder per SMS zu schreiben: „Ich liebe dich doch.“ Der Knoten an Bedeutungen konnte für sie nicht gelöst werden. Eine rein genussvolle Aussage war dieser Satz nicht. Dann hätte er sich das „doch“ sparen können. Ein Vorwurf vielleicht? Aber sie hatte gar nichts getan, was eine Rechtfertigung ihrerseits begründet hätte. Oder vielleicht doch? War es eine ärgerliche Aussage? Eine Abwertung ihres Vertrauens, weil er ihr damit sagen will, dass er sie liebt, sie ihn aber wohl nicht? Entscheiden Sie selbst, wie Sie den Satz interpretieren würden. Das Psychopathische an dem Satz ist die unklare Beziehungsnachricht, die sich in seinem Handeln Claudia gegenüber auf allen Ebenen – nicht nur bei dieser einzelnen SMS – widerspiegelte und der SMS zusätzlich an Gewicht verlieh.

Die erste Phase in der Beziehung zu einem Psychopathen besteht hauptsächlich aus einer perversen Verführung. Pervers deshalb, weil die Verführung allein dazu da ist, Macht über den anderen zu erhalten und nicht dem Zwecke dient, sich gemeinsam der Illusion der Liebe hinzugeben. Der Psychoanalytiker Paul-Claude Racamier nennt diese Phase auch die Enthirnung. An anderer Stelle werden die Phasen mit dem Einfangen von Sektenopfern verglichen. Die narzisstische Verführung hat jedoch nichts mit dem Liebeswahn des Verliebten zu tun. Kein Psychopath dieser Welt würde darüber nachdenken, sich aus dem Fenster zu stürzen, weil der geliebte Mensch nicht anruft. Er macht es anders. Er vermittelt seinem Opfer den Eindruck, dass dieses anrufen muss und davon eine Menge abhängt. Und wenn das Opfer anruft, bekommt es vernichtende und entwertende Kommentare zu hören, die dahin gehen, dass sich der Aggressor als beleidigt tarnt und argumentiert, er würde sich durch die ständigen Anrufe kontrolliert fühlen und ob denn das Opfer kein ausreichendes Vertrauen hätte. Schließlich müsste es doch wissen, dass der Aggressor es liebt. Und es sei mit Sicherheit besser für das Opfer, mal darüber nachzudenken, was es denn nun wirklich will. Und wenn es das wüsste, dürfte es wieder anrufen. Es ist ein perverses Spiel der Provokation von

Gefühlen der Zuwendung und Nähe, der Erpressung von Vertrauen, nur um diese hasserfüllt abzuweisen und kurz darauf wieder einzufordern. Vertrauen bekommt, in Analogie zu der Mystik der Verliebtheit, auch etwas Mystisches. Die Regel in der psychopathischen Beziehung heißt: „Vertraue mir so, wie ein Kind seiner Mutter: bedingungslos, und du wirst all die schönen und mystischen Liebeserfahrungen machen, die du dir immer gewünscht hast. Du wirst mit mir in einen ganz neuen Lebensbereich einsteigen, der viel erfüllender und der sinnhafter ist, als alles, was du jemals kennengelernt hast."

Was nun passiert, ist eine innerliche Starre, in die das Opfer verfällt. Es wird mental regungslos. Welche Folgen das im Einzelnen hat, dazu im nächsten Kapitel mehr. Ich möchte deutlich hervorheben, dass der ganze Mechanismus einer Traumatisierung gleichkommt. Hier bedroht jemand enthemmt und vorsätzlich die Existenz eines anderen Menschen. Das Opfer gerät in äußerste Not, denn es sind ihm vorneweg all die Dinge des Widerstands aus der Hand genommen worden, um sich zu wehren. Die Traumatisierung durch die als existenziell erlebte Bedrohung ist die eine Sache. Was folgt, ist eine wiederkehrende Form der Traumatisierung, mit den dazugehörenden Stresssymptomen. Die teilweise Zerstörung des Opfers reicht einem Liebestöter oft nicht aus. Es gibt welche unter ihnen, die sich hartnäckig an das Opfer klemmen und dieses weiter verfolgen. Wer einen sehr schnell gelangweilten Psychopathen in der Beziehung hat, kann da noch froh sein. Denn die verlieren unter Umständen rasch und abrupt das Interesse. Vor allem dann, wenn sie merken, dass sie es mit einem schlauen Opfer zu tun haben, das doch mehr Widerstand mitbringt. Aber selbst dann. Die Wirkung ist nachhaltig, denn das Opfer wähnt sich in ständiger Beobachtung, auch wenn der Täter nicht in unmittelbarer Nähe ist und ebenso nach einer langen Zeit nach der Trennung. Grundsätzlich: Das Ziel, das den Liebestöter vorantreibt, ist, sich das Opfer einzuverleiben. Es zu besetzen wie ein fremdes Land, darüber zu herrschen und es am Ende zu zerstören.

Aneignung, Beherrschung, Zerstörung

Drei Phasen sind notwendig, um das Bewusstsein zu verändern. Oder so vorzubereiten, dass das Opfer sich komplett aufgibt. Verglichen mit einer normalen Beziehungsstruktur, die sich ebenfalls in drei Phasen aufteilen lässt – in die Attraktion, den Aufbau und die Konsolidierung –, bestehen die drei psychopathischen Phasen in der Aneignung, Beherrschung und Zerstörung. Legt man die beiden Phasenstrukturen übereinander, ergibt sich ein folgenreiches Bild für das Opfer. In der Phase der Attraktion und des Werbens steht es einem Partner gegenüber, der diese Phase zur Aneignung nutzt. Er quetscht jede emotionale Zugänglichkeit aus seinem Opfer heraus und bedient sich förmlich emotional daran. Der Aggressor lässt sich regelrecht füttern. Das verwirrte Opfer rutscht schnell in die Phase des Beziehungsaufbaus hinein. Leidenschaft, Illusion und Idealisierung sind, wie oben beschrieben, mit daran beteiligt, dass es sich dem anderen anvertraut. Der Psychopath nutzt diese Bereitschaft für seine Beherrschung des anderen.

Der Psychopath bestimmt die Regeln, die Bedürfnisse, Erwartungen und die Erfüllungen. Dadurch, dass er sein Opfer „enthirnt" hat, kann er größtenteils verhindern, dass dieses in die Phase der Desillusionierung hineinkommt und den wirklichen Menschen in dem Aggressor erkennt. Außerdem benutzt der Psychopath die Zeit. Er beansprucht Dringlichkeit für sich und gibt damit seinem Verhalten eine Wichtigkeit, die nicht besteht. Er fordert von seinem Opfer Liebesbeweise, er stellt sich als jemand dar, der überzeugt werden muss, und sagt auch, dass es dafür an und für sich nicht viel Zeit braucht.

Das Opfer – schon komplett verwirrt – gerät jetzt auch noch unter den zeitlichen Stress, sich so viel wie möglich und so intensiv wie möglich mit dem Psychopathen zu verbinden. Hirigoyen meint, dass das Opfer sich diese Situation nicht gewählt hat. Es hat keine Entscheidung getroffen, so nach dem Motto: Es ist ein schwerer Weg, aber den nehme ich in Kauf. Es ist einfach drin in diesem Mechanismus und nun versucht es, darin zu überleben. Das Opfer ist nur noch ein Ding. Das Opfer investiert also alles und begibt sich, nach Skriptverlauf einer Beziehung, damit in die Phase der Konsolidierung. Eine Festigung der Beziehung wird vom Opfer in dem Moment erhofft, in dem der Liebestöter die Zerstörung vorbereitet.

Phase eins: Aneignung durch Enteignung

Der Aggressor beginnt, die Grenzen des Opfers herabzusenken, er erfährt seine Geheimnisse und Bedürfnisse und beginnt, über diese zu bestimmen. Er denkt für das Opfer, indem er ihm sagt, was das Beste für es sei. Er gibt vor, das Beste für das Opfer im Sinn zu haben und es zu verstehen. Bietet eventuell auch Gesten an, die zunächst darauf schließen lassen, dass dem wirklich so ist.

Charlotte erzählte von ihrem Partner, dass dieser ihr zu Beginn sagte: „Ich kann dafür da sein, dir einen schönen Abend zu machen. Ich weiß, was du da brauchst. Ich koch dir was. Aber deine Probleme will und kann ich nicht lösen." Zunächst dachte sie, dass das auch vermessen von ihr wäre, so eine Erwartung zu haben. Dann merkte sie, dass sie das gar nicht erwartet hatte. Unverständlich, wie er darauf kommen könnte, das zu denken. Sie wünschte sich, dass er ihr zuhören würde, wenn sie von ihren Problemen erzählt. Was er aber eigentlich meinte, war, dass sie ihm egal ist, und gleichzeitig tat er so, als ob er wüsste, was sie brauchen würde. Nicht nur das: Er wusste es besser. So bot er ihr etwas an, das eigentlich gar nicht hauptsächlich ihrem Bedürfnis entsprach. Er würzte die Zuwendung über das Essen noch damit, dass er Charlotte von seiner Exfrau erzählte, die sein Essen immer abgelehnt hätte. So wurde es Charlotte doppelt unmöglich, sich nicht an den Tisch zu setzen, auch wenn ihr manchmal gar nicht danach war. Der psychopathische Partner versucht, sich als Beziehungsopfer darzustellen, und macht darüber seine neue Partnerin zu einer potenziellen Täterin, wenn sie ihren eigenen Bedürfnissen nachgeht. Die Phase des Auflösens des eigenen Willens des Opfers geht auch mit einer starken Kontrolle einher. Der Liebestöter will genau wissen, was sein Opfer macht und wo es ist. Zur Not holt er es auch aus einer Tanzveranstaltung, wenn ihm danach ist. So, wie es Charlotte erging. Sie wollte an einem Abend allein ausgehen und er wusste, wo sie war. Auf einmal stand er in Hausschuhen in der Disco, um sie abzuholen und nicht, um mit ihr zu tanzen. „Ich musste mitkommen", sagte sie. „Ich hatte auch irgendwie Angst vor ihm, obwohl er nach außen freundlich erschien." Er eskortierte sie mit seinem Wagen bis zu seiner Wohnung. Sie musste vor ihm herfahren. Selbst, wenn sie es gewollt hätte oder darüber noch hätte nachdenken können, ein Entwischen erschien unmöglich. Diese „Gefangennahme" stellte er ihr gegenüber noch als Heldentat und Engagement seinerseits dar. In Wirklichkeit wollte er, wenigstens noch nicht, sein Objekt der Macht verlieren.

Mit Fürsorge hat das so viel zu tun wie Liebe mit Missgunst. Ein fürsorgender Partner achtet auf die Bedürfnisse seines geliebten Menschen und respektiert diese. Er würde nicht ernsthaft meinen, dass er besser wüsste, was für den anderen gut ist, und ihm diese angeblich guten Dinge auch noch aufzwingen. Geschweige denn, Bedürfnisse zu ersetzen, damit man den anderen in seinen Wünschen kontrollieren kann. Hirigoyen sagt dazu, dass die Beeinflussung in der Aneignung darin besteht, jemanden, ohne zu argumentieren, dahin zu bringen, dass der andere anders denkt, entscheidet oder sich benimmt, als er es aus eigenem Antrieb getan hätte.

Phase zwei: Beherrschung durch Verzerrung

In der zweiten Stufe wird die Kommunikation in ihrer Verzerrung und doppelten Botschaft eingesetzt. Kommunikation wird vorgetäuscht und nur als trennende Aktion eingesetzt. Der Liebespsychopath wendet sich körperlich von seinem Opfer ab, während er zugewandte Worte von sich gibt.

Marion wusste zu berichten, dass ihr Exmann die Angewohnheit hatte, sich vor sie zu setzen, wenn sie miteinander auf der Terrasse saßen. Und zwar immer mit dem Rücken zu ihr. Auch dann, wenn sie ein Gespräch mit ihm führen wollte, was in dieser abgewendeten Position unmöglich wurde. Die Tatsache, abgewendet zu sein, wurde als Miteinander verzerrt.

Wenn das Opfer etwas tut, womit der Liebestöter nicht einverstanden ist, wird es mit einem eiskalten Blick zur Räson gebracht. Auch kann dieser Blick unvermittelt dann auftauchen, wenn das Opfer meint, vertrauensvolle Nähe zu spüren. Das Opfer gerät in Unsicherheit darüber, ob es das, was es tut, richtig macht oder nicht. Es wartet auf die Zeichen und bekommt mal für ein richtiges Verhalten oder ein richtiges Gefühl, das in diesem Fall die geforderte authentische Aufrichtigkeit ist, eine Bestrafung in Form eines kalten Blickes, eines Kommunikationsabbruchs, und in weiteren Stufen auch der offenen Entwertung. Mal bekommt es für eine weniger zugewandte Art eine positive Verstärkung.

Alles scheint über Kreuz zu laufen und ohne ein durchgängiges Muster oder System, was die ganze Sache für das Opfer vorhersehbar machen könnte.

Ursache und Wirkung können nicht mehr richtig zugeordnet werden. Die Realität der Beziehung verzerrt sich derart, dass die Opfer sich kein Urteil mehr erlauben, sondern nur noch auf Impulse der Belohnung und Bestrafung warten, um das Richtige zu tun.

In Untersuchungen des Verhaltensbiologen Burrhus Frederick Skinner wurde festgestellt, dass Tiere, die unterschiedliche und unerwartete Belohnungen und Bestrafungen für ein und dasselbe Verhalten bekommen, zuverlässig das Verhalten festigen und auf Abruf zeigen. Einem Opfer eines Psychopathen ergeht es ähnlich. Es ist nun vollkommen in der Hand des raubtierhaften Partners angekommen.

Phase drei: Zerstörung durch Nötigung

Das Opfer befindet sich nun in totaler Überwachung. Der Aggressor muss gar nicht gegenwärtig sein, er hat sich mental derart eingenistet, dass sich das Opfer ständig mit ihm auseinandersetzt. Panoptismus hat der Philosoph Michel Foucault das Phänomen bezeichnet, das beinhaltet, wie Gefangene, zum Beispiel in einem Gefängnis, sich immer wie beobachtete Gefangene verhalten (leises Reden, Vorsicht, sich zu zeigen, nicht auffallen wollen usw.), auch dann, wenn sie gar nicht beobachtet werden. Der Wachturm, auf dem der bewaffnete Wächter steht, wird zu einem Teil des eigenen Innenlebens, der sich auf die Persönlichkeit auswirkt. Die dauernde Unterwerfung spaltet Menschen in einen Wächter und einen Überwachten. Es beginnt eine Selbststeuerung durch die Angst, etwas nicht richtig zu machen, und dafür zum Beispiel mit Kontaktabbruch bestraft oder einem eiskalten Raubtierblick bedacht zu werden. Die Isolation des

Opfers wird immer größer. Es gibt kaum mehr Menschen um es herum, die es auffangen können oder an diesem Punkt noch mitbekommen, was da eigentlich vor sich geht.

Der Psychopath möchte sein Opfer erlegen und zerstören. Am besten auf die saubere Art. Die alltäglichen Psychopathen werden nicht gewalttätig und fügen ihren Opfern keine echten körperliche Schäden zu. Die angepassten Psychopathen wissen, wie sie die menschlichen Schwächen so hervorkitzeln und strapazieren, bis sich Menschen gegeneinander auflehnen und in Schwierigkeiten bringen. Sie benutzen dabei die apokalyptischen Reiter. Allerdings sind ihre Reiter die gefühlskalten, gewissenlosen, schwarzen Varianten, die nicht selbst in den Kampf ziehen, sondern die Reiter der Gegenseite auf das Feld locken und über eine Klippe jagen. Nehmen wir noch einmal die fünf schlimmsten und beziehungstötenden Elemente nach Gottman auf: Kritik, Verteidigung, Verachtung, Rückzug und Macht. Gottmans Beobachtungen beruhen auf normalen Paarbeziehungen mit mehr oder weniger neurotischen Einschlägen. Klar, wir sind alle keine Engel, zumindest nicht immer. Und jeder von uns hat auch schon einmal versucht, machtvoll zu sein, scharfe Kritik an jemanden geübt oder sich gar verächtlich gegenüber jemanden geäußert. Der psychopathische Partner benutzt diese Elemente auf eine perfidere Art. Seine Nachrichten sind maskiert. Man versteht sie nur, wenn man den Subtext genau analysiert, so wie ich es hier an verschiedenen Beispielen versuche, darzustellen. So, wie er ein soziales Make-up aufträgt, verschönert er seine Aggression und Wut.

In üblichen Auseinandersetzungen kann man zumeist nachvollziehen, warum jemand etwas tut. Sei es, dass er sehr verletzt ist, sich einfach daneben benommen hat oder ein gestörtes Bindungsverhältnis aufweist.

Es gibt Schwellentypen, bei denen man bestimmte Muster der Kommunikation erkennen kann, die in einer psychopathischen Beziehung durchaus auch vorkommen können. Diese Typen sind, was ihr Verhältnis zu Liebe angeht, nicht eindeutig. Dennoch: Sie wechseln, so wie der ambivalente Bindungstyp, der sich nicht für oder gegen jemanden entscheiden kann, zwischen Ablehnung und Zuneigung. Ihre Ausgangsbasis ist nicht die Missgunst, sondern die Angst, sich einer emotionalen Verletzung auszuliefern, wenn sie „Ja" zur Liebe sagen. Sie sind weniger Liebestöter, als Liebesverleugner.

Durch ihre Ignoranz greifen sie die Menschen an, die fähig sind, zu lieben, und die bereit sind, sich auf einen ambivalenten Partner einzulassen. Der liebende Partner wird mit einem Ideal des perfekten Paarbildes konfrontiert, damit in die Situation gebracht, zu beweisen, dass er liebesfähig und paarkompatibel ist, und er wird manchmal geliebt und manchmal abgewiesen. Auch hier spielt der Einbruch einer Realität eine große Rolle. Bei den Bindungsvermeidern wird die Realität ausgeblendet. So, als ob es keine tragfähigen und liebevollen Kontakte für sie geben würde, obwohl sie liebevoll umarmt werden. Durch dieses Hin und Her weiß der Partner nie, was er machen soll oder kann. Er macht es immer richtig und immer falsch. Kommt er seinem Partner zu nahe, wird er weggestoßen, geht er weg, wird er wieder in die Nähe gelockt. „Nach jedem Treffen war zunächst Funkstille. Nach zwei Tagen meldete er sich bei mir in einem neutralen Ton. Nach fünf Tagen sprach er davon, ob wir uns am nächsten Tag treffen könnten, er würde etwas für mich kochen. Wir hatten dann immer einen schönen Abend und das Ganze ging wieder von vorne los." So beschreibt Caroline das monatelange Auf und Ab mit ihrem unentschlossenen Freund.

Dem Ambivalenten, der kein Psychopath ist, liegt daran, die Kontrolle über die Gefühle zu behalten. Partner von ambivalenten Bindungstypen fallen zumeist in ein emotionales Chaos, weil sie den Wechsel kognitiv nicht verstehen und sich gleichzeitig emotional unter Druck gesetzt fühlen. Sie denken, wie jeder andere, der sich auf Liebe einlässt, dass er selbst als Mensch damit zu tun haben könnte. Er nicht ausreicht, zu groß oder zu schwach ist, zu hübsch oder zu hässlich. Seine Verletzlichkeit entsteht durch aufkeimende Selbstzweifel und sicher ist es kein Kompliment, wenn zu einem gesagt wird: „Ich finde dich interessant, ich will aber keine Beziehung mit dir." Oder: „Ich bin nicht in dich verliebt" und dabei mit einem Händchen hält.

Dennoch: Diese ambivalenten Typen setzen ihre Gefühlsduselei nicht als Machtinstrument ein, um den anderen zu erniedrigen und komplett zu zerstören. Sie haben Angst vor Liebe. Sie sind, wenn man so will, die Kontrollfreaks unter den Liebenden. Dadurch, dass sie versuchen, auf Liebe zu verzichten und ihre Gefühle unter Kontrolle zu halten, fühlen sie sich einigermaßen stabil und sicher. Der perverse Narzisst oder der Psychopath hasst die Liebe. Der Bindungsvermeider verspürt Sympathie für seinen Partner. Gerade, dass er das tut, lässt ihn ja zum Vermeider werden. Er bringt sich so in Gefahr, schwach zu werden. Und eine Lösung dafür ist, den Menschen dafür abzulehnen, der ihn potenziell auf das gefährliche Territorium der Gefühle bringt. Jemand, der andere um des Quälens willen quält, wie der perverse Narzisst und der Psychopath, erlebt keine Sympathie für seine Opfer. Er handelt auch nicht aus Angst oder Abwehr. Es sind seine Gewissenlosigkeit und seine Kälte, die ihn dazu befähigen, seine vernichtende Strategie noch feiner auf das Opfer abzustimmen.

Bei den Liebespsychopathen haben wir es mit einer Kategorie zu tun, die sich nicht über soziale Bezüge erklären lässt. Wir müssen ein ganz neues Urteilssystem entwickeln, das wir als sozialer Mensch noch verstehen, das aber trotzdem nicht ständig mit der überraschten Frage kommt: „Warum tut er das? Er muss doch einen Grund haben, das zu machen? Was hat man getan, dass er sich so provoziert fühlt und derartig durchdreht?" Niemand würde einer herzlosen Maschine solche Fragen stellen. Opfer werden die schlimme Erfahrung machen, dass sich weiterhin alles um den Täter dreht, wenn an sie solche Fragen gestellt werden. Die Nötigung des Opfers und damit seine Zerstörung versucht der Psychopath, sicherzustellen, indem er andere mit in seine Zerstörung einbezieht. So wird er sich Verbündete suchen. Das ist oft dann der Fall, wenn noch Familie mit dranhängt. Sofern der Psychopath zu der perversen narzisstischen Sorte gehört, ist hier ein andauernder Kreislauf zu erwarten, der niemals zur Ruhe kommt. Bei anderen kann es schneller vorbei sein. Doch vor dem Ende gab es mit Sicherheit auch schon lange Phasen der Erniedrigung, der Zurücksetzung und der verachtenden Worte.

11. WER WIRD OPFER?

Spätestens bei dem Wort Gehirnwäsche oder Enthirnung denken wir, dass es wohl nicht jedem passieren kann, in eine psychopathische Beziehung hineinzurutschen. Die Psychologin Virginia A. Sadock betont, dass alle Menschen einer Gehirnwäsche unterliegen können, sofern diese lange genug anhält, sie allein sind und keine Hoffnung haben, dass sie jemals aus ihrer misslichen Lage herauskommen. Und wir geraten schnell in eine missliche Lage, denn wir sind einfach nicht darauf vorbereitet, weder auf die Liebe noch auf die Enttäuschung, und vor allem nicht auf die Brutalen unter der Sonne.

Kann es jeden treffen?

Wie eingangs schon gesagt: Es kann jeden treffen. Und es trifft die am leichtesten, deren innerer Widerspruch sehr groß ist. Man muss neben dem Willen zur Liebe auch einen Willen zum Willen haben. Und der ist in der Regel weniger gut trainiert. Genauso wie der Umgang mit Trotz und Aggression. Die unterschiedlichsten Bindungstypen zeigen, dass aus dem Bedürfnis nach Liebe der Wunsch entstehen kann, besonders zu gefallen. Das kann auch bedeuten, keine Ansprüche zu stellen, niemandem zur Last fallen zu wollen, den eigenen Willen abzuschalten, ganz so, wie man es in früher Kindheit als Überlebensstrategie gelernt hat. Wenn wir uns damit beschäftigen, wie es dazu kommt, Opfer einer psychopathischen Beziehung zu werden, sehen wir auch, dass unsere Drehbücher der Liebe zum Teil sehr verfremdet und falsch übersetzt wurden. Solange wir uns gegen die Übersetzung wehren, indem wir, wie die Psychoanalytikerin Karen Horney die Muster beschreibt, unterwürfig klammern, uns zurückziehen oder ausgrenzen, setzen wir auf das falsche Pferd. In jedem dieser Muster stecken auch die apokalyptischen Reiter, die eine glückliche Partnerschaft zu verhindern wissen. Und jede Menge Schuldgefühle. Die Psychoanalytikerin weist auf den Verhaltensforscher Boris Cyrulnik hin, der beobachtete, dass Menschen im Anfangsstadium einer Depression eine bestimmte Partnerwahl treffen. Sie heiraten weniger emotional erreichbare Personen. Solche, mit einer geringeren Empfindsamkeit. „Der weniger Empfindsame des Paares führt sein kleines gemütsarmes Leben umso ungestörter, als der Melancholiker des Paares, aufgrund seines ständigen Schuldgefühls, die Verantwortung für alle Sorgen übernimmt. Er kümmert sich um alles, leistet die undankbaren Arbeiten, regelt die Probleme, bis er zwanzig Jahre später erschöpft vom unablässigen Sichaufopfern weinend zusammenbricht. Er wirft seinem Partner vor, die angenehme Seite der Partnerschaft gewählt und ihm alle Lasten überlassen zu haben."

Eine Person in einem Vorstadium der Depression gewinnt andere für sich, weil sie gibt, sich zur Verfügung stellt und immer da ist. Nach Horney ist das Motiv dahinter der Wunsch, so zu sein, wie der andere einen haben will, damit man nicht verletzt wird. Das gelingt in der Regel auch ganz gut. Wenn es schiefgeht und es tauchen Missverständnisse auf, dann korrigieren sie diese zu ihren Ungunsten. Sie sind in der Regel auch Meister in der positiven Umdeutung von sozialen Enttäuschungen. Wird der Geburtstag vergessen, dann kontern sie mit einer Umdeutung: „Er wollte mich sicher nicht daran erinnern, dass ich ein Jahr älter geworden bin." Sie übernehmen grundsätzlich die Perspektive des anderen: „Er findet meinen Wunsch, öfter etwas mit ihm zu unternehmen, übertrieben. Da müssen wir mal drüber reden." Und sie helfen, wo sie nur können: „Er braucht einen kleine Erinnerung, damit er weiß, wo und wann er mich erreicht." Anstatt: „Wenn es ihm wichtig gewesen wäre, hätte er es nicht vergessen." Das Opfer übernimmt die Schuld des anderen. Es fühlt sich verantwortlich. Das nutzt ein psychopathischer Partner aus. Kleine Hinweise und Andeutungen reichen in der Regel, um das Schuld- und Verantwortungsgefühl des Opfers auf Hochtouren zu bringen. Solange sich das Opfer frei von Schuld fühlt, weil es großzügig geben kann und sich damit in einem kritikfreien Raum befindet, fühlt es sich am wohlsten. Die perfekte Anpassung wird zu einer Belohnung. Und kann zu einer Herausforderung werden. Der Psychoanalytiker Masud Khan erwähnt, dass einen eine passive Anlage für eine psychopathische Verbindung geeigneter macht. Der passive Partner kann im Psychopathen jemanden erkennen, der einen starken Willen hat. Darin sieht der passive Partner eine Herausforderung und einen Anreiz, so einen anspruchsvollen Partner zufriedenzustellen. Und es trifft dabei auf ein Gegenüber, das sich selbst ausschließlich dann bestätigt fühlt, wenn jemand anders seine Absichten erfüllt.

Der aktive Wille des Psychopathen trifft auf einen passiven Willen des Opfers und so entsteht ein Kontakt, der wie ein Spiel anfangen kann, in dem es zunächst harmlos darum geht, wie man den anderen für sich gewinnen kann. Vergleichbar mit einem intellektuellen Geplänkel, wie Hirigoyen es nennt. Für einen Charakter, der eher melancholischer Natur ist, kann das zu Beginn ein willkommenes Highlight der eingeschlafenen Gefühlslage sein und ihn vitalisieren. Das ist dem Psychopathen zunächst willkommen. Doch darf die Freude des Opfers nicht zu überschwänglich oder gar zu selbstständig werden. Das zeigt sich auch in der sprachlichen Verzerrung und anderen Mechanismen, die angewendet werden, um diese explosive Spannung für den Psychopathen aufrechterhalten zu können. „Ich hatte den Eindruck, dass ich für zwei fühle. Wobei meine Gefühle irgendwie gar nicht mehr zu mir gehörten. Ich war in den Gedanken ständig bei meinem Freund. Ich habe mit ihm gefühlt, habe versucht, Verständnis zu haben für seine

Ausrutscher, bis ich am Ende nicht mehr wusste, wer ich eigentlich war. Bis dahin hatte ich mich für eine unabhängige Person gehalten. Er warf mir vor, ich würde zu viel klammern, aber am Ende waren es seine Gedanken, an die ich mich geklammert habe und nicht an seine Person. Damit habe ich Schiffbruch erlitten“, so schildert es eine Patientin.

In der Psychoanalyse spricht man von Übertragung. Der Patient wirft seine Gefühle auf die Leinwand, die in diesem Fall das Einfühlungsvermögen des Therapeuten ist, der dann stellvertretend für den Patienten fühlt und ihm so besser in seiner Geschichte folgen kann. Der Therapeut dient als Container oder Ablage für alle Widersprüche und Ungereimtheiten des Patienten. Er agiert aber nicht. Im Falle des Psychopathen muss man sich vorstellen, dass er seinen Partner wie einen Therapeuten benutzt. Er füllt ihn auf mit seinen Ideen, mit seinen Idealen, seinen Ansprüchen, mit seiner Wut. Dem Partner fehlt es natürlich an Abstand. Er wird regelrecht überflutet und fängt an, aus dem Container heraus zu fühlen und zu handeln. Eingeschlossen und komplett fremdbestimmt.

Aus diesem Grund ist es auch nicht verwunderlich, dass manche Partner von Psychopathen tatsächlich anfangen, wie Therapeuten zu sein. Sie versuchen, sich zum Experten für die Widersprüche, die sie empfangen, zu machen. Darunter kann es Momente geben, in denen sie scheinbar den Knoten verstandesmäßig gelöst haben. Bis sie wieder eines Besseren belehrt werden. Warum spielen Opfer das Spiel mit, wenn sie erkennen, dass sie verrückt gemacht und verachtet werden? Der Psychotherapeut George Bach meint dazu, dass wir uns unserer Rechte auf Gesundheit nicht bewusst sind. Darum merken wir es nicht, wenn wir diese Rechte aufgeben oder sie uns gestohlen werden. Die erste Notwendigkeit, kein Opfer zu werden, sieht Bach auch darin, dass wir uns darüber Klarheit verschaffen, wann man unsere Gesundheit angreift und wie das geschieht.

Leichte Beute

Untersuchungen haben gezeigt, dass Personen, die schon einmal einen tätlichen Angriff auf eine andere Person ausgeübt haben, zum Beispiel einen Raubüberfall, ihre Opfer sehr gezielt aussuchen. In einem Test liefen mehrere Personen einen Gang entlang. Dabei wurden sie gefilmt. Auf den Aufnahmen sah man die gehenden Personen lediglich von hinten. Die „Täter" wurden danach befragt, wen sie sich für einen Überfall aussuchen würden. Die Wahl fiel auf solche Personen, deren Gang etwas asymmetrisch war. Es wurde ein Arm zum Beispiel stark am Köper gehalten, während der andere sich frei beim Gehen mitbewegte. Die Personen hatten offensichtlich kein starkes Gefühl der inneren Körperachse und bewegten sich weniger aufrecht und harmonisch. Täter suchen sich wie Raubtiere lieber ein leichtes Opfer aus. Solche, die schon etwas angeschlagen sind.

Auf den seelischen Bereich übertragen, gibt es Dispositionen, die es Tätern leichter machen, die richtigen Knöpfe zu bedienen. Dazu gehören solche, die schnell die Verantwortung für Konflikte übernehmen. Hinzu kommt bestenfalls der große Wunsch nach intensiver Nähe. Wenn dieser etwas stärker ausgeprägt ist als normal, ist die Bereitschaft zur Blendung größer. Ich denke, dass ein Psychopath sehr schnell merkt, auf welche Bereitschaft er im Einzelnen trifft. Eine gewisse Leidensfähigkeit ist sicher auch gut und der Wunsch, jemanden aus seiner emotionalen Lage zu befreien. Denn Psychopathen nutzen am Anfang gerne die Beschützerinstinkte, die das Opfer stark in sich fühlt. So wird er auch von eigenem Scheitern und Zweifeln erzählen. Nicht, um darüber die Verbindung aufzubauen, sondern sich von einer verletzlichen und liebenswerten Seite zu zeigen. Das gehört zu seiner menschlichen Maske.

12. WENN DIE CHARMANTE SEITE KIPPT – DER HASS OHNE MASKE

Ist es schon gefährlich genug für das Wohlbefinden, sich überhaupt in einer psychopathischen Beziehung zu befinden, bekommen Opfer die volle Ladung Hass, Verachtung, verquere Kommunikation, die schon vorher in der Beziehung ihren Platz hatte, zu spüren, wenn sie Widerstand zeigen. Wurde der Hass noch irgendwie in Grenzen gehalten, vielleicht, weil der Psychopath noch etwas an seinem Opfer finden konnte, was ihm von Nutzen schien, platzt die Maske auf, wenn die Sache in das Gegenteil kippt. Jetzt gibt es kein Halten mehr. „Das ist eine Phase des Hasses im Reinbestand, äußerst heftig mit Tiefschlägen und Beschimpfungen, mit Worten, die herabsetzen und demütigen, die alles ins Lächerliche ziehen, was dem anderen eigentümlich ist, sagt Hirigoyen.

Die psychopathische Welt ist schwarz-weiß

Der Psychopath denkt in Schwarz und Weiß. Die Welt wird aufgeteilt in Gut und Böse. Die Gefahr ist nun für ihn offensichtlich, als böse erkannt zu werden, wenn das Opfer das Spiel nicht mehr mitmacht. Nicht, weil er ein Gewissen hat, sondern weil seine Manipulationen dann nicht mehr aufgehen könnten. Das ist kein bewusster Denkprozess mit einer Entscheidung. Da der Psychopath kein Mitgefühl kennt und kein fürsorgliches Interesse am Leiden des anderen hat, sind die Dinge, die er an seinem Partner als störende Faktoren benennt, nichts weiter als äußerst ärgerliche Fabrikationsfehler.

Die Kommunikation wird nun extra verschraubt und verdreht. Gleichzeitig werden Aussagen über Idealwerte und das schlechte Verhalten des Opfers gemacht. Es werden ihm Vorhaltungen gemacht, die obskure Züge annehmen: „Du hat alles richtig gemacht, aber es reicht nicht“, so ein

Trennungsspruch eines Psychopathen. Eine Klientin machte die Erfahrung, dass sie angeraunzt wurde, weil sie angeblich Hunderte von E-Mails und SMS geschrieben hätte. E-Mails hatte sie aber nie geschrieben und auch SMS nur sehr spärlich. Es scheint in der Welt der Psychopathen eine besondere Krisensituation zu herrschen, wenn sie sich ihres Opfers beraubt fühlen. Das passiert immer dann, wenn das Opfer sich nicht mehr so leichtfertig zum Opfer hergibt. Wenn dem Opfer klar wird, dass es keine Erfüllung seiner Wünsche zu erwarten hat, mehr noch, dass es sich schon regelrecht blutleer und ausgesaugt fühlt, lässt es sich nicht mehr einfach knechten. Selbst wenn sich der Psychopath aktiv von seinem Opfer trennt, weil es ihm zu viel Widerstand leistet, fühlt er sich beraubt. Er muss das Opfer aus seinen Fängen lassen und die für ihn sichere Dynamik nun aufgeben. Was am Anfang vielleicht noch mit einem Spiel begonnen hat, in dem das Opfer sich einem willensstarken Menschen gegenüber sah, den es erobern möchte, ist nun geradezu ein Überlebenskampf entbrannt. Der ursprüngliche Hass auf die Liebe wird nun noch größer, weil dem Psychopathen die Kontrolle entgleitet. Manche Psychopathen reagieren mit totalem Rückzug. Das Opfer hört von heute auf morgen nichts mehr von ihm. Zumeist gab es vorher einen Streit, der charakteristischerweise sehr doppeldeutiger Natur war – mit Aussagen, die sich allesamt widersprechen. Psychopathen sind nicht besonders aufmerksam in dem, was sie von sich geben. Sie vertrauen auf ihre Spürnase, was die Schwächen des Partners angeht. Stellt man ihnen aber emotional neutralere Fragen, auf die sie nicht vorbereitet sind, drehen sie – in unseren Augen – regelrecht durch. „Zunächst sagte er mir, dass ich nicht gut genug sei. Auf meine Frage, wie er das sagen könne, denn schließlich hatte er mich betrogen, brach er in Tränen aus und beteuerte, dass würde zwar stimmen, aber es wäre doch nur dieses eine Mal gewesen. *(Eine Anmerkung: Die Beziehung dauerte gerade zwei*

Jahre, die Außenbeziehung lief ein halbes Jahr nebenher.) Die Stimmung kippte und aus seinen Tränen wurde ein hysterisches Lachen und ich wurde mit den bösen Worten verabschiedet, ich möge beim Nachhausefahren auf die Bäume am Straßenrand aufpassen.“ Prinzipiell: Wenn bei einem Psychopathen die Tränen fließen, ist das lediglich eine körperliche Reaktion auf einen körperlichen Impuls, der seinen seelischen Ursprung verloren hat. Der Schalter geht eben an, die Tränen kommen. Es ist aber niemals ein Ausdruck des Mitfühlens oder Leidens.

Psychopathen sind auf ihre Art eigenartig ehrlich. Was der Klientin wie ein Schauspiel vorgekommen sein muss, waren alles Emotionen, die man in so einer Trennungssituation haben kann, allerdings komplett unsortiert und für den Psychopathen selbst komplett unzugänglich. Später angesprochen auf seine Gefühlswallungen, wollte er sich an nichts mehr erinnern. Da Psychopathen sich nicht vor sozialen Regressionen fürchten, mühen sie sich auch nicht, besonders wortgewandt zu sein. Sie sagen alles genauso, wie sie es denken. Selbst ihre Lügen sind extrem kurzbeinig. Sie kommen damit nur weiter, weil das Opfer Respekt vor der Privatsphäre hat und gleichzeitig Angst vor Trennungen und gefährlichen Eskalationen in der Beziehung.

Wie trennt man sich von einem Psychopathen?

Es gibt unterschiedliche Ratschläge für die Trennungssituation von einem Psychopathen. Manche Experten warnen davor, sich zu offensichtlich zu wehren, andere bestätigen, dass nur das Beziehen der eigenen Position wirklich hilft, um sich vor der seelischen Ausbeutung zu retten. Die meisten Opfer wissen, dass sie sich in Gefahr befinden. Es muss nicht offensichtlich sein, für andere ist es das ja auch nicht. Ein blaues Auge oder eine aufgeschlagene

Lippe wären immer bessere Beweise als die seelisch ausgeführte und erlebte Bedrohung. Die Opfer haben auch nach der Trennung lange damit zu tun, sich immer wieder in der Position der Rechtfertigung wiederzufinden. Kaum einer, der wirklich versteht, was eigentlich gespielt wurde. Meist versuchen andere, sich in die Rolle des Täters hineinzudenken. So unter dem Motto: „Da musst du aber etwas Schlimmes getan haben, dass er so reagiert." Das Verrücktmachen hat weitreichende Folgen. Hinzukommt die schwierige Tatsache, dass Gerichte die seelische Grausamkeit gar nicht berücksichtigen, wenn es zum Beispiel darum geht, dass Verträge unter Androhung und Zeitdruck bei einer Scheidung zum Nachteil des Opfers unterschrieben wurden, die sich nun als unmöglich und existenziell bedrohlich darstellen.

Die Opfer-Täter-Dynamik ist kaum aufzulösen. Der Psychiater Emil Coccaro spricht von einer Raubtieraggressivität, wenn ein Täter sich das Opfer aussucht. Wie ein Raubtier, das auf Beute liegt. Die Aggression ist demnach nur Mittel, um das zu bekommen, was das Raubtier will. Dies ist eine unsymmetrische Gewalt, die sich nachvollziehen lässt. In psychopathischen Paarbeziehungen scheint es so zu sein, als ob beide Partner die Gewalt in ihrer Beziehung akzeptiert haben. Der Psychopath nutzt sie, um über den anderen zu herrschen. Man könnte sagen, dass das Opfer sich der Gewalt ergeben hat und damit die Überlegenheit des Täters akzeptiert. So einfach erscheint mir die Sache aber nicht zu sein. Das Ergeben entsteht vorrangig durch die bedrohliche Situation, die man nicht anders beherrschen kann. Hinzu kommen die Mechanismen, die einen verwirren und ausbeuten, sodass Menschen unfähig werden, zu handeln. Sie wissen am Ende nicht, was sie akzeptieren, wenn sie mit so einem Partner zusammen sind. Diese hinterhältige Gewalt ist deswegen so besonders grausam, da sich die Psychopathen zumeist Opfer aussuchen, die gerne geben. Das sind Menschen, die auf leisen Sohlen unterstützen. Sie erwarten wenig bis keine Anerkennung. Sie sind es in der Regel nicht gewohnt, dass andere sich bei ihnen bedanken, sie haben sich schon vor der psychopathischen Beziehung damit abgefunden, dass sie keine Erwartungen an irgendjemanden zu stellen haben und sind von daher die perfekten Opfer. Was sie weiterhin besonders auszeichnet, ist, dass sie auf keinen Fall Täter werden wollen.

In der Regel versucht der Psychopath, das Opfer aber genau dahin zu bringen. Er unternimmt den Versuch, es aus der Reserve zu locken und es „böse“ werden zu lassen. Er drängt es mit kritisierenden Aussagen in die Enge: „Du bist kleinlich, wenn du meinst, ich muss immer pünktlich kommen.“ Der psychopathische Partner einer Klientin gab in einer Beratungssituation offen zu: „Ich provoziere so lange, bis mein Gegenüber außer sich gerät und seinen Schutz fallen lässt, dann schlage ich zu und ich beweise, dass der andere der schlechte Mensch ist.“ Wenn ihm das gelingt, hat er die Verhältnisse gekonnt umgedreht. Das Opfer wird zum Täter. Der Täter kann sich als Opfer hinstellen. Je mehr das Opfer versucht, sich zu rechtfertigen oder die Dinge auseinanderzuwickeln und eine Lösung zu finden, umso mehr wird es ohnmächtig und hilflos gemacht. Die Zerstörung geht über in die vorfinale Phase.

Eine Klientin erzählte von der Trennungssituation, in der sie verfangen war. Sie schickte, obwohl sich alles schwierig gestaltete, immer noch in Hinsicht auf die Kinder, die sie beschützen wollte, eine kooperative Nachricht an ihren getrennten Ehemann. Zunächst kam eine pathetische Antwort: „Es ist zu viel passiert, als dass ich jetzt dazu keine schlaue Antwort habe.“ Was so viel passiert ist, bleibt nebulös und in einem Vorwurf an der Partnerin hängen. Und sicherlich ist er es seiner Meinung nach, der schlaue Antworten hat. Die Klientin hatte allerdings keine Fragen geschickt, sondern mehr eine Bestandsaufnahme mit der Bitte um einen Waffenstillstand. Dann erklärt er – vielleicht zum

Hinhalten – eine Emotion: „Ich fand das Foto von meinem Vater im Keller, das mich sehr tief berührt hat, ich sah es mit den Augen des kleinen Jungen, das kocht alles fürchterlich hoch.“ Zum Verständnis: Es geht um den Todestag seines Vaters. Der tief berührende Aspekt des Verlustes drückt sich überhaupt nicht in den Worten aus. Die Sprache ist, wie die Psychoanalytiker Maurice Hernie und Giovanna Stoll es bemerken, technisch. In einem Satz vereint sich ein vorgegaukeltes Gefühl und die Aggression, „es kocht hoch“, die dahintersteht. Um doch den Versuch der Kooperation aufrechtzuhalten, ging die Klientin auf den Verlustaspekt ein: „Ich weiß, dass dein Vater dir fehlt. Freue dich nach Möglichkeit über so einen tollen Vater, der dir vieles ermöglicht hat und sehr an dich geglaubt hat.“

Seine Reaktion darauf: „... dein verlogener Gefühlswall von meinem Vater ... du musst mich für sehr simpel gestrickt halten, solch billige Mittel einzusetzen, du hattest alle Möglichkeiten, mein Familienteam-Angebot nicht mit Füßen zu treten. Entschieden hast du.“ Damit war jegliche Kooperation beendet. Hier wird nochmals deutlich, worauf ich schon einmal hingewiesen habe: In so einer Verbindung ist die Missgunst das beziehungsverbindende Element. Und aus der Missgunst erwächst der Hass. Alles wird daran gesetzt, jede Aufrichtigkeit zu verdrehen und als böses Verhalten umzudeuten. Der Psychopath will das Gefühl, das das Opfer hat, für sich haben. Er ist gierig danach. Wendet sich das Gefühl des Opfers in eine andere Richtung, wie zum Beispiel an den verstorbenen Vater, muss der Psychopath mit einem Gegenschlag antworten, um das Opfer zu schädigen. Gleichzeitig provoziert er ein Mitgefühl, in diesem Fall Teilnahme am Tod des Vaters, um in die Emotion einzudringen. Er versucht, das Gefühl zu manipulieren und über eine Unterstellung das Opfer dahin zu bringen die Gefühle zu verleugnen oder zu berichtigen oder sich erbost gegen die Beschuldigungen zu wehren. Neben der technischen, kalten

Sprache ist auch das Pathetische zu beobachten. Sehr große Worte, die Hülsen für die innere Leere des Psychopathen sind.

Die Mimik, der gesamte Ausdruck des Menschen, der psychopathische Züge zeigt, dehnt sich in jedwede Richtung und bleibt damit unangreifbar für das Gegenüber. Die Lüge, die so oft im Zusammenhang mit Psychopathen erwähnt wird, ist eigentlich keine. Er will nur Wirkungen erzeugen und bedient sich dafür der Worte. Hernie und Stoll sind der Meinung, dass das Verdrehen der Tatsachen sogar dazu dienen soll, das Denken des anderen zu erschüttern. Die Täuschung dient nicht zur Aufrechterhaltung eines bestimmten Bildes, so wie wir eine Lüge einsetzen würden. Die Täuschung dient der Täuschung als Akt der Verwirrung. Hirigoyen nennt folgendes Beispiel: „Seiner Frau, die ihm vorwirft, acht Tage mit einem Mädchen aufs Land gefahren zu sein, antwortet der Ehemann: ‚Die Lügnerin bist du! Zum einen waren es nicht acht Tage, sondern neun, und zum anderen handelt es sich nicht um ein Mädchen, sondern um eine Frau.“

13. DIE KOMMUNIKATION IN DER PSYCHOPATHISCHEN BEZIEHUNG

Kommunikation dient normalerweise dem gegenseitigen Verständnis. Außerdem nutzen wir Kommunikation, um unsere Positionen, die wir zueinander haben, zu stärken. Aber erst durch die Beziehung zum Interaktionspartner können wir die Nachricht verstehen. In der Kommunikation mit einem Psychopathen weiß man nicht, wie er zu einem steht. Liebt er einen oder will er einen vernichten? Diese Gegensätze bekommt der Adressat nicht zusammen. Durch die Gewaltherrschaft entsteht eine Hierarchie, die sich auch sprachlich ausdrückt.

Kommunikation als Trugbild

Die psychopathische Kommunikation tut so, als ob sie eine Kommunikation wäre. Tatsächlich wird vom psychopathischen Partner ein Trugbild einer Kommunikation aufgebaut. Alles Gerede hat ja nicht den Zweck, sich näherzukommen und eine Verbindung zu knüpfen.

Kommunikationspsychologe Paul Watzlawick weist darauf hin, dass es eine analoge und eine digitale Kommunikation gibt. Digitale Kommunikation bezieht sich allein auf den sachlichen Inhalt. Sie ist damit unzureichend, weil erst durch den Beziehungskontext für die Kommunikationspartner klar wird, was gemeint ist. Eine Aussage auf reiner Feststellungsebene: „Das ist ein Haus", mag als Sachaussage stimmen. Erst in der Interaktion wird deutlich, wie das zu verstehen ist. Ein freundlicher Hinweis, eine Zurechtweisung, eine humorvolle Anspielung. Analoge Kommunikation, die neben der Sprache auch Körperhaltung und Mimik umfasst, spricht die Beziehungsebene an. Sie mag auf der rein sachlichen Ebene weniger klar sein.

Sie macht die Sachebene aber deutlich. „Überall, wo die Beziehung zum zentralen Thema der Kommunikation wird, erweist sich die digitale Kommunikation als fast bedeutungslos. Das ist in zahllosen Situationen der Fall, z.B. in Liebesbeziehungen, Empathie, Feindschaft, Sorge und vor allem im Umgang mit kleinen Kindern. Es ist leicht, etwas mit Worten zu beteuern, aber schwer, eine Unaufrichtigkeit auch analogisch glaubhaft zu kommunizieren. Eine Geste oder eine Miene sagt uns mehr darüber, wie ein anderer über uns denkt, als hundert Worte", erklärt Watzlawick.

Die Kommunikation des Psychopathen ist eine digitale Kommunikation. Die Aneignung des anderen wird durch die Macht erreicht, die eine Sprache haben kann, die auf den Beziehungsindex verzichtet. Als Objekt ist man ein Ding für den Psychopathen. Insofern braucht es auch keine andere sprachliche Verwendung, als die rein sachliche Ebene. Es ist ein austauschbares Objekt mit wenigen besonderen Eigenschaften für den Psychopathen. Außer, dass es lebendige Anteile hat, auf die er es abgesehen hat. Die Psychoanalytikerin Marie-France Hirigoyen beschreibt es so, dass der Psychopath wie ein Alpinist, der sich in den Felsspalten einen Haltepunkt sucht, die Stellen bei seinem Opfer entdeckt, die schwach sind. Auf diese Stellen zielt er ab. Er konfrontiert das Opfer mit seinen Mängeln und Befürchtungen. Sagt ihm zum Beispiel, es sei zu dick. Fragt noch, mit wie viel Kilo Übergewicht man nun aktuell rechnen müsste. Das sei doch klar und logisch, dass dicke Menschen abscheulich sind. Auf der analogen Ebene dieser Sprache wird noch nicht einmal der Versuch hergestellt, eine Kritik freundlicher auszudrücken. Wenn von technischer Sprache die Rede ist, dann ist das genau der Punkt, der so eigenartig rüberkommt.

Der Psychopath verknüpft Unausgesprochenes mit allgemeinen Floskeln. Das Unausgesprochene ist der Anteil, den wir bräuchten, um überhaupt eine Nachricht zu verstehen. Es sind mehr Hintergedanken, die nicht direkt ausgesprochen werden. Die Interpretation behält er seinem Opfer vor.

Er redet, ohne etwas zu sagen, hält sich jede Tür offen. Je nachdem, in welche Richtung der andere auf die Aussagen reagiert, kann der Psychopath die Bedeutung wechseln und gleichzeitig damit in Erfahrung bringen, was der andere denkt. Als Empfänger solcher Nachrichten steht man am Ende verwirrt da. Man merkt schon, dass das alles nicht seine Richtigkeit hat, kann sie aber nicht benennen. Außerdem fehlt einem handfestes Material, weil ja alles zu schwammig ist, um wirklich in einen konträren Standpunkt zu gehen.

Zu Beginn einer normalen Beziehung kann die schwammige Sprache dazu benutzt werden, den anderen zu verführen. Und wie wir gesehen haben, hat das Aussparen seine Berechtigung, um Illusionen zu schaffen. In einer psychopathischen Beziehung wird das Aussparen dazu benutzt, dem anderen deutlich zu machen, dass er nichts ist. Diskussionen können nicht geführt werden. Der Psychopath verweigert den Dialog. Er entzieht dem Opfer das Recht darauf, angehört zu werden. Diese Ausgrenzung treibt die Opfer in eine verzweifelte Situation. Sie sind der Meinung, dass sie etwas Fürchterliches getan haben müssen, um so ignoriert zu werden. Aus dieser Verzweiflung heraus schreiben manche Opfer dann Briefe, bitten händeringend um Antworten oder wenigstens darum, als Person mit ihren Zweifeln gesehen zu werden. Hirigoyen erzählt von einer Frau, die folgende Worte schreibt: „Was ist an mir so unerträglich, dass du mich dermaßen hasst? Weshalb sprichst du mit mir nur in Worten voller Vorwürfe, Behauptungen, ohne Offenheit, im Monolog …?“ Die Antwort: „Ich sage es nochmals: Die Tatsachen existieren nicht. Alles ist revidierbar. Es gibt weder Anhaltspunkte noch eindeutige Wahrheiten …“ Ein sehr gutes Beispiel für Nichtkommunikation, die durch den technischen Gebrauch von Sprache entsteht. Das wirkt wie eine Bedienungsanleitung und nicht wie eine Interaktion.

Eine Klientin berichtete von einem Gespräch mit ihrer Mutter. Bei einer gemeinsamen Einladung standen schöne große Weingläser auf dem Tisch und sie sagte: „Wir könnten doch auch mal die schönen Gläser zu Hause benutzen." Daraufhin die Mutter: „Du musst deine Mutter nicht immer so schlecht vor anderen Leuten darstellen."

Wenn Kinder in einer psychopathischen Beziehung involviert sind, wird es noch haarsträubender. Dem Psychopathen sind hier auch alle Mittel recht. Eine Mutter versuchte, ihre Kinder dadurch zu schützen, dass sie ihren Exmann darum bat, sicherzustellen, dass das gemeinsame Haus und damit auch das Wohl der Kinder erhalten bleiben sollte. Seine Antwort: „Erneut muss ich dich daran erinnern, dass wir uns darüber einig waren, unsere Tochter aus den Differenzen herauszuhalten. Wieder missbrauchst du sie. Du benutzt sie als Schutzschild gegen die Konsequenzen deines Handelns." Weder wird gesagt, wie genau der Missbrauch für ihn aussieht noch was das mit den Konsequenzen auf sich hat. Die Sätze von Psychopathen erscheinen in ihrer perversen narzisstischen Form oberflächlich korrekt zu sein, haben aber keine inhaltlich nachvollziehbare Ebene. „Das Wunschbild des Perversen ist, dass der andere ‚böse' wird, was seine eigene Boshaftigkeit in den Normalzustand verwandeln würde. Er versucht, dem anderen das zu injizieren, was in ihm selbst an Bosheit ist. Verderben ist das oberste Ziel!", weiß Hirigoyen diesen Vorgang vortrefflich zu beschreiben.

Es braucht noch nicht einmal eine direkte aggressive Kommunikation von dem Opfer, um das zu erreichen, was der Psychopath will. Die sprachliche Offenheit eines Interaktionspartners ist eine vortreffliche Spielwiese für ihn. Die indirekte Sprache erhöht die Angriffsfläche. Sie wird dann gewählt, wenn der Gesprächspartner komplett den

Beziehungsaspekt negiert oder das Machtgefälle zu groß ist. Wählt das Opfer eine indirekte Sprache, ist es zumeist tief verunsichert und stochert verbal im Nebel. Was ja letztendlich das Ziel des Psychopathen ist: Verwirrung. Eine direkte Verteidigung macht das Opfer zum Täter. Beides ist dem Psychopathen recht. Die Sprache des Psychopathen hingegen ist unklar. Er sagt nie, was ihn wirklich „emotional" stört. Denn eigentlich stört ihn ja auch nicht wirklich etwas. Wenn wir versuchen, die Sprache des Psychopathen richtig einzuordnen, gehen wir davon aus, dass er etwas mitzuteilen hat. Aber dass wir so denken, impliziert, dass ihn wirklich etwas beschäftigen würde und er deswegen die Beziehungsebene vernachlässigt. Aber wir müssen davon ausgehen, dass die psychopathische Sprache generell frei ist von jeglicher Beziehungsebene. Auch dann, wenn er sagt: „Ich liebe dich." Das ist schwer vorstellbar.

Psychopathen lügen immer

Psychopathen lügen immer. Einfach, weil sie kein Mitgefühl anderen Menschen gegenüber kennen. Wer aus dem Grund, einen anderen Menschen zu schützen, nicht die Wahrheit sagt, lügt zwar auch, aber in den meisten Fällen, weil er den anderen nicht verletzen will. Beziehungen sind zum Beispiel dann unzureichend und lieblos, meint der Psychologe Schmidtbauer, wenn der eine Partner dem anderen untreu wird und dies nicht verheimlicht. Die Wahrheit ist hier Lieblosigkeit. Wer einem Psychopathen auf die Schliche kommen will, muss als Erstes die Kommunikation auf Lieblosigkeiten und technische Kälte überprüfen.

Dem Bedürfnis, erwünscht zu sein, wird mit „Du bist nicht willkommen" entgegnet. Der Bitte um Zuwendung wird mit: „Ich bin nicht für dich da" gekontert. Auf Bestätigung kann der Partner eines Psychopathen nicht hoffen, denn es wird gesagt: „So wie du bist, bist du nicht in Ordnung." Dem Aspekt der Versorgung und Fürsorge wird nicht entgegengekommen. Hier heißt es ebenfalls: „Ich bin nicht für dich da." In der Sprache drückt sich aus, dass der andere nicht wichtig ist, denn ein Dialog wird vermieden. Und Anerkennung, beziehungsweise das Fehlen der Anerkennung, drückt sich in folgendem Appell aus: „Du musst mir alles beweisen." Auf kein einziges Bedürfnis wird entsprechend fürsorglich reagiert. Stattdessen gibt es Spott, Verachtung und Entwertung. Zu Beginn denken Partner noch, dass sie es vielleicht mit einem etwas ungeschickten und nicht so sprachgewandten Menschen zu tun haben. Dem es vielleicht nicht so gegeben ist, mehr Taktgefühl in der Sprache zu verwenden. Bei näherer Betrachtung ist die Sprache ein Produkt des mangelnden Mitgefühls und einer Verrohung. Sie ist emotional verarmt und genau deswegen so schmerzhaft.

Eine Sprache, die so benutzt wird, ist voll von Widersprüchen. In der Beziehung zu einem Psychopathen bekommt der gesunde Partner zum Beispiel Befehle, sich fröhlich und unkompliziert zu verhalten, um die Beziehung aufrechtzuerhalten, gleichzeitig aber den Befehl, dies nicht zu befolgen, damit der eigentliche Befehl befolgt wird. Fröhlich ist eben am schönsten, wenn es spontan kommt. Aber wenn das so ist, dann braucht es natürlich keinen Befehl. „Ich fand das immer eigenartig, wenn ich traurig wurde und anfing zu weinen, weil er mir nicht zuhörte, dass er dann sagte: ‚Ich will nicht sehen, dass du traurig bist', obwohl er mich ja traurig machte. Ich durfte meine echten Gefühle nicht mehr zeigen", erzählt eine Klientin.

Die Doppelbindungstheorie sollte in diesem Zusammenhang nicht unerwähnt bleiben. Watzlawick beschreibt sie folgendermaßen: Zunächst muss eine enge Beziehung zwischen zwei Personen vorliegen, die zumindest für einen der beiden einen hohen existenziellen Stellenwert hat. Zum Beispiel in

Familien, in Gefangenschaft, Freundschaft, Liebe, Treue. In diesem Zusammenhang wird eine Mitteilung gegeben, die a) etwas aussagt, b) etwas über ihre eigene Aussage aussagt und c) so zusammengesetzt ist, dass sich beide Aussagen negieren.

So einer Beziehungsstruktur kann man nicht entgehen. Man sitzt in einer Pat-Situation: Man kann nicht nicht reagieren, anderseits kann man sich auch nicht in einer angebrachten und nichtparadoxen Weise verhalten, denn die Mitteilung selbst ist paradox, sagt Watzlawick. „Eine in einer Doppelbindung gefangene Person läuft also Gefahr, für richtige Wahrnehmungen bestraft zu werden, wenn sie es wagen sollte, zu behaupten, dass zwischen ihren tatsächlichen Wahrnehmungen und dem, was sie wahrnehmen ‚sollte' ein wesentlicher Unterschied besteht." Doppelbindungen sind regelrechte Gehirnwäscheanlagen.

„Du hast alles richtig gemacht", sagt ein Mann, als er mit seiner Freundin Schluss macht.

„Aber, wenn ich alles richtig gemacht habe, warum trennst du dich dann?"

„Weil es nicht reicht."

„Was soll ich denn tun, damit es reicht?"

„Da kannst du nichts machen. Sagte doch. Es war alles richtig."

„Wie kannst du mir das antun?"

„Jetzt kommst du mir auch noch mit Vorwürfen, wo ich dir sage, dass alles richtig war. Ich gehe!"

„Wesentlich ist, dass der Betroffene keine Alternative wählen kann, die ihm zu entdecken helfen würde, was der andere meint ... Durch die Unfähigkeit ist er wie ein selbstregulierendes System, das seinen Regler verloren hat; es durchläuft endlose Schleifen, wie Watzlawick sagt oder man könnte auch sagen: Das Gehirn ist in so einer Kommunikation in einem nicht enden wollenden Intensivwaschgang.

14. DER SELBSTHASS DES OPFERS

Warum Partner von Psychopathen sich nicht wehren, wird durch die doppelten Botschaften deutlich, die die Täter aussenden und die Opfer so in eine verrückte Lage bringen. Psychopathen wollen einen zudem aus der Reserve locken. Sie nutzen jeden Widerstand ihres Opfers, der sich in Ärger oder Wut äußert, um ihn wieder gegen das Opfer zu richten. Partner von Psychopathen ergeben sich der Gewalt des Täters, weil sie keinen Umgang mit Aggression gelernt haben, der ihnen hilft, schnell aus der Situation zu fliehen. „Die Partner der Perversen entscheiden sich meistens aus Versöhnlichkeit, alles, was gesagt wird, in einem buchstäblichen Sinn zu verstehen, und sie verdrängen die sich widersprechenden Signale", sagt Hirigoyen. Eigentlich ist es richtig, die Aussagen eines Psychopathen buchstäblich zu verstehen. Wenn einem klar wird, dass das eine verrückte Sprache ist, die auf eine angemessene Beziehungsebene verweist. Selbst wenn es nicht auf den ersten Blick gelingt, die Gemeinheiten hinter den paradoxen Botschaften zu entschlüsseln, führt das trotzdem zu Frustration. Die Bedürfnisse werden in so einer Beziehung nicht erfüllt. Partner in psychopathischen Beziehungen ringen deswegen ständig mit ihrer eigenen Wut. Sie stehen mittendrin in einem emotionalen Konflikt, ob sie sich der Wut stellen oder alles hinnehmen.

Kalte Augenblicke

Der Psychologe George Bach hat viel zum Thema Aggression geforscht. Er geht davon aus, dass der selbstzerstörerische Umgang mit Aggression seine Wurzel in der Kindheit hat. Er sagt, dass es mindestens fünf unheilvolle Konsequenzen gibt, die Menschen mit ihren aggressiven Regungen verbinden. Verlassen, übermäßige Bestrafung, Unheilverkündung,

Zerstörung und Tod. Bei emotionalen Konflikten tauchen dann sofort Schuldgefühle auf. Wer ungerecht behandelt wird, richtet seinen Ärger in Folge gegen sich selbst. Es entsteht Selbsthass. Man fühlt sich schuldig. Und unfähig, richtig in der Beziehung zu sein. Die Verantwortung, die übertragen wurde, wird auch aus dem Grunde angenommen, weil die Menschen die Konsequenzen von Wutäußerungen fürchten. Sie gehen nochmals und immer wieder die Gespräche durch, die sie mit dem Partner hatten. Sie versuchen, die doppelten Botschaften zu entschlüsseln. Sie sind frustriert, weil sie keine Antwort finden. Innerlich zerstört, weil sich alles gegen sie zu richten scheint. Und sie denken, dass es wohl seine Richtigkeit hat, wenn sie dafür keine Erklärung finden, muss es an ihnen selbst liegen. Die fünf Konsequenzen findet man in angsteinflößenden Beziehungen wieder. Sie werden durch das Verhalten des psychopathischen Partners ständig aktiviert.

Verlassen: Sobald in der Kindheit eine Äußerung von Aggressivität gemacht wurde, wurde diese mit einer Trennungsandrohung bestraft. „Wenn du das noch einmal machst, geht Mami weg und kommt nie wieder." „Wir werden dich woanders hinschicken und nie wieder zurückholen." In unsicheren Beziehungen ist die Trennungsandrohung an der Tagesordnung. Das kann auch durch Eifersuchtsinszenierungen geschehen. Indem vom psychopathischen Partner kleine Hinweise eingestreut werden, die den Partner in Angst vor einer Trennung versetzen.

Übermäßige Bestrafung: Auf eine Aggressionsäußerung folgte eine Androhung einer Bestrafung. „Sag das noch einmal und ich schlage dich windelweich." Eine Klientin erzählte, dass sie als Kind immer in den Keller geschickt wurde. Sie musste die Treppe hinuntergehen. Dann wurde das Licht ausgemacht und die Tür abgeschlossen. Den Dialog abbrechen oder gar nicht erst richtig führen, ist ein bestrafendes Mittel. Immer, wenn zum Ausdruck gebracht wird: „Du bist ein Nichts". Auch der bekannte starre und eiskalte Blick des Psychopaten hat eine bestrafende Wirkung.

Zerstörung: Man droht dem Kind damit, dass sein Verhalten schlimme Konsequenzen für andere hat. „Weil du nicht gehorchst, müssen Mami und Papi dauernd streiten. Wir werden uns deswegen eines Tages scheiden lassen." Dem Kind wurde beigebracht, dass es zerstörerisch ist. In der psychopathischen Beziehung sieht die Androhung dann so aus: „Weil du nicht so aussiehst, wie ich es haben will, werden wir uns trennen." „Weil du so unfähig und dumm bist, kann ich dich nicht mitnehmen. Meine Geschäftspartner werden mich nicht mehr ernst nehmen." „Ich werde dich beim Jugendamt anzeigen, weil du schlecht zu den Kindern bist." Zumeist werden noch andere Personen in das zerstörerische Treiben mit hineingezogen. Es wird behauptet, dass andere das auch schon gesehen haben, dass man sich unverantwortlich verhält und dass das schlimme Konsequenzen haben wird. Die Zerstörung in einer psychopathischen Beziehung hat einen aufhetzenden Charakter. Dem psychopathischen Partner sind alle Mittel recht, um zu drohen. Sei es mit Anwälten oder anderen Mitteln. Dann heißt es: „Auch die Bekannten Müller und Meier sind entsetzt über deine Abgebrühtheit." Zu einem möglichen Treffen zu Weihnachten schreibt der psychopathische Partner: „Es wäre interessant, wie du dir dein Dazukommen vorstellst. Meine Fantasie stößt da an Grenzen. Das Fest der Liebe, so heißt es nun einmal, sollte auch mit denselben gefeiert werden." Es ist nicht ungewöhnlich, dass grammatikalisch die Aussagen nicht stimmig sind. Das macht sie noch zerstörerischer.

Tod: Sicherlich das Schlimmste sind Todesdrohungen, die Eltern ihren Kindern mitteilen. „Hör auf mit deinen Frechheiten, sonst bring ich mich um." Todesandrohungen in unheilvollen Beziehungen werden unterschwellig transportiert. Der psychopathische Partner bekommt es gut hin, dass der andere denkt, er würde tatsächlich eventuell dazu beitragen, dass sich der perverse Partner umbringt. Es werden durch den psychopathischen Partner auch verschleierte Todeswünsche an den anderen weitergegeben. „Du hast sehr viel verspielt ..." „Du bist in deiner Welt und da solltest du auch bleiben." In einer Paarkommunikation zum Thema Familie und Trennung zeigte mir eine Klientin folgendes Zitat: „Tolerieren und achten werde ich euer Verhalten nie und ich werde Maria (die Tochter) Werte mitgeben, die du offensichtlich nicht teilst." Solche Angriffe gehen tief, weil sie die Rolle als Mutter oder Vater verächtlich darstellen und verhöhnen. „Du wirst als Mutter sterben, weil ..." ist die Todesandrohung dahinter.

Ein Teufelskreis

Bach sagt überdies, dass Eltern zum einen bei ihren Kindern Ärger und Wutgefühle durch Beleidigungen, Herabsetzungen, Spott und Hohn provozieren und andererseits drohen sie mit drakonischen Strafen, wenn das Kind seinen Ärger äußert. Es kann auf diesem Wege seine Gefühle nicht direkt und klar zum Ausdruck bringen. Die unheilvolle Situation spitzt sich darin zu, dass Personen mit solchen Eindrücken aus der Kindheit, in späteren Intimbeziehungen jeglicher Interaktion ausweichen, die zu Aggressionsgefühlen führen könnten.

Der Teufelskreis ist an dieser Stelle vollendet. Eine Person, die mit Aggressionsgefühlen katastrophale Konsequenzen verbindet, trifft auf einen Psychopathen. Dieser scheint zunächst ein guter Partner zu sein, weil ihm der Wille offensichtlich nicht genommen wurde. Er macht den Eindruck, dass er sich durchsetzen und behaupten kann. Er ist wendig, charmant und verführerisch. Die innere Schuld und die innere Frustration des anderen werden zu diesem Zeitpunkt durch den Psychopathen abgemildert. Aber nur, um sie dann umso deutlicher in der nächsten Phase zu provozieren.

Der Partner eines Psychopathen befindet sich ab da in einer hoffnungslosen Ausnahmesituation. Die perverse Sprache ist verwirrend und doppelbödig. Es gibt nur scheinbare Übereinstimmungen und außerdem auch nur eine scheinbare Logik hinter den Worten. Das Opfer will diese entschlüsseln. Es muss das geradezu machen, weil ihm die Aufgabe zufällt, nicht aggressiv zu werden. Es darf seiner Wahrnehmung nicht mehr trauen oder sie äußern. Auch wenn es noch so in die Richtung gedrängt wird. Wenn es so wird, wie der Partner – und früher die Eltern – es haben wollen, dann wird sich alles zurechtruckeln. Das scheint das Angebot zu sein. Und es ist gleichzeitig die Masche der Zerstörung. Aus der anfänglichen Missgunst des Psychopathen wird Hass auf die Liebe und er mündet in einem Selbsthass des Partners. Diese Zusammenhänge sind entsetzlich. Ein Rädchen greift in das andere über und wir stehen vor einem Mechanismus, wo man auf den ersten Blick nicht weiß, wo man ansetzen soll.

15. FOLGEN FÜR DAS OPFER IN EINER PSYCHOPATHISCHEN BEZIEHUNG

„Ich dachte irgendwann, so muss sich das anfühlen, wenn du Geisel bist – zum verkehrten Zeitpunkt am verkehrten Ort. Es hätte jede treffen können, vielleicht. Aber er hat sich für mich entschieden. Immer wieder ging ich die Situationen durch, um herauszufinden, was ich verkehrt machte. Mir ging es immer schlechter", erzählt Fabienne in der Beratung über ihre Erfahrungen mit einem psychopathischen Partner.

Dauerstress greift das Immunsystem an

Gottman, der Psychologe, der weiß, wie Menschen zusammenfinden und wie sie es nicht tun, hat in seinen Studien die Hormonwerte, die auf Stress hindeuten, gemessen. Und für ihn ist klar: Eine Partnerschaft, in der Verachtung und Zynismus vorherrschen, macht einen der Partner krank. Der Dauerstress greift das Immunsystem an und die weißen Blutkörperchen verringern sich.

Stress hört sich zunächst noch recht harmlos an. Zu Beginn einer Beziehung mag sich das auch so darstellen. Rein physiologisch fällt es uns schwer, eine Aufregung einer Ursache richtig zuzuordnen. Stressige Zeiten können als positiv erlebt werden, weil sie einen in eine Gemütsbewegung bringen. Wenn das Gemüt bewegt wird, hat es wohl einen Grund. Zum Beispiel Verliebtheit. Der innere Erregungszustand wird zu Beginn einer psychotischen Partnerschaft auf ein hohes Niveau getrieben und bleibt dann auf demselben stehen. Das heißt, dass die Phasen, die normalerweise eine Beziehungsbildung durchlaufen, im Dauerlauf genommen werden. Gleichzeitig hat man aber den Eindruck, immer wieder von vorne anzufangen. Die Psychotherapeuten

Hernie und Stoll bemerken, dass man den Paaren, die zu ihnen kamen, nicht anmerken konnte, ob sie gerade erst zusammengekommen wären oder schon jahrelang zusammen waren. Ein Klient berichtete mir, dass er den Eindruck hatte, mit seiner Partnerin nur Momentaufnahmen gehabt zu haben, die sich nicht zu einer Geschichte verbinden ließen. Immer, wenn er sich von ihr verabschiedete, war er ganz erschöpft von der Bemühung, den Kontakt zwischen ihnen wiederherzustellen und kurz bevor er sie wiedertraf, hatte er Herzrasen, weil er fürchtete, das könnte das letzte Mal sein, sie zu sehen. Der innere Zustand der Aufregung in der ersten Verliebtheit bleibt bei dem Partner eines Psychopathen erhalten. Dazu gesellen sich dann zeitnah die Angst, der Selbstzweifel und sogar die Sorge, verrückt zu werden. Das Letzte gar nicht so unberechtigt. Denn der Ausweg aus verrückter Kommunikation ist manchmal nur der, selbst verrückt zu werden.

Das Spiel wird sanft eröffnet, indem der psychopathische Partner auf Kritik an seiner Person, die er dem anderen unterstellt, mit Verteidigungen reagiert. Der zweite apokalyptische Reiter. Er wird darauf beharren, dass der andere zu dünnhäutig ist und ungerecht obendrein. „Immer machst du mir solche Unterstellungen und immer siehst du nur das Negative", und so weiter. Wenn der psychopathische Partner sieht, dass das Opfer einlenkt, greift er mit Verachtung und Spott an.

Die Nachricht, die dem Opfer mitgegeben wird, lautet, wie Bach es formuliert: „Ich will dich so, wie ich dich brauche, nicht so, wie du bist." Die Ablehnung wird gespürt und muss gleichzeitig ignoriert werden. Was in so einer Beziehung fehlt, ist die Fürsorge. Es ist ein Unterschied, zu sagen: „Ich liebe dich, weil ich dich brauche" oder zu sagen „Ich brauche dich, weil ich dich liebe." In der einen Aussage, die den anderen als ein Ding erklärt, dass man so braucht, wie man es will, geht es nicht darum, den anderen in seinem „So-Sein" zu unterstützen. Es geht auch nicht darum, ihn durch fürsorgliche Unterstützung unabhängig werden zu lassen. In einer psychopathischen Beziehung drängt alles nach Verbindungszerstörung oder nach einer Verbindung über die Zerstörung.

Leben von Luft und Liebe

Der Spruch „Ich lebe von Luft und Liebe" beschwört die schöne Leichtigkeit der Verliebtheit und den genüsslichen Aspekt, dass man nur wenig an wesentlichen Dingen braucht, um glücklich zu sein. In der unheilvollen Partnerschaft wird einem die Liebe genommen und damit auch die Luft abgedrückt. Viele Klienten berichteten tatsächlich von einem Engegefühl. So, als ob sie nicht mehr richtig Luft kriegen könnten. Sie beschrieben es so, als ob ihnen etwas auf dem Brustkorb sitzt oder als ob man ihnen den Hals zugeschnürt hätte. Auf körperlicher Ebene kann eine Herzneurose entstehen. Das zeigt sich in Herzrasen, das über längere Zeit und sowohl in Ruhe als auch in Aktivitätsphasen auftritt. Das Herz, als das Organ, das stellvertretend für die Liebe steht, wird sozusagen angegriffen. Es ist auch ein Organ, das sich nicht willkürlich steuern lässt. Ruhe, Meditation und andere Maßnahmen, sofern man diese überhaupt in so einer aufgebrachten Situation annehmen kann, wirken sich nicht beruhigend auf das Herz aus. So berichtete eine Patientin davon, dass sie über ein halbes Jahr schreckliches Herzrasen hatte. Sie befürchtete, dass ihr Herz nicht mehr lange mitmachen würde. Rein physiologisch führt eine so große Belastung zu Erschöpfung und Ermüdung. Appetitverlust, Schlafstörungen, große Nervosität gehören ebenso zu den Symptomen.

Chronischer Stress mündet zumeist in einer Angstreaktion. Es wird dann zunehmend schwierig, überhaupt zwischen angstmachenden und weniger ängstigenden Situationen zu unterscheiden. Der ganze psychische Apparat und der Körper sind in einem dauerhaften Alarmzustand.

Die Psychotherapeuten Maurice Hurnie und Giovanna Stoll berichten von Patienten, die ihren Zustand damit beschreiben, dass sie sich „hart wie ein Brett fühlen", oder sagen: „Ich trennte mich von meinem Körper wie von einem zerschlissenen Kleidungsstück." Um mit so einer Belastung fertig zu werden, schalten viele Personen einfach innerlich ab. Sie identifizieren sich mit dem Angreifer und treten dabei förmlich aus sich heraus. Das, was eigentlich außen passiert, die Androhungen und die Gewalt, werden sozusagen nach innen verlagert. Solche Phänomene sind vor allem bei Missbrauchsopfern von sexueller Gewalt bekannt. Was sich in einer Partnerschaft mit einem Psychopathen abspielt, kann ähnliche Formen annehmen. Es ist diese Abhängigkeit, das Ausgeliefertsein, die Androhungen, die gemacht werden, wenn man sagt, was man sieht und hört. Diese fatale Kombination führt zu einer Dissoziation. Das heißt, Körper und Seele werden getrennt. So kann der Schmerz ertragen werden. Ab da ist es „nur noch" der Körper, dem Schaden zugefügt wird. Die Seele schaltet auf Unempfänglichkeit. Opfer müssen einen hohen Preis zahlen, um sich so durch die Situation zu retten. Wir können nicht punktuell abschalten. Das heißt, wer sozusagen innerlich taub wird, kann auch keine guten Empfindungen mehr wahrnehmen. Die Angst, dass irgendetwas Schlimmes passieren könnte, dass der psychopathische Partner etwas vorhat, das einem Schaden zufügt, bleibt erhalten. Auch, wenn die Beziehung schon länger getrennt ist. Es gibt zunächst keine Möglichkeit, bewusst aus der Situation herauszukommen.

Opfer erfahren also immer wieder diesen Moment der Traumatisierung, wie eine unendliche Schleife. So bleiben sie in der schrecklichen Vergangenheit sitzen, mit wenig Hoffnung auf die Zukunft und voller Angst, was die Gegenwart angeht.

Dieses nutzlose Streben, ein Ziel zu erreichen, das nicht erreicht werden kann, das heißt, einen Täter wirksam abzuwehren oder sich die Aufmerksamkeit eines vernachlässigenden Elternteils zu sichern, ist charakteristisch für traumatische Erinnerungen und raubt einem Traumatisierten Energie und mentale Effizienz. Diese Sinnlosigkeit führt zu einem posttraumatischen Verfall. Ein Zustand, in dem die Betroffenen nicht in der Lage sind, in ihrem Leben zukunftsorientiert zu handeln und Ziele zu erreichen. Letztendlich endet die Sinnlosigkeit in einem tiefen Versagensgefühl und führt zum psychischen Zusammenbruch. Bei unheilvollen Beziehungen ist dieser Zustand eingebettet in die Machtverhältnisse zwischen Täter und Opfer, die immer wieder Bestätigung finden. Egal, was das Opfer auch tut.

Die Opfer bemühen sich in der Regel ohnehin, so wenig Widerstand wie möglich zu leisten. Sie werden immer versöhnlicher und liebenswürdiger. Ihr Beschützerinstinkt meldet ihnen, dass der Partner sich innerlich vereinsamt und kalt fühlen muss, um sich so zu verhalten. Sie haben die Gefühle ihres psychopathischen Partners übernommen und spüren am eigenen Leibe die Wut und den Hass. Eine Klientin erzählte, dass sie sich innerlich wie ein Eisblock fühlte, immer wenn sie mit dem Partner zusammen war. Auch nach einer Verabredung lag sie bibbernd. Und anstatt das Weite zu suchen, weil der andere nicht wärmend ist, versuchen Partner von Psychopathen, diesen zu erwärmen. Die Fürsorge ist nicht nur unnötig, sondern auch noch kontraproduktiv. Doch die Übernahme der Verantwortung für die Beziehung und das sensible Mitgefühl der Partner von Psychopathen treiben sie immer wieder dahin, alles zu versuchen. Gefühle der Liebe kann man schon unter normalen Umständen sehr schwer bei einem anderen erwecken, denn wer nicht fühlen will, der fühlt nicht. Fürsorge ist erschöpfend, wenn kein

Empfänger dafür da ist. Und so wenig, wie ein Psychopath selbst zur Fürsorge fähig ist, kann er diese auch annehmen.

Manche Opfer fangen aus ihrer Verunsicherung heraus damit an, ihren psychopathischen Partner auszuspionieren. Sie lesen private Briefe oder E-Mails oder checken SMS. Sie spüren so eindeutig, dass etwas nicht stimmt, und kommen mit dem Verbot, darüber zu reden, nicht klar. So entstehen in ihrer Fantasie die schrecklichsten Bilder von einem Partner, der sich ergötzt, erfreut und der schon längst einen anderen Menschen in den Armen hält. Das ist für die Opfer ein sehr erniedrigender Zustand. Sie wollten Vertrauen und hofften auf Verständnis. Sobald sie anfangen, in den privaten Sachen ihres Partners zu wühlen und ihm nachzustellen, wissen sie, dass sie ganz unten angekommen sind. Es bringt auch oft gar nichts. Die Verwirrung bleibt bestehen und die Schuldgefühle werden nur noch größer. Und wird ein Opfer bei seinen „Ermittlungen" entdeckt, ist klar, dass es zu einer Auseinandersetzung kommt, wo sich all das zu bewahrheiten scheint, was der psychopathische Partner ihm eh schon unterstellt hat.

Stressreaktionen sind ursprünglich physiologische Reaktionen auf Angriffe. Flüchten, Angreifen oder Totstellen sind die drei Alternativen. In Situationen, die einem sehr wenige Wahlmöglichkeiten lassen – wie bei der psychopathischen Beziehung –, stellen sich die Opfer innerlich tot. Das heißt, in Situationen, die mit einem großen Schrecken einhergehen, Beschimpfungen vor Dritten, Spott und Hohn, bleiben die Opfer stumm, weil sie sich innerlich auf den Boden legen und einfach abwarten, bis die Sache vorbei ist. Sie können sich das wie eine Lähmung vorstellen. Anstatt wie üblich die Emotionen zu regulieren, werden die Emotionen zerteilt. Der Zusammenhang zwischen einem Gefühl und einer Handlung wird entkoppelt. Innerlich wird dann kein Signal zu einer Handlung wahrgenommen. Somit bleibt man reglos.

Lähmende Situationen treten vor allem dann ein, wenn eine Person unter dem Eindruck steht, sich schuldig gemacht zu haben, weil sie andere Gefühle verletzt hat oder weil sie Sorge hat, zurückgewiesen oder verachtet zu werden. Ganz so, wie es der Alltag in einer psychopathischen Beziehung ist.

Onno van der Hart zitiert den Psychologen Gilbert, der darauf hinweist, dass unter diesen Umständen Menschen ihre Verteidigungssysteme, die sie üblicherweise einsetzen, um sich bei einer Bedrohung zu wehren, aufgeben, um die Beziehung zu schützen. Die Verteidigung ist eigentlich unzureichend an die tatsächliche Situation angepasst. Die Personen müssten sich wehren, zurückschlagen oder wegrennen. Aber sie bleiben ganz starr und stumm und ohne Regung, weil sie eine Trennung befürchten. Psychologisch gesehen kommt es zu einer Spaltung. Sie müssen die Bedrohung, die sich an sie richtet, als neutraler bewerten als sie ist. Und entsprechend nicht darauf reagieren, obwohl sie angegriffen werden.

Ängste entstehen

Beziehungen zu anderen Menschen können sich in Folge der traumatisierenden Erfahrungen verändern. Wenn über einen längeren Zeitraum Gefahr und Wohlbefinden nur bruchstückhaft erlebt werden können, entstehen Ängste, die sich nicht so leicht wieder abschütteln lassen. Im Zusammenhang mit der Liebe ist als mögliche Konsequenz vor allem die Beziehungsphobie zu nennen. Also eine vermeidende, angstvolle Haltung gegenüber Beziehungen, weil man nicht erkennen kann, ob der Partner einem Gutes oder Schlechtes will. Onno van der Hart und Kollegen weisen darauf hin, dass daraus sowohl eine große Angst vor einer Bindung als auch ein übergroßes Verlangen nach einer Bindung entstehen kann. Tatsächlich ist auch ein übergroßes Festhalten nach einer Beziehung bindungsvermeidend. Beide übersteigerte Motivationen befeuern sich abwechselnd. Der große Wunsch lässt auch die Angst steigen. Denn die Gefahr, sehr viel zu verlieren, steigt mit der großen Sehnsucht an. Man gerät in einen Teufelskreis einer inneren Zerreißprobe, wie van der Hart sagt.

Bei Menschen, die in Folge einer bedrohlichen Bindungssituation zu viel Nähe als auch zu viel Abstand wollen, und das in einem Wechsel wie bei einer Achterbahnfahrt, entsteht ein desorganisierter-desorientierter Bindungstyp. Wir können auch schlicht sagen, dass der Kompass für die Liebe verrücktspielt und macht, was er will. Das Vertrauen in sich und in andere Menschen, als auch das Vertrauen, angemessen sich selbst schützen zu können, ist komplett verloren gegangen. Solche Personen halten oft an einem Muster fest, das sich in einer Hassliebe zu dem Partner ausdrückt. Sie wollen nicht verlassen werden und hassen ihren Partner gleichzeitig. Sozusagen präventiv dafür, dass er sie verlassen könnte. Zumeist entstehen aus solchen Gefühlen heraus On-off-Beziehungen unter dem Motto: „Ich hasse dich – verlass mich nicht."

Es gibt keine handfesten Untersuchungen darüber, was mit Partnern in längeren unheilvollen Beziehungen passiert. Es ist denkbar, dass es bestimmte Grundformen, Ängste und Schuldempfindlichkeiten bei einem potenziellen Opfer gibt, was es dann auch länger an so einer Beziehung festhalten lässt. Eine Klientin meinte über ihre aktuelle Lebenssituation: „Ich bin so traurig. Sitze allein in der Wohnung, dabei ist Sommer. Dann ist auch noch mein Freund letztes Jahr weggegangen." Ich fragte sie: „Freund? Wer ist das und wo ist er hin?" „Ich meine Guido (ihr Expartner). Ja, er war mein Freund." Das sind so Momente in der Beratung, wo man tief Luft holen muss. Guido war der Prototyp eines psychopathischen Partners. Er hatte über fünf Jahre hinweg vermieden, ihr zu sagen, dass er sie liebt. Ihr gleichzeitig in

Aussicht gestellt, dass sich das ändern würde, wenn sie sich ändern würde. Er hat sie gedemütigt, verachtet, verhöhnt und verspottet. Alle Mittel waren ihm recht dafür. Und die Partnerin ist nach einem Jahr der Meinung, dass sie das Wichtigste in ihrem Leben verloren hat und spricht von ihm als ihrem Freund.

Eine der übelsten Folgen für das Opfer ist, dass es sich schlecht von der Beziehung ablösen kann und damit dauerhaft im Widerspruch Schmerz und Liebe stecken bleibt. Die Klientin oben ist nicht das einzige Beispiel dafür, dass solche Erfahrungen das Leben „danach" sehr erschweren. Wenn Menschen nach unheilvollen und traumatisierenden Beziehungen Bindungsstörungen aufweisen, hat der Psychopath ganze Arbeit geleistet. Das, was heilsam wirken könnte, wäre eine neue langsame Erfahrung, dass Verbindung nicht zwangsläufig mit Trennungsandrohung, Verlust und Schuld zu tun haben muss. Doch diese Möglichkeit wird durchkreuzt, weil das Selbstwertgefühl abgetaucht ist und das Selbst in Deckung geht.

16. STRATEGIEN, SICH VOR TRENNUNGSSCHMERZ ZU SCHÜTZEN

„Hänschen klein ging allein in die weite Welt hinein, Stock und Hut stehen ihm gut, er ist wohlgemut. Doch die Mutter weinet sehr, hat ja nun kein Hänschen mehr, da besinnt sich das Kind, kehrt nach Haus geschwind."

Dieses Lied ist eines jener, die Kindern zu Beginn des 20. Jahrhunderts als Erstes beigebracht wurden. Sein Thema ist Nähe, Trennungsschmerz und Wiedersehen. Jemand bricht einem das Herz oder „Scheiden tut weh" sind ebenfalls sehr bekannte Sprüche. Nicht nur das. Neurologen haben herausgefunden, dass es eine Schmerzleitung im Gehirn gibt, die durch Trennungen angeregt wird. So kommt es zu tatsächlichen Schmerzerfahrungen, die sich von Leiden durch eine körperliche Versehrtheit nicht unterscheiden.

Schadensbegrenzung

Aus neurobiologischer Sicht ist es schwierig, aus eigener Kraft gegen negative und schmerzvolle Gefühle anzugehen. Die Untersuchungen des Neurobiologen Jaak Panksepp beweisen, dass ein Mensch, der sich in einer isolierten Situation befindet, eine hohe Stressreaktion zeigt. Üblicherweise soll diese unangenehme Stressempfindung dazu führen, wieder eine schützende Nähe aufzusuchen, um sich wieder entspannen zu können. In einer psychopathischen Partnerschaft hingegen ist ab einer gewissen Phase nur noch Schadensbegrenzung möglich. Die besteht darin, den Disstress zu managen. Die leichten Elemente, die eine Verbindung schön machen, vor allem Fürsorge, bleiben auf der Strecke.

Das sogenannte Stockholm-Syndrom, eine Identifikation mit dem Aggressor, ist ein Tool aus der psychischen Trickkiste für solcherart ausweglose Situationen. Das Phänomen wurde an Geiseln beobachtet. Wider Erwarten schlagen sich die Geiseln emotional auf die Seite ihrer Entführer, entwickeln positive Gefühle für diesen und bilden eine emotionale Allianz, von der aus sie Angreifer der Geiselnehmer, wie die Polizei, nicht als hilfreich, sondern als negativ für die Geiselnehmer und somit als soziale Gegner bewerten.

Für die meisten Menschen ist eine Situation, die unter dem Stern der Isolation steht, nicht auszuhalten. Um so etwas wie Menschlichkeit und damit eine Entstressung in eine derartige Situation zu bringen, versetzen sich die Opfer in die Lage des Täters und verbünden sich sozusagen mit ihm. Sie werden fürsorglich. Die Aggression und die Isolierung werden dadurch weniger bedrohlich. Die Psychoanalyse hat für dieses Phänomen den Begriff der Identifikation mit dem Aggressor gebildet. Der Autor und Analytiker Hirsch zitiert dazu den Psychoanalytiker Sándor Ferenczi, der 1933 sagte, dass durch die Identifizierung oder Introjektion des Angreifers dieser förmlich verschwindet. Das Böse kommt nicht von außen in Form eines bösartigen Elternteils, Partners oder Entführers, sondern wird durch die Übernahme durch das Opfer zu seiner eigenen psychischen Realität. Ferenczi nennt diesen Vorgang eine alloplastische Reaktion. Alloplastisch bedeutet körperfremd, aus künstlichem Material bestehend. Eine andere wehrhafte Reaktion, indem man ausruft: „Tu das nicht mit mir", ist aufgrund der Gewalt, der paralysierenden Angst, der Konfusion über das Beziehungsverhältnis, ebenso durch die Verwirrung über die Begriffe der Liebe und das Fehlen eines Zeugen, nicht möglich. Die Folgen der alloplastischen Reaktion für die Opfer sind vielfältiger Natur. Zunächst muss man anerkennen, dass es sich um eine Möglichkeit handelt, einen starken emotionalen Stress abzuwehren. Sind die gewaltbereiten Tendenzen des Angreifers als eigene in das Selbstbild aufgenommen, kann das zu großen Schuldgefühlen führen, da man Wut und Ärger in eine Richtung verspürt, die man selbst nicht kontrollieren kann. Bis hin zu einer eigenen aggressiven Bereitschaft. Mit dem Motto: „Mir hat es nicht geschadet, also erlaube ich mir, das genauso bei anderen zu machen", kann sich ein Fatalismus entwickeln, der durch die Erfahrungen von Unterdrückung eingefärbt ist. Wer in eine psychopathische Beziehung gerät, wird sich schnell als Opfer von Machtmissbrauch erleben. Auch werden Partner aus psychopathischen Beziehungen bestätigen können, dass sie mit Verständnis für ihren psychisch-brutalen Partner reagieren, um die Beziehung zu halten und um sich selbst nicht als komplett hilfloses Opfer zu erleben. Der Trick besteht darin, dass man sich der Gewalt des anderen unterwirft, diese nicht infrage stellt und auch die aggressive Person schützt, somit die Gewalt und die Brutalität als solche verschleiert.

Die Betroffenen denken im Verlauf eines solchen Prozesses: „Ich habe es wohl verdient, dass er mich so behandelt. Er ist ein guter Mensch und er weiß, was er tut. Es muss einfach an mir liegen. An meinen Mängeln, dass ich ihn zu wenig liebe, dass ich nicht aufrichtig bin, etc." Was außerdem zu beobachten ist, ist, dass die ganze Liste der erniedrigenden Vorhaltungen, die ein Psychopath in das Beziehungsgefecht wirft, beim Opfer als wirklich vorhandene Mängel der eigenen Person ankommen. Jede gesunde Form, solche Angriffe zu stoppen, ist durch die Introjektion, also Übernahme von Teilen des anderen in das eigene Selbstbild, nicht möglich. Um das noch einmal zu verdeutlichen: Die Übernahme des anderen in das eigene Selbst ist eine natürliche Sache. Mitfühlen baut darauf auf, dass ich das Leiden oder die Freuden des anderen am eigenen Leibe miterleben kann. Es wird aber nicht zwangsläufig zu einem festen Bestandteil meines Selbst. Ich kann immer noch überlegen, was er oder sie denkt oder fühlt und ich habe in der Regel die Möglichkeit, einen gewissen Abstand zum Fühlen des anderen und meinem eigenen Gefühl herzustellen. Zugegeben, im Alltag wird es manchmal schwierig sein, diese psychischen Aktivitäten trennscharf auseinanderzuhalten. Die wenigsten von uns merken wirklich, dass sie partiell von ihren Mitmenschen als Behälter von Emotionen benutzt werden. Oder andere als solche begrüßen. Sobald Angst und Verwirrung über die Beziehungsqualität hinzukommen, wird aus Mitfühlen etwas anderes. Es ist eher so, als ob man für den anderen fühlt. Als eine Art emotionale Prothese oder Verlängerung. Auch daran ist zu erkennen, dass diese Bereitschaft, sich emotional von jemand einfärben zu lassen, zu keinem erkennbaren Beziehungsergebnis führt. Man ist maximal als Behälter, Tresor oder Mülleimer für die Affekte und Emotionen eines Partners interessant. Dies ist nicht das Material, aus dem der emotionale Kitt besteht.

Der unterwürfige Klammerer, der aggressive Rebell und der zurückgezogene Ausgrenzer

Klappt es nicht mit dem emotionalen Kitt, gibt es neben der oben angeführten Schutzstrategie der Identifikation mit dem Aggressor weitere Copingstrategien, also Bewältigungsmuster. Die Psychoanalytikerin Karen Horney geht, genauso wie andere Kollegen von ihr, davon aus, dass es ein grundsätzliches menschliches Bedürfnis nach Zuwendung und Anerkennung gibt. Diese Bedürfnisse werden in der Kindheit nicht zwangsläufig erfüllt, sodass erwachsene Menschen sowohl die Muße als auch Ausdauer haben, zeitweise ohne die direkte Aufmerksamkeit anderer auszukommen oder gegebenenfalls selbstständig um Zuwendung zu bitten. Verstörende Interaktionen sind so aufgebaut, dass sie einem unausgesprochen das Bedürfnis nach Nähe absprechen. Da steht man dann: einsam, mit einem ganz normalen Wunsch, der an und für sich nichts Luxuriöses darstellt. Und keine ausreichenden Fertigkeiten zur Hand, selbst zu erkennen, dass es durchaus ein Recht auf die Erfüllung von Bedürfnissen gibt. Nur, an wen wendet man sich da, wenn bislang die Erfahrung gemacht wurde, dass gerade die Personen, von denen man sich Zuwendung erhofft hat, immer zu den großen Bedürfnisverweigerern wurden?

Stellen Sie sich einen Menschen vor, der ein paar Kilo zu viel auf die Waage bringt, und nun will dieser Mensch eine Diät machen. Es dreht sich jetzt alles ums Essen. Überall fällt ihm auf, was für unglaubliche Dinge er essen könnte und wie schwer es fällt, darauf zu verzichten. Nach den ersten Erfolgen kommen die ersten Rückschläge und es scheint unserem Übergewichtigen noch hoffnungsloser, auf leckere Dinge zu verzichten, wenn das eh keinen Sinn macht.

Wer ein unausgefülltes emotionales Konto hat, bei dem dreht sich alles – ähnlich wie beim Diätkandidaten ums Essen – um die Liebe. Aus einem ganz normalen Anliegen wird ein neurotisches Bedürfnis, wie Horney die Entwicklung in eine gesundheitliche Störung beschreibt. Sie meint, dass eine Gefallsucht entstehen kann. Diese zeigt sich in dem dringenden Verlangen, von allen sehr gemocht zu werden. Der brennende Wunsch nach einem Partner, der alle Probleme durch seine allumfassende Liebe lösen wird, ist ebenso neurotisch. Enge Grenzen können ebenfalls eine neurotische Entwicklung darstellen, wenn man der Meinung ist, sich sehr einzuschränken, nichts wollen zu dürfen und Bescheidenheit zu einer Religion wird. Macht und Kontrolle über andere zu erlangen, geht in die andere Richtung der Neurose. Damit wird eine Fassade aufgebaut, die womöglich unangreifbar macht. Ausnutzen und aus jedem seinen Gewinn zu ziehen, ist ebenso eine gestörte Entwicklung. Perfektion ist nach Horney auch neurotisch, weil damit der Versuch der Unangreifbarkeit unternommen wird. Es geht weniger darum, etwas wirklich gut zu machen, als von anderen nicht kritisiert werden zu können. So hat man die vermeintlich beste Kontrolle über die Dinge. Man macht sich unabhängig, so denkt man.

Horney hat aus diesen unterschiedlichen neurotischen Qualitäten Bewältigungsmuster extrahiert und diese auf drei charakteristische Strategietypen verteilt: den unterwürfigen Klammerer, den aggressiven Rebell und den zurückgezogenen Ausgrenzer. Alle verfolgen auf ihre Art eine Gestaltung der Beziehung, die den Frust der Zurückweisung durch neurotisches Verhalten minimieren soll.

Der unterwürfige Klammerer lebt seine Beziehungsillusion mit der Frage: „Wie soll ich für dich sein, damit du mich magst? Ich verspreche dir, ich werde so, wie du mich haben willst." Das Motiv dahinter ist die Hoffnung, das wenn ich alles richtig mache, meinen Partner dazu bringen kann, dass er mich liebt und mir nicht wehtun wird. In dieser Strategie finden sich die Ideale des perfekten und errettenden Partners, auf den sehnsüchtig gehofft wird. Die Gefallsucht, eine auferlegte Bescheidenheit und das starke Festhalten an Partnern gehören zu diesem Charakter.

Der aggressive Rebell will sich seinen Platz sichern, indem er sich fragt, wie er besser als die anderen sein kann. Er geht in den offenen Widerstand mit den Worten: „Ich werde dir zeigen, dass ich besser bin als du." Das Motiv dahinter heißt: „Wenn ich die Macht habe, kannst du mir nicht wehtun." Eine Beziehung ist ein konkurrierender Wettstreit für die Rebellen, in dem der Partner einem die Stirn bieten muss. Zu viel darf es aber nicht sein. Machtausübung, Kontrollieren, das schnelle Ausbeuten anderer und die Demonstration von Unabhängigkeit sind typische Charaktereigenschaften des aggressiven Rebellen.

Der zurückgezogene Ausgrenzer ist ein sehr misstrauischer Typ. Er hat Angst davor, beherrscht zu werden, geht aber nicht wie der Rebell in den Widerstand, sondern tendiert zur Selbstisolation. Meist sind das sehr beherrschte

Menschen, die wenig an Gefühlen nach außen tragen. Sie wirken nüchtern und haben keinen ausgesprochenen Sinn für genussvolle Ausschweifungen. Der Leitsatz ist: „Ich werde mir beweisen, dass es mich nicht gibt. Denn, wenn ich mich zurückziehe, kann mir niemand wehtun."

Wie Horney sagt, sind die drei Typen nach ihren Copingmechanismen charakterisiert. Auch wenn sich dadurch neue Erfahrungen ausschließen, zunächst sind es Strategien, mit den unerfüllten Bedürfnissen klarzukommen. Unterm Strich mangelt es allen Strategien aber an den wesentlichen Dingen, die im Kontakt mit anderen und mit sich selbst eine neue Tür aufmachen könnten. Das ist in erster Linie fürsorgliches Verhalten. Denn Fürsorge hat etwas Besonderes zu bieten: eine Interaktion, die frei ist von Erwartungen und Regeln. Es bedarf jemandes, der Fürsorge gibt und einen Partner, der bereit ist, Fürsorge anzunehmen. Über Fürsorge kann das Bedürfnis nach Nähe und Zuwendung leichter und ohne Beziehungsängste erfüllt werden. Selbstaufgabe, Kontrolle, Perfektion, Unterwürfigkeit und all die Komponenten, aus denen neurotische Beziehungserwartungen erwachsen, gehören nicht zur Fürsorge. Spielen ist ein Antagonist zu Leistung. Fürsorge ist der Antagonist zu Beziehungsängsten. Am Anfang einer Beziehung ist die Konzentration auf Fürsorge ein gutes Mittel, die Bereitschaften des Partners kennenzulernen.

Psychopathen können nicht fürsorglich sein. Und da man Fürsorge im Gegensatz zu anderen Dingen nicht imitieren kann, werden sie an der fürsorglichen Aufgabe scheitern. Auch können Psychopathen selbst nicht viel mit Fürsorge anfangen. Sie wollen eher die ungeteilte Aufmerksamkeit und die Machtposition. Das kann man nur über eine angepasste Unterwürfigkeit widerspiegeln und nicht über Fürsorge.

Wie elementar Fürsorge ist, wurde mir in einem Gespräch mit einer Patientin deutlich. Nach einem Klinikaufenthalt haben wir zusammen neue Handlungsstrategien erarbeitet.

Die familiären Interaktionen ihrer Herkunft waren sehr von einem Leistungsanspruch geprägt. Die Mutter hatte ihren beruflichen Weg vorbestimmt und jede Abweichung davon wurde mit einer kalten Schulter belohnt. Diese Situation wiederholte sich nun mit anderen Protagonisten bei der Arbeit. Schon am Herzen erkrankt, führte der Dauerstress zu einer behandlungsbedürftigen Erschöpfung mit depressiven Zügen. Ich fragte zum Abschluss des Coachings, wie sie das hinbekommen hat, dass sie jetzt wieder neue Perspektiven für ihre Zukunft sieht und was ihr am meisten in dem Suchprozess geholfen hätte. Sie erzählte von einer Begegnung in der Klinik. Ihr hatte dort jemand im Vorbeigehen einen Badezusatz geschenkt. Einfach so. Sicher kein besonderes Geschenk. Das hätte sie sich in jedem Laden kaufen können. Aber einfach ohne besonderen Anlass etwas geschenkt zu bekommen, das war eine absolut neue Erfahrung. Diese fürsorgliche Geste eines anderen Menschen war wie eine emotionale Erweckung. Die vielfältigen Angebote in der Klinik sind ihr nicht so sehr in Erinnerung geblieben, wie diese kleine Situation, aus der sie einen neuen Leitsatz mitgenommen hat: „Ich bin es wert, dass man sich um mein Wohl kümmert."

Abschließend möchte ich bemerken, dass ein neurotischer Schutzmechanismus nicht ungewöhnlich ist. Wie ein Freund von mir immer zu sagen pflegt: „Kein Schaden ohne Nutzen."

Wenn Sie für sich feststellen, dass sie öfter auf die verkehrten Partner hereinfallen oder sich am Ende, beziehungsweise am Anfang einer psychopathischen Beziehung wiederfinden, ist der Zeitpunkt gekommen, etwas anders zu machen. Eine frühkindliche Prägung der eigenen Emotionen lässt sich nicht abschütteln. Dazu wissen wir heute immer noch zu wenig von den komplexen Vorgängen zwischen Gehirn und Emotionen. Der Neurobiologe Panksepp ist selbst davon überzeugt, dass es unmöglich ist, das Gehirn in seiner Funktion oder das Bewusstsein als solches zu verstehen, solange nicht die Emotionen ernst genommen werden würden. Er bezieht seine Kritik auf die aktuelle neuropsychobiologische Forschung, die Emotionalität zumeist nur als Hirngymnastik betrachtet. Emotionen aber sind mehr als eine Reizweiterleitung. Und, was noch bemerkenswerter ist, sie sind auch da, wenn es Störungen in der Hirnfunktion gibt.

Sie sind essenziell für viele Bereiche unseres Lebens und vorrangig dafür da, Bindungen einzugehen und mit Trennungen konstruktiv umzugehen. So gibt einem die eigene emotionale Geschichte einen Einblick davon, wie man meint, dass Liebe gelingt. Wenn ich weiß, wovor ich Schutz suche, was mich erschauern lässt und wo ich mich warm und aufgehoben fühle, kann ich meine Ängste und Sorgen besser einsortieren und positive Strategien entwickeln. Bei der Liebe ist es am besten, so wenige Schutzmauern wie möglich aufzubauen, damit sie einen erreicht. Ein psychopathischer Partner nutzt nicht Ihre authentische Offenheit für die Liebe aus, sondern er sucht Sie hinter Ihrer Schutzmauer auf und packt Sie an Ihrer Verunsicherung und Ihrer Angst vor Verletzungen.

17. LIEBE IST FÜRSORGE

Wir wollen wissen, was beim Psychopathen im Gegensatz zu anderen möglichen Partnern in der Liebe nicht passiert. Um den Schwachpunkt, die mangelnde Fürsorge eines emotional unsicheren Partners zu ermitteln und ihn daran zu erkennen. Fürsorge als Interaktion ist die Wurzel zwischen zwei Menschen, aus der die Blume der Liebe entstehen kann.

Geben und nehmen …

Was Fürsorge ist, und wie sie in Beziehungen zum Tragen kommt, hat die Philosophin Elisabeth Conradi in neun Thesen zusammengefasst. Sie nennt ihre Überlegungen Care-Interaktionen. Der Einfachheit halber spreche ich im Folgenden von Fürsorge-Interaktionen.

1. Fürsorge ist eine Form der menschlichen Interaktion. Es braucht immer zumindest zwei Menschen, außer bei der Selbstfürsorge, um sich fürsorglich begegnen zu können. Wobei es natürlich bei der Selbstfürsorge auf das Verhältnis, das man zu sich selbst hat, ankommt. Conradi weist darauf hin, dass es sich bei der Fürsorge nicht um eine einseitige Handlung handelt. Sie stellt fest, dass Fürsorge immer von zwei Personen im Miteinander gestaltet wird.

2. Fürsorge geschieht in einer Interaktion von Menschen, die einander kennen. Das heißt, Vertrauen und Nähe sind schon ein Bestandteil der Beziehung und darum wird Zuwendung gegeben. Allerdings wird durch fürsorgliches Handeln auch neuer Kontakt aufgebaut. Jemandem fürsorglich zur Seite zu stehen, kann den ersten Grund für eine Kontaktaufnahme darstellen. Im Anschluss daran geht es aber auch immer um eine Bezogenheit. Das heißt, man versucht, den anderen zu verstehen und eine verbindende Brücke über Zuwendung aufzubauen.

3. Fürsorge ist ein Grundelement von sozialen Gemeinschaften. Menschen sind prinzipiell auf andere Menschen angewiesen. Nicht nur im Sinne von hilfreichen Gesten, sondern im Sinne von sozialer Teilhabe und Verbundenheit.

4. Fürsorge beinhaltet das Zuwenden und das Annehmen von Zuwendung. Damit ist gemeint, dass es keine klare Aufteilung zwischen dem, der gibt und dem, der nimmt, gibt. Aktives Annehmen ist genauso von Bedeutung und gestaltet die Beziehung, ebenso wie das Geben. Dies ist von großer Bedeutung und zeigt, dass es auch bei der Zuwendung um ein Miteinander geht, in dem selbst derjenige aktive Anteile hat, der sein Zutun darauf beschränkt, sich helfen zu lassen.

5. Fürsorge-Interaktionen beinhalten eine potenzielle Macht-Dynamik. Vornehmlich kann einer geben, der andere nehmen. Zum Beispiel, wenn eine Person krank und sehr hilfsbedürftig ist oder bei anderen Verhältnissen wie zwischen Eltern und Kindern. Wer Fürsorge gibt oder von wem Fürsorge erhofft wird, hat die Macht, diese auch zu verwehren. In diesen ungleichen Verhältnissen kann die Frage der Schuld und der Verantwortung auftreten. Allerdings sollte Fürsorge nicht als Machtinstrument benutzt werden. Sofern das geschieht, wird die Qualität dieser Handlung ad absolet geführt. Denn das eigentliche Ziel von Fürsorge ist es ja gerade, durch Zuwendung dem anderen neue Spielräume zu eröffnen und ihn somit in eine Form der Selbstständigkeit zu bringen. Über die Verweigerung kann ein ungleiches Verhältnis hergestellt werden, in dem zum Ausdruck gebracht wird, dass man die Zuwendung und damit die Beziehung nicht wünscht und aktiv unterbricht.

6. Die Fürsorge-Interaktionen werden von Menschen gestaltet, die eine unterschiedliche Selbstständigkeit aufweisen. Allerdings sind das gegenseitige Würdigen und ein achtsamer Umgang nicht auf Autonomie angewiesen, meint Conradi. Sie stellt fest, dass Achtsamkeit ein Anliegen ausdrückt, sich anderen Menschen zuzuwenden, für sie zu sorgen und auch

Zuwendung zulassen zu können. Unabhängigkeit müsste nicht unbedingt die Grundlage für diese Fähigkeiten sein. Offensichtlich ist es aber doch so, dass ein höheres Maß an Selbstständigkeit auf jeden Fall hilfreich ist. Wer für sich selbst sorgen kann, kann dies in der Regel auch besser für andere. Und kann damit auch besser eine Macht-Dynamik entkräften oder gar nicht aufkommen lassen.

7. Fürsorge-Interaktionen bauen nicht auf Wechselseitigkeit auf. Achtsamkeit ist ein Geschenk. Wer Fürsorge gibt, erwartet nicht im Umkehrschluss, dass ihm dasselbe zurückgegeben wird. Es kann ein Motiv sein, sich aus diesem Grunde einem anderen Menschen zuzuwenden, aber eher im Sinne des Vertrauens, dass der andere genauso für einen in einer vergleichbaren Situation da wäre. Selbst wenn das nie der Fall sein wird, ist Achtsamkeit grundsätzlich ein Geschenk, für das keine Gegenleistung erwartet wird. Auch für diese Interaktion gilt die Möglichkeit der Beziehungs-Unterbrechung durch eine Verweigerung des Geschenks.

8. Fürsorge-Interaktionen sind auch nonverbal und drücken sich in körperlicher Nähe aus. Körperliche Zuwendung zeigt sich in Gesten, wie z.B. einem Blick oder einer Umarmung. Berührungen sind ein wesentlicher Bestandteil, um Fürsorge zu geben und Behaglichkeit zu vermitteln.

9. In Fürsorge-Interaktionen sind Fühlen, Denken und Handeln miteinander verbunden. Somit ist Fürsorge nicht nur ein „Gefühl" oder ein Instinkt, sondern fürsorgliches Handeln hat auch eine rationale Seite. Vielleicht können wir sagen, dass es sich bei der Fürsorge um eine Emotion handelt, die zielgerichtet ist. Schließlich müssen wir Hilfsbedürftigkeit nicht nur erkennen können, sondern auch wissen, wie wir damit umgehen und welche Maßnahmen tatsächlich zum Ziel führen. Dementsprechend müssen wir die Situation verstehen, die eigene Fürsorgebereitschaft ermitteln, ebenso die Akzeptanz der Gegenseite und entsprechend daraus ein Handeln ableiten.

Die Fürsorge-Kompetenz

Eine Grundvoraussetzung für Fürsorge ist Empathie. Psychopathen sind durchaus zu Empathie fähig, allerdings auf einer kognitiven Ebene des Verständnisses. Sie können die Perspektive eines anderen Menschen einnehmen, sich aber nicht in ihn hineinfühlen. Aufzeichnungen, die Forscher mit Psychopathen geführt haben, bestätigen das. Daniel Goleman ist Psychologe und Autor des Buches „Soziale Intelligenz." Er schreibt darin über seinen Schwager Leonard Wolf, der einen Serienmörder mehrfach im Gefängnis besucht hat, um über diesen Fall ein Buch zu schreiben. Der Täter hatte zehn Menschen getötet, darunter drei Familienmitglieder. Golemans Schwager stellte irgendwann die zentrale Frage: „Wie konnten Sie den Menschen so etwas Schreckliches antun? Hatten Sie denn kein Mitleid mit ihnen?" Der Mörder antwortete darauf mit den Worten: „Nein, den Teil in mir musste ich ausschalten. Hätte ich ihre Qualen gespürt, dann hätte ich es nicht tun können." Goleman schließt aus dieser Formulierung, dass es möglich ist, empathische Regungen nach Bedarf ab- und anzuschalten. Bei Psychopathen ist man aus neurobiologischer Sicht nicht sicher, ob im psychopathischen Gehirn überhaupt so ein Schalter existiert. Es scheint vielmehr so zu sein, dass das Zentrum für das Mitfühlen gering ausgebildet oder gar nicht vorhanden ist. Sogar der Neurowissenschaftler James Fallon, der sich per Zufall als psychopathisch enttarnt hat, bescheinigt sich selbst in dieser Hinsicht keine besonderen Fähigkeiten. Nach Goleman gehört er in die dunkle Triade der Narzissten, Machiavellisten und Psychopathen.

Machiavelli war Philosoph und von ihm stammt der Satz: „Die Menschen sind so einfältig und hängen so sehr vom Eindrucke des Augenblickes ab, dass einer, der sie täuschen will, stets jemanden findet, der sich täuschen lässt." Der sogenannte Machiavellismus ist an folgenden Punkten zu erkennen, die darauf abzielen, den maximalen Gewinn aus zwischenmenschlichen Verhältnissen zu ziehen, um die eigene Macht zu vergrößern. Machiavellisten sind Taktierer, die sich oberflächlich sozial anpassen und so die Wünsche und Erwartungen ihrer Umgebung scheinbar erfüllen, sich damit Vertrauen erschleichen, aber dann eiskalt und ohne Mitgefühl zuschlagen. Kognitiv sind sie kalt pragmatisch und kalkulierend. Sie wägen nur nach Faktenlage ab. Affektiv sind sie unberührbar und haben wenig Mitgefühl. Ihre Motivation liegt in der Erreichung von mehr Macht oder finanziellen Vorteilen. Entsprechend täuschen, manipulieren und beuten sie andere aus. Emotional gesehen sind andere Menschen für sie nur interessant, weil sie an ihnen die weichen Stellen entdecken und für die eigenen Vorteile nutzen können, sagt Goleman. Sie haben aber auch zu eigenen Gefühlen keinen Zugang. „Wenn sie sich nicht gut fühlen, können sie oft selbst nicht sagen, ob sie traurig, müde oder hungrig sind", beschreibt Goleman den kalten Gefühlssalat eines Machiavellisten. Sie definieren alles, was sie empfinden, als ein dringendes Bedürfnis, mit dem Anrecht, dass dieses erfüllt werden muss. Vom Verstand her mag es manchmal schlau sein, einen kühlen Kopf zu bewahren, aber wenn man das Herz dabei vergisst, trifft man am Ende vielleicht doch nicht die besten Entscheidungen. Der ratlose Machiavellist imitiert soziales Verhalten, um sich zu tarnen und an den notwendigen Informationsquellen dranzubleiben. Zu Fürsorge ist er nicht fähig.

Der Narzisst sieht vor allem immer nur sich selbst. Er ist sich selbst der Nabel der Welt. Er meint, ein Anrecht auf Ruhm zu haben und präsentiert sich gerne auch einem ausgewählten Publikum. Wer seine Großartigkeit nicht feiert und bewundert, kann sehr schnell zum schlimmsten Feind werden. Entscheidend ist, dass bei narzisstischen Störungen die Fähigkeit zu Liebe und Fürsorglichkeit fehlt. Narzissten haben ein sehr geringes Selbstwertgefühl und müssen viel Aufwand betreiben, um das eigene Selbstbild einigermaßen stabil vor sich selbst erscheinen zu lassen. „Ich wollte gerade diese Tatsache kommentieren, als sich Herr F. umdrehte und sah, dass ich mitschreibe. Er sei schockiert, dass ich mitschrieb (er wusste, dass ich mir von Zeit zu Zeit Notizen machte.) Er fragte sich, ob ich mitschrieb, weil es ihm besser ging und ich mich über ihn freute, doch dann fügte er schnell hinzu, wahrscheinlich schrieb ich mit, weil ich dement wurde und mir nicht mehr alles merken könne. Dann bekam er Angst und fragte sich, ob ich wohl daran dachte, die Behandlung zu beenden, und ob ich mir deshalb Notizen machte, um meine Entscheidung zu rechtfertigen." Dieser Protokollauszug einer therapeutischen Sitzung stammt aus der Feder des Psychoanalytikers Otto Kernberg. Kaum, dass ein Gefühl in dem Patienten aufsteigt, wird es durch eine Beleidigung – die vorgeworfene Demenz des Therapeuten – abgewehrt. Psychopathen verfahren in dieser Hinsicht ganz ähnlich. Erniedrigungen und Beleidigungen können zu einer regelrechten Kampfansage in Beziehungen werden.

Auch wenn Narzissten von Liebe sprechen, merkt man, dass sie kein angemessenes Gefühl dazu entwickeln. Sie sind emotional nur dann beteiligt, wenn sie Konkurrenz und dadurch eine mögliche Bedrohung empfinden. Das ist für sie eine Kritik an ihrer Person, worauf sie sehr empfindlich reagieren. Da ihnen die Selbstregulierung auf der Basis eines stabilen Selbstwertgefühls fehlt, sind narzisstische Wutausbrüche keine Seltenheit. Für Menschen, die diese Wut trifft, kommt so ein Ausbruch unvorbereitet, da sie sich nicht erklären können, was diesen im Einzelnen ausgelöst hat. Wer mit einem Narzissten zusammen ist, bewegt sich die ganze Zeit auf einem sehr dünnen Eis, unter dem ein Vulkan brodelt, mit einem nicht einschätzbaren Gewaltpotenzial. Kernberg sagt, dass die mangelnde Rücksichtnahme, was die Belange anderer angeht, durch die Überschätzung eigener Fähigkeiten und Leistungen verstärkt wird. Grundsätzlich geht es darum, Misserfolge unbedingt zu vermeiden und dazu gehört an erster Stelle die Ablehnung durch andere Personen. Das geht, wie Kernberg es zusammenfasst, eindeutig auf Kosten von langfristigen zwischenmenschlichen Beziehungen.

Kaltblütig und angstfrei

Der letzte Bewohner der dunklen fürsorgefreien Triade ist der Psychopath. Goleman sagt, dass für Psychopathen andere Menschen nur Objekte sind. Goleman sieht auch Verwandtschaften zwischen dem Psychopathen und dem Machiavellisten. Interessanterweise könnte man sagen, dass der Machiavellist der angepasste Psychopath ist. Aber etwas unterscheidet sie dann doch. Der Psychopath hat, im Gegensatz zu anderen antisozialen Persönlichkeiten, keine Angst. Psychopathen sind durch und durch kaltblütig. Psychopathen haben große Schwierigkeiten, bestimmte Gefühlsregungen richtig einzuschätzen. Emotionen eines anderen Menschen zum Beispiel am Gesicht abzulesen, ist eine Fähigkeit, die sich auf Empathie zurückführen lässt. Der Psychologe Paul Ekman hat in seinen Versuchsreihen Personen darum gebeten, sechs Emotionen mimisch darzustellen. Überraschung, Ekel, Trauer, Wut, Furcht und Freude. Die Forscher fanden heraus, dass sich die Emotion nicht nur im Gesicht abbildet, sondern auch das zentrale Nervensystem eine fühlbare Rückmeldung des Gefühlsausdrucks gibt. Ein Grund, warum wir uns von Stimmungen anderer anstecken lassen können. Theoretisch können wir selbst uns in jedwede Stimmung bringen, wenn wir ein emotional eingefärbtes Gesicht machen. Auch hier haben wir es wieder mit emotionalen Erinnerungen zu tun, die sich in einen Ausdruck und in eine Stimmung umwandeln lassen.

Ein emotionaler Speicher bewahrt unsere frühen Erfahrungen auf. Um an sie heranzukommen, müssen zum

Beispiel Schauspieler logische physikalische Handlungen unter gefühlten ähnlichen Umständen ausführen. Das heißt übersetzt: Wenn von einem Schauspieler in einer Szene ein Ausdruck großen Kummers erwartet wird, ihm aber der vorgegebene Kontext aus dem Schauspiel als eigene Erfahrung fehlt, sei es, dass die Szene in einer anderen Zeit spielt, zum Beispiel das Leben als Wehrmachtssoldat, dann kann er eine persönliche Erinnerung nutzen, die ähnlich mit Kummer angefüllt ist und so fühlt er entsprechend einen passenden authentischen emotionalen Ausdruck.

Klaus Scherer, er wird auch der Ekman der Stimme genannt, fand universelle und kulturell übergeordnete Stimmenparameter, die wir ähnlich wie einen Gesichtsausdruck einer Emotion zuordnen, und so die Stimmung des Interaktionspartners ablesen, beziehungsweise abhören können. Sowohl der Gesichtsausdruck als auch der stimmliche Part, davon kann man ausgehen, sind bei Psychopathen weniger differenziert ausgebildet. Was sowohl die Codierung, also die Form der Gefühlsäußerung, als auch die Encodierung, sprich die Wahrnehmung des Gefühls eines anderen Menschen, angeht. Nehmen wir den Ausdruck der Angst als Beispiel. Psychopathen sind angstfrei. So werden sie Situationen, die andere Personen in Schrecken versetzen, nicht als angstvoll wahrnehmen; entsprechend auch keinen Ausdruck für Angst kennen. Umgekehrt erkennen sie nicht die Angst anderer. Auch hier fehlt die Kompetenz des Einfühlens und vor allem das Erkennen eines Ausdrucks, egal, ob Stimme oder Mimik, und damit das richtige Zuordnen eines Gefühls.

Die Grenze der Empathie bei einem Psychopathen ist das kognitive Einfühlen. Psychopathen sind durchaus in der Lage, die Perspektive eines anderen Menschen einzunehmen. Darauf baut ihre Brutalität auf, um zu wissen, wie sie am besten an ihr Opfer herantreten, um es in die Knie zu zwingen. Die Objektivierung eines Menschen passt ebenfalls dazu. Es bringt einen großen emotionalen Abstand, wenn ich jemanden nicht mehr als Persönlichkeit wahrnehme. Und es entmoralisiert das Verhalten. Ich muss mich nicht mehr darum kümmern, ob es richtig oder falsch ist, was ich mache. Es handelt sich ausschließlich um die notwendige Behandlung eines Objekts.

Wissen, was andere fühlen

Die kognitive Empathie, das einfache Wissen darüber, wie jemand fühlen kann, ist in der Schule der Empathie die Anfängerstufe. Die Mittelstufe ist die Fähigkeit, sich emotional empathisch einzulassen. Wenn man also wirklich auch physisch fühlt, was der andere fühlt. Die emotionale Ansteckung oder Übertragung der Gefühle eines anderen Menschen auf einen selbst hat Ekman in seinen Studien zum emotionalen Ausdruck untersucht. Manche gehen davon aus, dass es sogenannte Spiegelneuronen gibt, die es uns ermöglichen, sehr schnell die Gefühle eines anderen Menschen zu adaptieren.

Die emotionale Empathie, wir würden Mitfühlen dazu sagen, fordert einem Menschen natürlich mehr an Ressourcen ab. Wichtig ist es, sich der eigenen emotionalen Widersprüche bewusst zu sein. Wir können nicht immer und überall mit anderen mitfühlen. Manchmal steht der eigene Anspruch, bedingungslos mitfühlend zu sein, im Gegensatz zu der eigentlichen Einstellung. Dann wird der Engel im Auftrag des Teufels gezwungen.

Goleman nennt noch eine Oberstufe der Empathie. In seinen Worten „Empathie Concern". Übersetzt trifft das am besten auf empathisches Umsorgen oder einfache Fürsorge zu. In dieser Stufe verstehen wir nicht nur, wie sich jemand fühlen könnte (Perspektivenübernahme), wir fühlen auch das Anliegen eines anderen Menschen (Mitfühlen) und empfinden darüber hinaus eine innere Aufforderung, Hilfe anzubieten, wenn diese gebraucht wird (Fürsorge). In vielen Situationen, sagt Goleman, ist das mehr wert, als nur mitzufühlen und er führt ein Beispiel von Ekmans Tochter an, die als Sozialarbeiterin in einem Krankenhaus tätig ist. Die Klienten würden nicht wollen, dass sie mitweint, wenn sie weinen. Sie möchten, dass ihnen geholfen wird, indem sie mit ihnen zusammen herausfindet, welche Möglichkeiten sie haben, um mit Krisen umzugehen. Wie sie zum Beispiel ein Begräbnis arrangieren oder mit dem plötzlichen Tod eines nahestehenden Menschen umgehen. Sie wünschen sich praktische Hilfe auf der Grundlage eines empathischen Verständnisses.

In dem Zusammenhang fällt mir ein, dass landläufig gesagt wird, Frauen würden doch nur reden wollen, wenn sie ein Problem in der Partnerschaft erörtern würden. Innerhalb Golemans Theorie wären Frauen dann ausnahmsweise nur darauf aus, dass der andere mit ihnen fühlt. Das stimmt meines Erachtens nicht. Das weibliche Reden ist ein Appell an die Fürsorgekompetenz. Das kommt auch so bei den Männern an, führt aber manchmal zu Hilflosigkeit, weil die fürsorgliche Fertigkeit nicht so erprobt ist. Männern geht es in Partnerschaften nicht anders. Auch sie wünschen sich Fürsorge. Nur, dass sie eventuell diese Zuwendung nicht so einfordern müssen. Warum Frauen und Männer mit ihrem Bedürfnis der seelischen Entlastung unterschiedlich umgehen, hat sicher auch noch einen Genderaspekt. Frauen sind sehr lernfähig, wenn es darum geht, lieber sich selbst, anstatt den Partner zu bestrafen. Männer sind in vergleichbaren Situationen offen aggressiv gegenüber ihrem Partner. Die Psychologin Elaine Hatfield vergleicht das männliche Verhalten des Quidproquo mit der Rolle eines Clint Eastwood. Sie weist darauf hin, dass Frauen sich besser fühlen, wenn sie großzügig sind und verzeihen, Männern geht es besser, wenn sie auf Aggressivität mit Aggressivität antworten. Dazu kann meines Erachtens auch die passive Form der Aggressivität gehören, indem sie sich zurückziehen. Männer neigen aber nicht dazu, die Aggressivität gegen sich selbst zu richten. Im Gegensatz zu den Frauen, wie der forensische Psychiater Michael Stone und der Psychologe Jack Hokanson in einem Versuch herausgefunden haben. Katharsis ist die seelische Reinigung und Entlastung von emotionalen Konflikten. Man kann auch Seelenhygiene dazu sagen.

Die Tatsache, dass Männer in Beziehungen länger leben und insgesamt gesünder sind, könnte ein Hinweis darauf sein, dass sich die Partnerin um das männliche Wohlbefinden selbstverständlich kümmert. Wenn Frauen nach den Studien die Rolle der Verzeihenden sowieso mehr liegt, unterstützt das zusätzlich die Aufrechterhaltung der männlichen Gesundheit in einer Partnerschaft. Vergleichende Studien, die im Auftrag des Department of Health and Human Services in Auftrag gegeben wurden, haben gezeigt, dass die Gesundheit von Männern ansteigt, sobald sie sich zum ersten Mal verheiraten. Dieser Effekt hält mindesten bis zu fünf Jahren der ersten Ehe an und betrifft Männer jeden Alters. Entsprechend haben auch Trennungen für Männer großen negativen Einfluss auf ihr Wohlbefinden. Für Frauen sind die Einflüsse auf ihre Gesundheit nicht so bedeutend. Weder was die Gesundheit bei einer Eheschließung noch bei einer Trennung angeht. Die einzige positive Einflussgröße entsteht, wenn Frauen ein zweites Mal heiraten. Und das nur für Frauen unter vierzig Jahren. Was spezifische Erkrankungen angeht, wie zum Beispiel Herzerkrankungen, gibt es Hinweise dafür, dass die Wahrscheinlichkeit, am Herzen zu erkranken, für Frauen in der Ehe ansteigt. So aber nicht für Männer. Demografische Studien des Dänen Sven Drehfahl haben gezeigt, dass Frauen, in einer Partnerschaft mit einem jüngeren Mann, ein weniger aussichtsreiches langes und gesundes Leben haben. Umgekehrt wird bei den Männern angenommen, dass eine jüngere Partnerin ein längeres Leben garantiert. Wobei die oben genannten vergleichenden wissenschaftlichen Studien darauf hinweisen, dass Altersunterschiede zwischen den Partnern als gesundheitsbeeinflussender Faktor keine Rolle spielen. Frauen, die sich für einen jüngeren Mann entscheiden, erhöhen ihr Sterblichkeitsrisiko bis zu zwanzig Prozent, meint Drehfahl. Die Erklärung, die die Studie mitgibt, ist die, dass Frauen in solchen Beziehungen einem höheren Stress durch die Vorurteile ihrer Umwelt ausgesetzt wären, weil sie gegen die Erwartungen und sozialen Normen verstießen. Das scheint eine witzige Idee zu sein. Frauen mit jüngeren Männern sieht man ihr Alter oft gar nicht an. Wir sprechen von Unterschieden von sieben bis neun Jahren. Fürsorge ist in Partnerschaften gesundheitsfördernd. Dass Frauen in der Ehe weniger davon profitieren als Männer, zeigt, dass sich die Qualität und die Quantität der Fürsorgebereitschaft bei Männern und Frauen unterschiedlich verteilen. Für Frauen hat das den Vorteil, dass sie nach einer Trennung auf weniger verzichten müssen als ihre Partner. Und somit Trennungen die Gesundheit von Frauen nicht so sehr bedrohen.

„Love matters", unterstreicht der Sozialpsychologe Harry Reis die Bedeutung der Liebe für die Gesundheit. Offensichtlich gibt es drei verschiedene Einflussebenen der sozialen Bezogenheit für die Gesundheit und das Wohlbefinden. Da wäre die gegenseitige Unterstützung bei gesundheitlichen Problemen zu nennen, Unterstützung bei der Verarbeitung von emotionalen negativen wie positiven Gefühlen (die oben erwähnte Katharsis) und direkte Auswirkungen auf die Biochemie des Körpers durch Milderung von Stresshormonen und Erhöhung von Hormonen, die das Wohlbefinden fördern, vorrangig das Oxytocin.

Fürsorge funktioniert, wenn nicht nur zugehört und verstanden, sondern auch im Sinne der Ratsuchenden gehandelt wird. Und obwohl Partner von sich behaupten, sie würden dies doch wollen, schaffen es viele nicht, genau diese Brücke zu schlagen. Zusammenfassend bleibt festzustellen, dass Empathie in der verstehenden und mitfühlenden Form die Vorstufe für die Fürsorge ist. Spätestens bei der Fürsorge trennt sich endgültig die Spreu vom Weizen. Außerdem ist Mitfühlen in gewisser Weise, wenn es nur dabei bleibt, wesentlich erschöpfender als fürsorglich zu sein. Vor allen Dingen dann, wenn das Mitfühlen dazu dient, sich für den Partner schön zu fühlen, um ihn sich als Liebesobjekt zu erhalten. Man fühlt dann sozusagen ständig für zwei. Ein Phänomen, dem vor allem Partner von Psychopathen erliegen. Im fürsorglichen Handeln hingegen macht man Angebote und kann tätig werden. Und darüber auch Erkenntnisse gewinnen.

Magische Beziehungen

Für magische Beziehungen hat der Psychologe Robert Rosenthal das Rezept gefunden. Drei wichtige Faktoren hat er entdeckt, mit denen wir einen guten Draht zu einem anderen Menschen herstellen. Wir sprechen ja auch davon, miteinander auf einer gemeinsamen Wellenlänge zu sein. Harmonische Übereinstimmungen freuen uns, weil wir verstanden werden und der andere die Dinge offensichtlich so sieht wie wir selbst. Eine gute Verbindung zu haben, heißt auch, sich schnell über einen Blick oder eine Geste eine Nachricht zukommen lassen zu können. Die Partner sprechen eine gemeinsame Paarsprache. Auf einer Wellenlänge zu sein, bedeutet auch, mit Streitereien und verschiedenen Ansichten umgehen zu können.

Entscheidend sind erstens die Rollen der Beziehungspartner und deren Ziele mit und für den Partner und die Beziehung insgesamt, sagt Rosenthal. Des Weiteren ist der

Fortschritt der Interaktion wichtig. Ob ein Paar schon auf gemeinsame Erfahrungen zurückgreifen kann oder ob es sich zusammen auf Neuland bewegt. Wer am Anfang einer Beziehung steht, wird sich noch in der positivistischen Phase bewegen und dem anderen über sein Verhalten Sympathie bekunden wollen. In einer fortgeschritteneren Beziehung greifen die Partner auf Vertrauen oder Enttäuschungen zurück. Auf jeden Fall sollten die gemeinsamen Ziele im späteren Beziehungsverlauf eine größere Bedeutung einnehmen. Ein Beziehungskiller vieler Paare ist, dass sie sich nicht um ihre gemeinsamen Anliegen kümmern. Jeder denkt, der andere wüsste, was man wollte. Oder das Paar arbeitet sich an den angeschafften Aufgaben ab und lebt in einer Arbeitsteilung zusammen nebeneinander her.

Eine gelungene Beziehung ist wie ein Tanz, der sich aus Aufmerksamkeit, Positivismus und Koordination zusammensetzt. Aufmerksamkeit bezieht sich auf das Wohlbefinden des Partners. Man konzentriert sich darauf, Dinge zu tun, die den anderen in seinem Wohlgefühl stärken. Die positive Einstellung zu einem anderen Menschen zeigt sich unter anderem über Gesten. Zum Beispiel mit einem Lächeln, einer zugewandten Körperorientierung, Augenkontakt und aufmunterndem Kopfnicken. Koordination betrifft die unterschiedlichen Anliegen zweier Partner. Hiermit ist auch das richtige Timing gemeint, Nähe und Distanz so einzustellen, dass es für den Moment und zu dem Partner passt und sich gut anfühlt.

Liebe entsteht, wenn zwei Menschen versuchen, sich auf diesen Tanz einzulassen. Wenn sie bereit sind, aufmerksam der Musik des anderen zuzuhören. Seiner Stimmung und seinem Rhythmus zu lauschen. Gemeinsam Schritte auszuprobieren und sich authentisch zu bewegen und bewegen zu lassen. Sich dabei zu führen und zu halten, aber nie zu zwingen. Das Parkett, auf dem sie tanzen, sind die jeweiligen Beziehungserfahrungen, die sie aus ihrer Herkunftsfamilie mitbringen. Das eine oder andere lässt sich ausbessern oder das Paar kann elegant darum herum tanzen. Wir müssen unsere frühen Bindungserfahrungen verstehen. Dann erhalten wir uns auch die Fähigkeit, selbst den emotionalen Kitt anzurühren und damit unsere Liebesfähigkeit. Es sollte uns ein Anliegen sein, uns von den Liebestötern fernzuhalten, da sie immer einen Angriff auf unsere Beziehungsbereitschaft darstellen und uns eventuell um Jahre wieder in unsere Vergangenheit zurückschicken, wo wir abhängige Interaktionspartner in einer Eltern-Kind-Beziehung waren. Liebestöter sind definitiv nicht die richtigen Tanzpartner in einer Liebesbeziehung.

Der Mangel an Fürsorge in der psychopathischen Beziehung

„Fürchte diejenigen, die sich schwach fühlen, denke ich einmal mehr: Denn es kann sein, dass sie sich eines Tages stark fühlen wollen und du dich nie wieder davon erholen wirst", lässt die Schriftstellerin Alina Brodsky ihre junge Heldin im Roman „Scherbenpark" sagen. Das ist eine passende Warnung im Hinblick auf Studien, die behaupten, dass Partnerschaften dann eine lange Lebensdauer haben, wenn einer der Partner, am besten der männliche Teil, schwach und unsicher ist. Nach der Psychologin Julia Berkic sei das Geheimnis einer langfristigen Beziehung ein unsicherer und ambivalenter Partner, der Angst vor Entscheidungen hat. Ängstliche und zögernde Frauen und Männer, die Konflikten aus dem Weg gehen und Entscheidungen meiden, seien in der Hinsicht ideale Partner. Das perfekte Paar bildet laut Berkic „ein unsicherer Mann und eine sichere Frau." Wenn Männer Auseinandersetzungen vermeiden, haben sie naturgemäß große Angst, ihre Partnerin zu verlassen, so Berkic. Hält so eine Verbindung nur, weil der eine sich nicht trennen kann? Obwohl die Partnerschaft nicht zufriedenstellend ist? Der Wissenschaftsjournalist Werner Bartens meint, dass das chronische alltägliche Unglück eine Garantie für eine lange Partnerschaft ist. Sind wir nun mit der Fürsorge auf dem Holzweg angekommen? Bartens gab in einem Interview zum Besten, dass es die kleinen nervigen Dinge sind, die Paare lange zusammenhalten. Wie der Klassiker der falsch ausgequetschten Zahnpastatube. Vermutlich ist es aber so, dass sich hinter den kleinen Dingen die größeren Probleme verstecken. Der unsichere Partner merkt das, sagt aber nichts und bemüht sich dafür lieber, die Zahnpastatube ästhetischer auszuquetschen.

Allein die Dauer einer solchen Verbindung aus einem unsicheren Mann und einer sicheren Frau kann nicht das Merkmal einer guten Partnerschaft sein. Aus lebendiger Alltagserfahrung wissen die meisten von uns, dass es gerade die kleinen Dinge sind, die so richtig nerven. Und ich hatte auch schon darauf hingewiesen, dass einer der apokalyptischen Reiter in einer Beziehung Kritik ist. Der Kommunikationspsychologe Paul Watzlawick hatte mal ein Paar in seiner Beratung, in der sich der Mann schrecklich durch die vermeintliche Schlampigkeit seiner Frau gestört fühlte. Sie hatte die Angewohnheit, die Schranktüren sperrangelweit aufstehen zu lassen, was ihn aufregte und zu einem Zankapfel in der Beziehung wurde. Watzlawick bot dem Mann als neue Interpretation der Situation das Bild an, dass die offenen Türen die offenen Beine der Frau symbolisieren würden, um ihm so zu zeigen, dass sie ihn attraktiv findet und sexuell bereit für ihn ist. Ab da waren die offenen Türen kein Problem mehr. Die Lösung war in diesem Fall, eine problematische Sache mit positiven Gefühlen anzufüllen. Der Kunstgriff gelang, weil Watzlawick erkannte, dass es nicht die offenen Türen waren, die nervten, sondern das Gefühl des Mannes, abgelehnt zu werden, weil die Frau die Türen nicht schloss. Watzlawick wusste obendrein, dass es unmöglich sein würde, der Frau anzugewöhnen, die Türen zu schließen.

Wir sind nicht auf dem Holzweg mit der fehlenden Fürsorge als Indikator für eine unsichere Beziehung mit psychopathischem Potenzial. Denn zahlreiche Studien belegen, dass das Fehlen von anerkennender Unterstützung eine Sache in den Vordergrund spielt: die Trennungsangst. Und dass diese Sorge Menschen zu Dingen treibt, sogar dazu, in wirklich unglücklichen und krank machenden Situationen zu bleiben, wurde schon hinlänglich belegt. Eine chronische Unterversorgung mit den emotional wichtigen Dingen führt dazu, dass man andere Schauplätze der Verbundenheit aufmachen muss. Es ist dann kein emotionaler Kitt, sondern eher so etwas wie ein negativer Magnetismus, der sich einstellt, in dem es letztendlich nur darum geht, wer das Sagen hat. Paul Watzlawick war ein Künstler der therapeutischen Intervention. Ihm gelang es oft, eine neue gute Emotion aufblühen zu lassen. Der Kunstgriff für das geschilderte Problem gelang, weil Watzlawick das Gefühl des Mannes uminterpretieren konnte. Die unterschwellige Botschaft, die bei dem Mann ankam: „Sie lehnt mich ab", erhielt einen neuen Rahmen und wurde zu: „Sie kann gar nicht genug von mir kriegen." Aber auch Watzlawick wusste sicher genau, ab wann eine Sache hoffnungslos war.

„Weihnachten ist immer eine heikle Angelegenheit. Sie *(die Frau von H.)* will es immer perfekt haben. Sie hat ganz genaue Vorstellungen, wie der Baum geschmückt sein soll, wann wir essen und so weiter. Da sie vor Weihnachten als Chefin immer lange in ihrem Laden sein muss, kümmere ich mich also um diese Dinge. Mir ist das alles nicht so wichtig, ich mache das vorrangig, damit sie gute Laune hat und es nicht zum Streit kommt. Aber es gelingt mir praktisch nie", erzählt mir Hermann F. in einer Beratungssitzung. Er schildert ein Problem, dem sich viele Paare ausgesetzt fühlen. Frauen bemängeln die mangelhafte Beteiligung der Männer, und wenn sich Männer dann bemühen, können sie es ihr nicht recht machen. Das Kernproblem ist aber weniger die Aufgabe, als der Eindruck den Frauen haben, dass er es nur macht, um seinen Frieden zu haben. Es geht also letztendlich und schon wieder um ihn und nicht um ihre Anliegen. So der Vorwurf aus weiblicher Sicht. Aus dieser Perspektive heraus kann Hermann es seiner Frau unmöglich recht machen. Auch weiß sie, dass er damit einem möglichen Konflikt aus dem Weg gehen will. Er arbeitet lieber an einem perfekten Weihnachtsbaum, als sie zu fragen, was sie sich wirklich wünscht. Hermann und seine Frau sind schon lange zusammen. Und in Anlehnung an die Studie von Berkic, kann dieses Paar bestätigen, dass solche Verbindungen offensichtlich eine lange Dauer haben können. Unabhängig, wie sich die Rollen auf Mann und Frau verteilen: Sowohl der kontrollierende als auch der angepasste Partner können sich nur in der Beziehung bewegen, weil sie ihr passendes Gegenstück gefunden haben. Was sie zusammenhält, ist in diesem Fall kurioserweise das Fehlen der Fürsorge.

Frustration führt zu Feindschaft und zu Aggression aus Ärger und Gewalt, sagt der Psychologe George Bach, der sich viel mit dem Thema Aggression und Kommunikation auseinandergesetzt hat. Die Angst vor Aggression führt dazu, dass Partner in der Beziehung ihre wahren Gefühle unterdrücken und diese nicht direkt mitgeteilt werden können. Wir müssen bedenken, dass eine psychopathische Beziehung aus einem antisozialen Partner und einem sozialen Partner besteht, um zu erkennen, dass es für die Opfer so wenige Auswege gibt. Zumal, wenn sie zum Beispiel mit Aggression keinen richtigen Umgang gefunden haben. Dann wächst zwar die Frustration, aber wehren können sie sich immer noch nicht angemessen. Eine normale Paarbeziehung kann psychopathische Züge gewinnen, wenn die Partner durch indirekte Kommunikation versuchen, ihre Frustrationen zu beherrschen.

Als Beispiel für eine indirekte Kommunikation nennt Bach einen Arztbesuch. Nehmen wir mal an, Sie waren schon zum vierten Mal beim Arzt und die Behandlung hat bislang keine große Wirkung gezeigt. Ihnen wird gesagt, Sie sollen die Medikamente weiter nehmen und sich einen neuen Termin geben lassen. Sie würden gerne Ihr Veto einlegen und sagen, dass die Behandlung bislang nicht gewirkt hat. Stattdessen sagen Sie: „Gibt es etwas, was ich tun könnte, um die Behandlung zu unterstützen?“ Der Arzt wird mit einem Kopfschütteln antworten. Wenn Sie direkt fragen, warum das Medikament noch keine Wirkung zeigt, erklärt er Ihnen vielleicht, dass es üblich ist, dass die Medikamente erst nach längerer Zeit anschlagen.

In einer Partnerschaft, in der indirekte Nachrichten hin und her gesendet werden, wächst die Frustration auf beiden Seiten. In dem Weihnachtsdebakel oben möchte die Frau von Hermann, dass er sich mit ihr und ihren Anliegen auseinandersetzt, verkleidet das aber in die Aufgabe, ein schönes Weihnachten zu kreieren. Hermann versucht, ihr gerecht zu werden und tut, gegen seine eigenen Vorstellungen von Weihnachten, alles, um es in ihrem Sinne perfekt zu machen. Beide sitzen am Ende frustriert unter der Tanne, weil sie sich gegenseitig nicht verstanden fühlen und mit ihren Anliegen gescheitert sind. Um mit der Situation umgehen zu können und die Partnerschaft zu schützen, hilft nach Bach eine Augen-zu-und-durch-Strategie. Man sagt sich, dass es keine unterschwellige indirekte Nachricht des Partners gab. Dies also überhaupt keine Bedeutung hat. Die andere Strategie liegt darin, dem anderen etwas zu geben, um ihn friedlich zu stimmen. Bach nennt Beziehungen, die das zweite Modell wählen, also die Befriedung des Partners, pathetische Beziehungen. Die Überzeugung, eventuell verletzt zu werden oder zu scheitern, sind die Erzfeinde der mentalen Gesundheit. Das ist der Grund, warum „crazymaking“, wie Bach es nennt, wirklich dazu führt, was im Namen schon gesagt wird. Das Verrücktmachen betrügt uns um unser Recht auf Gesundheit.

Und es erklärt, warum Beziehungen zusammenbleiben, auch wenn die Kommunikation indirekt und auf gegenseitiges Verrücktmachen aus ist. Die Frustration wächst an, damit aber auch die Angst vor Aggression. So eine Partnerschaft lebt von unterdrückter Wut und der Bemühung, sich und den anderen im Zaun zu halten. Von Fürsorge keine Spur. Die Ausrichtung so einer Beziehung ist ganz und gar sinnentleert. Kommt es dann doch zu einer Trennung, wird oft danach erst bemerkt, welche Last da von einem abfällt.

Indirekte Kommunikation ist ein Tool, das Psychopathen hervorragend einzusetzen wissen. Indirekte Kommunikation kann auch eingesetzt werden, um zu lügen, den anderen in ständiger Alarmbereitschaft zu halten und komplett zu verunsichern.

In einer nicht fürsorglichen Beziehung kommt es zwangsläufigerweise zu Unzufriedenheit. Was ohne Fürsorge zu kurz kommt, ist der achtsame Umgang im Miteinander. Die Philosophin Conradi spricht davon, dass es bei der Fürsorge darum geht, Menschen zu achten, deren Autonomie als verschieden eingeschätzt wird. In Beziehungen gibt es selten einen Zustand, in dem beide einen ähnlichen Grad der Autonomie haben. Aber Hilfe zu bekommen, und vor allem zu geben, sollte nie zu einem Verlust der Selbstständigkeit führen. Das passiert nur dann, wenn das Geben einen zu großen Schwerpunkt im Mitfühlen und weniger im konkreten Handeln hat. Und wenn man von sich das perfekte Gefühl erwartet, damit man die heißen Kartoffeln vollständig aus dem Feuer bekommt. Dann bekommt Mitfühlen einen Leistungscharakter, der zu einer Erschöpfung führen kann.

Compassion fatigue, also das Ermüden des Mitgefühls, kann auf Dauer eine Folge sein. Ursprünglich wurde das

Phänomen auch als sekundäre Traumatisierung bezeichnet. Bekannt ist es dadurch geworden, dass Helfer, deren Klienten traumatisiert waren, zum Beispiel Kriegsflüchtlinge oder Vergewaltigungsopfer, durch das Mitfühlen den Schmerz, die Ängste und Sorgen am eigenen Leibe fühlten. Es baut sich ein innerer Stress auf, der mit Schlaflosigkeit, Reizbarkeit, Appetitlosigkeit, Gedächtnisleistungsstörungen, innerer Unruhe und anderen Symptomen einhergeht. Die Sinnhaftigkeit des eigenen Lebens wird oft hinterfragt und auch die Selbstzufriedenheit sinkt rapide ab. Alle Symptome ähneln sehr der emotionalen Erschöpfung, beziehungsweise dem Symptombild des Burn-outs.

Françoise Mathieu, eine Spezialistin in der Behandlung von compassion fatigue, erinnert sich an ihre Arbeit als Paarberaterin. „Ein Kollege, Dr. Les Greenberg, pflegte zu sagen: Wenn du mit Paaren arbeitest, dann grabe da, wo der Grund nachgiebig ist. Arbeite mit dem Teil, der bereit für eine Veränderung ist und nicht mit dem verschlossenen Partner." Sich immer wieder an einem Konflikt aufzureiben, dabei die Selbstfürsorge aus den Augen zu verlieren und sich in eine Spirale von Schuld und Unvermögen hineinzubewegen, macht krank. Dies ist der Alltag für Partner in psychopathischen Beziehungen. Sie erkennen irgendwann, dass sie es mit einem ganz schwierigen Fall zu tun haben, und sehen genau darin eine Herausforderung, anstatt sich zu sagen, dass Liebe leicht sein sollte. Es nutzt einfach nichts, wenn elementare Dinge fehlen, sich derart die Zähne an so einem Menschen auszubeißen. Victor Frankl, Psychotherapeut und Erfinder der Logotherapie, hat darauf hingewiesen, dass der Sinn im Leben eines Menschen von jedem selbst zu finden und zu benennen sei. Liebe, und vor allem die romantische Liebe, sei keine Lösung für ein existenzielles Dilemma, aber ein zusätzlicher Schauplatz des Lebens, in dem Menschen Bedeutung in ihrem Leben entdecken können.

Wenn Fürsorge und Achtsamkeit keinen Platz in einer Beziehung haben, dann entsteht keine sichere emotionale Verbindung. Wir könnten auch von einer moralischen Instanz sprechen, die die Fürsorge in Beziehungen bringt. Die dunkle Triade (Narzisst, Machiavellist, Psychopath), wie Goleman sie beschrieben hat, kennt keine moralischen Verpflichtungen anderen gegenüber. Das Gefühl der Verantwortung einem anderen gegenüber baut eine Bremse ein, die verhindert, dass man Dinge tut, die anderen vorsätzlich oder mit Absicht Schmerzen und Angst zufügen.

Ein moralisches Urteil funktioniert ähnlich wie die Fürsorge. Es ist sowohl kognitiv als auch emotional anzusehen. Deutlich wird das bei moralischen Zwickmühlen, wo Versuchspersonen zwischen zwei Optionen entscheiden müssen. Das bekannteste moralische Dilemma ist das Zug-Dilemma, das sogenannte „Trolley-Problem“: Eines Morgens sehen Sie einen führerlos gewordenen Straßenbahnwagen, der sich mit hoher Geschwindigkeit auf fünf Männer zubewegt, die an den Gleisanlagen arbeiten. Die Männer bemerken die drohende Gefahr nicht. Zufällig stehen Sie an einer Weiche und könnten durch Umstellen der Weiche den Straßenbahnwagen auf einen anderen Streckenteil umleiten, sodass die fünf Männer nicht von dem Schienenfahrzeug erfasst würden. Unglücklicherweise würde das Fahrzeug dann einen einzelnen Gleisbauarbeiter, der sich in dem anderen Streckenteil aufhält, überfahren. Würden Sie die Weiche umstellen?

Die Philosophin Judith Jarvis Thomson ergänzte das Problem später mit dem „fetten Mann“ und fragte: Was wäre, wenn ein dicker Mann auf einer Brücke direkt über dem Bahndamm stünde? Sein schwerer Körper würde den heranrasenden Zug aufhalten, die fünf Gleisarbeiter wären gerettet. Wäre es richtig, den Mann zu schubsen? In beiden Beispielen ist die Rechnung klar: Entweder es kommt einer oder es kommen fünf Menschen zu Tode. Über

300.000 Menschen wurden befragt, wie sie sich in diesen und ähnlichen Zwangslagen verhalten würden. Und egal, ob sie Kinder oder Erwachsene, Atheisten oder Gläubige, Frauen oder Männer, Arbeiter oder Akademiker, Chinesen oder US-Bürger untersuchten, für beide Versionen des Dilemmas ergab sich ein gleiches Muster. Die Weiche würden die meisten betätigen. Aber nur 15 Prozent würden den Mann aufs Gleis stoßen – und das, obwohl die Bilanz von Toten und Überlebenden dieselbe wäre.

Psychopathen hingegen würden sich, ohne zu zögern, auch dazu entscheiden, den Mann von der Brücke zu stoßen. Der Neurowissenschaftler António Damasio hat dies in Untersuchungen zusammen mit seinem Kollegen Marc Hauser bestätigt. Psychopathen haben keine moralische Bremse. Sie sind gewissenlos. Sie kalkulieren ihr Handeln, indem sie eine Rechnung aufmachen. Das mag in dem Zugdilemma sogar von Vorteil sein. In anderen Fragen, wo die Menschenwürde eine Rolle spielt, nicht. Letztendlich geht es in moralischen Fragen auch darum, was ich mit meinen Werten und meinem Gewissen vereinbaren kann. Ob ich mich dazu entscheiden kann, Hand anzulegen und einen Mann von der Brücke zu stoßen, auch wenn dies Leben retten würde, stellt mich vor die Frage, ob ich aktiv jemandem Schaden zufügen kann. Für die meisten scheint das keine gute Option zu sein. Selbst rationale Überlegungen können da nicht helfen. Weil die Gefühle im Vordergrund stehen und erst dann das Aufrechnen von kalkulierbaren Einzelheiten kommt.

Die Forscher gehen davon aus, dass wir als Menschen alle ähnliche Moralvorstellungen haben. Die sicher eingefärbt sind durch kulturelle Unterschiede, dennoch gilt übergreifend, dass es unmoralisch und unmenschlich ist, jemanden mit Absicht zu schädigen und dass es als erstrebenswert gilt, fair zu handeln. Fairness heißt in einer Beziehung: offene Kommunikation und keine indirekten Anspielungen, die verrückt machen. Das heißt auch, den anderen zu respektieren und zu achten, auch dann, wenn er weniger selbstständig ist und darum auf mehr Hilfe angewiesen ist. Das bedeutet, die moralische Instanz bei der Beurteilung von Situationen nicht außer Acht zu lassen. Eine intime Beziehung sollte sich dadurch auszeichnen, ein Ort des Schutzes und nicht des Ausnutzens zu sein. Wenn Fürsorge nicht kultiviert wird, fallen diese Dinge allesamt weg. Das führt zu Frustration, dann zu Aggression. Aggressivität verleitet zu Handlungen, die den anderen schädigen sollen. Und wenn es ganz schlimm kommt, ist das der einzige Handlungs- oder Beziehungsinhalt.

Als Beispiel ein Fall aus einer Beratungssituation: Katrin hatte ihren Mann Richard in ihrer 13-jährigen Ehe in allen Anliegen unterstützt. Sie war die sichere Beziehungspartnerin. Er hingegen war mit vielen Selbstzweifeln und Unbeherrschtheiten ausgestattet. Auseinandersetzungen und Konflikte entstanden immer wieder, weil Katrin aus einer ersten Beziehung einen Sohn mit in die Ehe gebracht hat. Sie versuchte, die aggressiven Tendenzen ihres Mannes gegenüber ihrem Sohn zu schlichten. Erfolglos, wie sie feststellen musste. Und erschöpfend außerdem. Nach einem letzten Kraftakt, einem Hauskauf und der damit verbundenen Renovierung, die ebenfalls von Katrin getragen wurde, trennte sie sich. Ihr Mann, nun ohne Rückhalt, versuchte ab da alles, Katrin zu schädigen. Die Auseinandersetzungen halten auch nach sechs Jahren der Trennung und zwei Jahre nach der Scheidung immer noch an. Sie trifft nunmehr auf eine Wand aus Wut und Hass. Richard entwickelte kontrollierende Stalkertendenzen. Er ruft nachts an, versucht Informationen über sie zu erhalten und ihr tief greifenden finanziellen Schaden zuzufügen, ungeachtet der Tatsache, dass es einen Stiefsohn und eine gemeinsame Tochter gibt. Das obige Zitat: „Fürchte diejenigen, die sich schwach fühlen, denke ich einmal mehr: Denn es kann sein, dass sie sich eines Tages stark fühlen wollen und du dich nie wieder davon erholen wirst", trifft in vollem Umfang auf den geschilderten Psychoterror zu. Grundsätzlich hat die Beziehung davon gelebt, dass ein Partner versucht hat, mit Beschwichtigungen und fürsorglichen Handlungen eine unterschwellige Wut und Aggression des Partners vor dem Ausbruch zu verhindern. Trennungsangst vonseiten Richards spielten sicher auch eine Rolle. Auf dieser Grundlage hat bei ihm das Gefühl, abgewiesen worden zu sein, derartige Kränkungen hervorgerufen, dass wir tatsächlich davon ausgehen können, dass eine tief greifende psychische Störung zum Ausbruch kam, die sicherlich schon unterschwellig vorhanden war. Katrin hat den Fürsorgeaspekt schließlich für sich ernst genommen und sich für die Kinder entschieden. Vor allem für den Schutz ihres Sohnes. Sie hat aber zu lange ignoriert, dass Richard zu Fürsorge und authentischem, moralischem Handeln nicht fähig ist.

Unter dem Brennglas Psychopathie kommt bei dem geschilderten Fall noch eine andere Komponente hinzu. Katrin stand dauerhaft in der Auseinandersetzung, den Sohn zu schützen und den Mann zu beschwichtigen. Wenn er fürsorglich gewesen wäre, hätte er ihre Beziehung zu dem Sohn schützen müssen. Für Katrin hätte es keine Notwendigkeit gegeben, den Mann zu beschwichtigen und sie hätte Fehler offen ansprechen können. Spätestens aber, als klar wurde, dass er auch der eigenen Tochter gegenüber nicht fürsorglich war, wurde das ganze Ausmaß offensichtlich. Auch hier ging er früh in eine Konkurrenzauseinandersetzung, verspottete und verhöhnte die eigene Tochter. Wie schon beschrieben, ist der Hass auf die Liebe sehr gefährlich für die, die lieben können. Für Richard gab es mehrere Ziele, auf die er seinen Hass auf die Liebe ausrichten konnte. Ein Mutter-Sohn-Verhältnis, ein Vater-Tochter-Verhältnis, ein Mann-Frau-Verhältnis, allein schon drei Schauplätze, in denen Liebe eine Rolle spielt. Der Partner einer psychopathischen

Person kann dafür Sorge tragen, dass ein einigermaßen erträglicher Rahmen geschaffen wird. Dennoch, immer in der Fürsorgerolle zu stehen, ohne im Dialog zu sein, ist unglaublich erschöpfend. Und kann auch Folgen für die Menschen haben, die es am meisten zu beschützen gilt: die Kinder.

Es ist also durchaus möglich, dass Gewissenlosigkeit erst dann zum Tragen kommt, wenn der sorgende Partner diese Lücke nicht mehr schließt. Fürsorge stellt in jedem Stadium einer Beziehung, egal, ob sie sich ganz am Anfang oder schon im fortgeschrittenen Stadium befindet, ein echtes Gütekriterium. Zu bedenken ist, dass gerade Frauen auf diesen Aspekt einen gesonderten Wert legen sollten. Sie haben zumeist einen anderen Umgang mit Aggression und Wut und neigen dazu, zu beschwichtigen und damit den Konflikt nicht eskalieren, dafür aber manchmal schwelen zu lassen.

Bei allem, was vorneweg genannt wurde, ist klar: Wenn Fürsorge fehlt, geht es einem schlecht und der Beziehung auch. Unter Umständen wird man sogar krank in der Partnerschaft. Fürsorgliche Menschen sind sozial intelligenter und autonomer. Soziale Intelligenz beschreibt der Psychologe Irvin Bernstein mit einem Gefühl des Timings in einer Beziehung, wann man den anderen festhalten und wann gehen lassen muss. Zusammengenommen: Sozial intelligente Beziehungspartner pflegen den achtsamen Umgang mit dem anderen.

Beziehungskriterium Humor

Ohne die Fähigkeit, sich in den Kopf des anderen hineinzuversetzen, entsteht auch kein Humor. Und Humor ist eine wesentliche Ressource, sich in einer Beziehung zu entstressen und gemeinsam neue Gedanken für ein Problem zu finden. Freud bemerkte, dass Witze dadurch witzig werden, dass zwei Bezugsrahmen nebeneinandergestellt werden. Sehr humorvolle Menschen sind äußerst schnell in der Lage, einen wichtigen Aspekt einer Person so in einen anderen Kontext zu stellen, dass sich daraus ein Witz ergibt. Die Realität der Person bekommt auf einmal einen neuen anderen Blickwinkel, der die Wirklichkeit in ihrer Unumstößlichkeit hinterfragt und gleichzeitig respektiert.

Dabei gibt es jedoch einen großen Unterschied zwischen Sarkasmus und Humor. Sarkasmus ist beißender Spott, der auf Kosten anderer gemacht wird. Der Humor lädt ein, gemeinsam über ein Ungeschick zu lachen. Damit das gelingt, braucht es viel Wissen um menschliche Regungen. Sehr humorvolle Menschen haben das, gepaart mit einer großen Wortgewandtheit und einem empathischen Verständnis. Sonst könnten sie nicht gleich zwei Interpretationsrahmen entwickeln. Etwas, was einem Psychopathen unmöglich sein muss.

Sehen wir uns entsprechend eine Person an, die technischer interagiert, können wir uns vorstellen, dass es auch bei ihr hin und wieder zu einer komischen Situation kommt. Diese wird unfreiwillig daraus entstehen, dass sich jemand komisch verhält. Sprache gibt uns die Möglichkeit, gerade weil sie eine soziale Komponente hat, mit ihr zu spielen. Jemandem, der sich nicht in den Kontext eines anderen Menschen hineindenken kann, wird Humor fehlen. Wenn überhaupt, wird er Bemerkungen fallen lassen, die kritischer Natur sind. Was Menschen ohne Mitgefühl außerdem abgeht, ist das Empfinden von peinlicher Betroffenheit, wenn sie etwas falsch gemacht haben. Da sie weniger bis gar keine Gewissensbildung haben, denken sie auch nicht darüber nach, dass sie sozial danebenliegen könnten und anderen damit auf die Füße treten.

Fassen wir in einigen Punkten zusammen, welche Mängel bei Psychopathen in einer Beziehung sichtbar werden und darauf hinweisen, dass es ihnen in jedweder Hinsicht an Mitgefühl und Liebe fehlt. Der rote Faden für diese Mängelliste ist die Hare-Checkliste, die unter anderem den Lebensstil der Psychopathen charakterisiert.

Sie sind impulsiv: Es gibt im Leben von Psychopathen kein Abwägen von Vor- und Nachteilen. Sie planen nicht langfristig. Ihnen fehlen entsprechende Ziele. Auch ist ihnen Einsatz für Leidenschaften und sinnvolle Tätigkeiten fremd.

Der texanische Mörder Gray Gilmore antwortete auf die Frage: „Glauben Sie, Sie hätten mit dem Morden weiter gemacht, wenn Sie nicht verhaftet worden wären?" mit: „Ich habe nichts überlegt oder geplant, ich habe es einfach gemacht. Die Morde hatten keinen Grund. Man kann Morden nicht durch Logik verstehen."

Die Impulsivität zeigt sie auch in ihren Verführungsversuchen. Alles muss schnell und hektisch gehen. Man gewinnt schnell den Eindruck eines gehetzten Menschen, der kaum Zeit und Muße für eine Sache findet. Und auf der anderen Seite herrscht oft Mangel an wirklichen Interessen. „Psychopathen verschwinden manchmal einfach so", erzählte Bob Hare. So, wie die Ehefrau eines Mannes, der erzählte, dass seine psychopathische Frau vom Tisch aufstand und zwei Monate verschwunden war. Sie wollen sich nicht festlegen. Sie sind wankelmütig und launisch. Sie leben in den Tag hinein. Was eine schöne Eigenschaft sein kann, wenn man sich etwas treiben lässt, ist bei dem Psychopathen einfach ein Ergebnis seiner Fantasielosigkeit. Er benutzt keine kreativen Ideen, um sich das Leben zu gestalten. Er macht alles aus dem Moment heraus. Partner von Psychopathen haben deswegen auch den Eindruck, nur Momente zu teilen und keine Lebensinhalte.

Sie sind unbeherrscht: „Wenn Psychopathen ausrasten, scheint es, als ob sie einen kontrollierten Wutausbruch inszenieren, sie wissen genau, was sie tun. Ihr aggressives Verhalten ist kalt." So beschreibt es Hare. Psychopathen können sich in einen Ausdruck hineinsteigern. Dieser kann zwischen gerade eben noch zu Tode betrübt zu kurz danach fröhlich lachend wechseln. Andere Personen sind länger verstimmt, wenn sie eine schlechte Nachricht hören. Psychopathen bringt das in eine aggressive Wallung. Sie reagieren dünnhäutig auf jedwede Art der Kritik vonseiten anderer. Sie sehen in vielen Dingen einen Angriff auf ihre Person. Eine Klientin berichtete, dass sich ihr psychopathischer Ehemann schrecklich über eine Berufsbezeichnung in einem Bewerbungsschreiben seiner Tochter aufregte. Er fand großen Anstoß daran, dass dort von Synchronsprecher und nicht von Schauspieler die Rede war. Und würzte seinen aggressiven Unterton mit verächtlichen Beschimpfungen und Beleidigungen. Eine andere Klientin erzählte davon, dass dieser aufbrausende, wütende Ton manchmal in totale Stille kippte. Sie meinte, wenn sie sich so über eine Sache ereifern würde, wie er es vorgab, hätte das auch nach Monaten noch Nachklang. Bei ihrem Partner hingegen war der eigentliche Auslöser so schnell vergessen, wie er auch an den Haaren herbeigezogen war. Jeder andere Mensch weiß, sich zu beherrschen und seine unterschiedlichen Gefühle selbst zu regulieren, bevor es zum Ausbruch kommt. Der perverse Narzisst, den Hare nicht explizit mit einem Psychopathen in Zusammenhang bringt, verfeinert seine Unbeherrschtheit, indem er andere attackiert und sie damit zu aggressiven Handlungen hinreißt. Liest man die Aussagen von Psychopathen bei Hare, dann wird klar, dass sie den anderen provozieren, nur, um umso doller zuschlagen zu können. „In einem Fall geriet einer unserer Probanden mit einem Türsteher vor einem Lokal in einen heftigen Streit", erzählt Hare. Der Proband verlor die Beherrschung, schubste den Türsteher, der verletzte sich den

Kopf und verstarb zwei Tage später. Der Kommentar des Probanden dazu: „Der Kerl hat über mich gelacht, da sah ich rot.“ Für ihn war klar, dass das Opfer für seinen Tod selbst verantwortlich war.

Dennoch würde kein Psychopath sich selbst als launisch oder unbeherrscht bezeichnen. Es sind die anderen, die sie zu solchen Dingen provozieren und sie dazu bringen, dass sie sich wehren müssen. Sie sind immer frei von Schuld und Mitgefühl.

Sie sind gierig: Psychopathen treibt Gier nach Erregung an. Sie brauchen den Kick, den Nervenkitzel. Eine Beziehung, die am Anfang steht und bei der sich der psychopathische Partner seines Opfers noch nicht voll und ganz sicher sein kann, ist so ein Kick. Sie halten Routine nur schwerlich aus. Psychopathen lassen sich daran erkennen, dass sie Jobs nachgehen, die von ihnen punktuelle Konzentration, wenig persönlichen Einsatz und keine Loyalität verlangen und die sehr viel Abwechslung bieten. Sie sind nicht ausdauernd, noch ehrgeizig genug, um lange genug an einer Sache dran zu bleiben. Jobtechnisch können sie aber sehr wohl ihre Nische finden. Sie sind dann das, was Kets de Vries den verführenden operativen Brutalo nennt. Haben sie erst einmal eine Position erreicht, die ihnen genügend Freiräume gibt und passt die Struktur des Betriebes oder der Firma dazu, werden sie sich ganz entspannt ihrer Sache – das heißt der gewissenlosen Ausbeutung – widmen.

Sie sind verantwortungslos: Psychopathen verpflichten sich nicht. Sie übernehmen keine Verantwortung. Sie sind nicht fürsorglich. Auch Kinder werden dabei nicht ausgeklammert. Eine Frau berichtete, dass ihr Mann auf die kleine Tochter aufpassen sollte. Stattdessen zog er es vor, einen Mittagsschlaf zu machen. Die Tochter, gerade zwei, war währenddessen aus dem Garten gelaufen und per Zufall von einem Nachbarn an einer viel befahrenen Straße aufgefunden und zurückgebracht worden. Viele Partner von

Psychopathen können bestätigen, dass ihnen der andere zwar immer beteuert, er würde sich bessern und natürlich den Unterhalt für die Kinder zahlen und so weiter, am Ende fehlte aber dann das Geld auf dem Konto und von Besserung keine Sicht. Hare erzählt von einem Häftling, der wiederholt Unfälle wegen zu hoher Geschwindigkeit verursacht hatte und mehrfach wegen Fahrerflucht vor Gericht stand. Sein Statement dazu lautete: „Klar, fahre ich zu schnell. Ich bin ein guter Fahrer. Es gehören immer zwei dazu, einen Unfall zu machen." Ein weiterer Kommentar zur Verantwortung stammt ebenfalls von einem Häftling, den Hare kannte: „Verantwortungslos? Man sollte seine Zeit nicht mit verbreiteten menschlichen Schwächen verschwenden."

Sie sprechen leere Worte: Die Kommunikation von Psychopathen ist flach. Sie kennen die Worte, die sie sprechen, auf sachlicher Ebene, empfinden aber nichts. Worte dienen ihnen nicht zum Ausdruck ihrer Gefühle. Der Psychopathieexperte Hervey Milton Cleckley sagt dazu, „dass der Psychopath lernen kann, die gängigen Ausdrücke zu benutzen ... und er wird es auch lernen, Gefühle passend pantomimisch zu reproduzieren ... aber das Gefühl selbst fehlt ihm." Studien haben gezeigt, dass Cleckley recht hat. Psychopathen wurden Wörter vorgelegt, die neben ihrer begrifflichen Bedeutung für viele Menschen auch eine emotionale Bedeutung haben. So ist das Wort Tod ein sehr emotionales Wort. Es löst in den meisten Menschen Gefühle aus. Zum Beispiel Trauer über die Erinnerungen an einen kürzlich verstorbenen Menschen. Probanden hatten nun die Aufgabe, bei Wörtern, die sie auf einem Bildschirm präsentiert bekamen, sofort auf einen Knopf zu drücken, wenn sie diese erkannten. Es war auch ein Buchstabensalat darunter. Wie ABMU anstatt Baum. Die Versuchspersonen erkannten Wörter, die eine emotionale Bedeutung haben, schnell und reagierten entsprechend zeitnaher. Für Psychopathen spielte eine emotionale Bedeutung keine Rolle. Ihnen fehlt die fühlbare Komponente, die emotionale Stimmung von Sprache und von Worten. Sie sind sicherlich auch keine Poeten, wenn sie etwas aufschreiben, sofern sie überhaupt Worte auf Papier bringen. Wenn sie es doch tun, erfreuen sie sich ihrer Abgebrühtheit, dass sie hohle Worte einsetzen und diese so schön hintereinander, scheinbar emotional, aneinanderreihen. Psychopathen benutzen eine gewissenlose Sprache. Sie kennen die Regeln, die man befolgt – üblicherweise. Doch es bleiben eben nur Regeln, die von keinerlei emotionaler Bedeutung sind.

Komplimente und andere sprachliche Beweise ihrer Zuneigung sind entsprechend auch allesamt hohl. An anderer Stelle betonte jemand, dass Psychopathen die Eigenschaft haben, kurze Sätze mit wechselndem Inhalt und kurzen Pausen dazwischen zu sprechen. Sie lassen sich auch in der Sprache wenig Zeit, denken wenig darüber nach, was und wie sie es sagen, sondern drücken sich auch hier eher impulsiv aus. Fragt man nach, was sie denn genau meinen, geraten sie oft in Schwierigkeiten. Sie werden auf ihre einfache Art antworten und so kann man erkennen, welche Verarmung in der Sprache zu finden ist. Der Psychologe Paul Ekman hat sich viel mit Lügen beschäftigt. Er sagt, dass ein guter Lügner stringent in seiner Geschichte bleibt. Er kann sie immer wieder in ähnlichem Wortfall wiederholen. Eine Kollegin von mir berichtete von einem Klienten, der unter einer narzisstischen Persönlichkeitsstörung litt, dass dieser ihr tatsächlich wortgetreu, immer aufs Neue, seine Geschichten aus der Kindheit erzählte. Selbst die Abschweifungen waren stets ähnlich. Psychopathen zerlegen die Sprache mehr in kleinen Einheiten. Sie haben Schubladen, in die sie ihre Floskeln einsortieren und derer sie sich entsprechend bedienen. Aber, sagt Ekman, das macht sie zu weniger guten Lügnern. Durch die Zergliederung der Sprache fehlt ihr der schlüssige Ablauf einer Geschichte. Ein guter Lügner hat immer einen wahren Kern, um den sich seine Geschichte rankt. Und dieser ist stabil. Da Psychopathen Fantasie und Ausdauer fehlen, fehlt ihnen auch das Kernmodell der Lüge, an dessen Rand sie entlangspazieren können. Sie würden sich auch niemals die Mühe machen, eine Lügengeschichte zu erzählen. Es sind immer nur kleinere Bestandteile, Fragmente und Satzbruchstücke, die deswegen zu einer Lüge gehören, weil sie ihre Maske schützen sollen.

Sie weichen aus: Psychopathen weichen in der Sprache gerne aus. Auf Fragen antworten sie nicht direkt, sondern mit einer allgemeinen Floskel. Das fällt Psychopathen leicht, denn der andere ist nur ein Objekt, auf das sie sich nicht beziehen müssen. Wie vorher schon gesagt: Sprache braucht, damit sie überhaupt eine verständliche Interaktion wird, eine Beziehungsebene, damit man den Inhalt verstehen kann. Die psychopathische Sprache ist weitestgehend frei davon. Hare zitiert eine Antwort eines Studienteilnehmers. Dieser sagte auf die Frage, ob er häufig wechselnde Launen hätte: „Ähm – häufig wechselnd? – Also wissen Sie – manche Leute sagen, sie sind immer so nervös, aber oft scheinen sie ganz ruhig zu sein. Also wechselt ihre Laune wohl oft. Einmal habe ich auf etwas gewettet und dann verloren, da hatte ich schlechte Laune." Für den Zuhörer mag es so sein, dass auf die Frage geantwortet wurde. Bei näherer Betrachtung ist dem nicht so. Es verlangt vom Interaktionspartner eine Menge an Konzentration, diesen Mangel aufzudecken. Allgemeinheiten werden platziert: „Es gibt Leute", „die Frau", „die Machos", „jede Frau sollte eine gute Mutter sein" und so weiter. Die Verknüpfung von Sätzen und Worten ist das, was abweichend von anderen Kommunikationen ist. Es scheinen normale Sätze zu sein, doch oft mit erheblichen Lücken für den Zuhörer. Ein anderer Interviewpartner antwortete Hare auf dieselbe Frage: Haben Sie oft wechselnde Launen: „Ich glaube, dass das Leben zu kurz ist, wir werden sowieso alle irgendwann sterben, dann haben wir neue Probleme und neue Freunde. Ich kann das nicht verstehen."

In einem weiteren Beispiel, das von einer Klientin von mir kommt, zeigt sich, dass das Ausweichen auch mit Anschuldigungen an den Fragesteller kombiniert wird. Eine Klientin gab ihrem Onkel den Hinweis, dass die Darlehensschuld, auf die er sich immer bezog, keine vertragliche Grundlage hat. Darauf der Onkel: „Ich habe gesehen, dass es keine vertragliche Abmachung gibt. Bislang war das in Ordnung. Ich wüsste aber nunmehr gerne, warum du und dein Sohn nicht mehr von mir angeschrieben werden willst. Ich habe ihm viel Liebe mit auf den Weg gegeben. Dass dein Sohn mich einfach so aus seinem Leben löscht, damit komme ich nicht klar. Aber du biegst dir sowieso alles so zurecht, wie es dir passt. Also können wir auch einen Punkt machen.“ Er verknüpft den eigentlichen Kern, den es zu verhandeln gilt, mit Vorwürfen, die sich gegen die Klientin und ihren Sohn richten. Er weicht aus, indem er die Schuld und die Verantwortung auf den anderen konzentriert. Dann sagt er, dass er mit dem Kontaktabbruch nicht klarkommt, um den Dialog zu beenden. Keine der wesentlichen Punkte in der Aussage sind zu Ende gedacht oder logisch miteinander in Verbindung zu bringen. Auch handelt es sich in keiner Weise um eine Interaktion, der man entnehmen kann, dass tatsächliche emotionale Betroffenheit und damit ein Anliegen vorliegt, aufgrund von Beziehungen das sachliche Problem zu lösen. Es ist ein bösartiges und unlogisches Geplänkel.

Ausweichmanöver in Auseinandersetzungen sind auch Aussagen wie: „Du verstehst das sowieso nicht.“ Oder: „Wenn du meinst, dass ich aggressiv bin, dann beweist das, dass du aggressiv bist.“ In einem direkten Kontakt kommt dann noch das Vermeiden des Blickkontaktes dazu. Wie oben schon gesagt, liegt die Aufmerksamkeit dann nicht bei dem anderen, sondern der Psychopath redet sein Zeug daher, wie es ihm gerade so einfällt. Oder er unterstreicht sein Ausweichen mit einem kalten Blick, der den anderen schnell zum Schweigen bringt und verhindert, dass er noch einmal nachfragt. Ein Klient erzählte, dass er immer, wenn er den Versuch unternahm, nachzufragen, was denn bei seiner Partnerin los sei, weil er gemerkt hatte, dass sie kalt und abweisend wurde, stets dieselbe Antwort bekam: „Mach die Stimmung nicht kaputt.“ Psychopathische Ausweichmanöver sind kommunikative Totschläger.

Bob Hare ist einmal von einem Filmregisseur gebeten worden, ihm bei der Zeichnung von den Filmfiguren zu helfen. Ihm erschienen seine Psychopathen im Film so flach und so uninteressant. Und damit irgendwie allesamt sehr ähnlich in ihrem Profil. Hare meint, dass der Regisseur damit den Nagel auf den Kopf getroffen hat. Tatsächlich ist das, was Menschen interessant macht, ihr emotionales Repertoire. Es sind ihre Widersprüche, ihre hilflosen oder gelingenden Versuche, sich mitzuteilen und sie werden von Gefühlen gefesselt und bewegt. Alles eine große Fehlanzeige bei einem Psychopathen.

Die Mängelliste könnten wir noch weiter ausführen. Ich denke, das Wesentliche ist an dieser Stelle skizziert. In allen Bereichen kommt die Unfähigkeit zum Einfühlen zum Tragen. In allen Bereichen ist das Verhalten ichzentriert. Die Sprache im wahrsten Sinne des Wortes unverbindlich. Auch wenn Psychopathen ihre Worte an das Gegenüber richten, ist es ein Monolog und kein Dialog. Auch werden Psychopathen nicht danach fragen, wie es einem geht und sich die Zeit nehmen, wirklich zuzuhören. Am Anfang verfallen Opfer in die Illusion, dass dem so wäre. Aber auch zu Beginn ist das eine Scheinvorstellung. Wenn Fürsorge thematisiert wird, dann nur als ein Anspruch, den sie meinen, an andere richten zu können. Sie verlangen, dass alles für sie getan wird und behaupten, wenn das erfüllt werden würde, wären sie auch zu einer Kooperation bereit. Ich bin mir sicher, dass die Antwort eines Psychopathen auf die Frage: „Was ist Fürsorge?“ sehr schräg und irritierend ausfallen würde. Wenn Fürsorge fehlt, gibt es keine Harmonie, kein Vertrauen, keine Ruhe in der Beziehung, keinen Genuss und keine Muße. Ebenso gibt es keinen Dialog. Die salutogenetischen Prinzipien, die das Wohlbefinden positiv beeinflussen, wie das gegenseitige Verstehen, die gegenseitige Kooperation und ein gemeinsamer langfristiger Lebensentwurf, werden durch psychopathische Partner zu pathologischen Prinzipien des Misstrauens, der Kontrolle und der Zerstörung.

Es entsteht nicht nur eine scheinbare Übereinstimmung durch die Kommunikationsmanöver eines psychopathischen Partners, es entsteht auch eine Scheinliebe.

Das Frühwarnsystem

Weniger wissen und mehr lieben steht höher im Kurs, als mehr wissen und nicht lieben.

Erasmus von Rotterdam

18. INTIMITÄT UND FEINDSCHAFT

Der Fürsorgeschlüssel ist die Bereitschaft, füreinander da zu sein. Um fürsorglich sein zu können, müssen wir uns in den anderen einfühlen können. Wir benötigen die Fähigkeit dafür, einzuschätzen, wie viel tatkräftige Unterstützung der andere braucht, und was zu viel sein könnte. Wir müssen uns auch damit anfreunden, dass es dem anderen unrecht sein kann, wenn wir ihm alles aus der Hand nehmen. Es ist aber auch keine Fürsorge, den anderen von allen Dingen frei zu halten. Fürsorge hat das Wohlbefinden einer Person zum Ziel und darüber hinaus ihre Unabhängigkeit. Unterstützung sollte immer dazu führen, dass der andere mehr Möglichkeiten bekommt, mit seiner Situation selbst umzugehen. Das setzt voraus, dass wir in einem Dialog sind. Sprache ist eine Interaktion mit Worten, Fürsorge ist eine Interaktion im Handeln. Fürsorge verträgt sich nicht mit Macht. Das heißt, dass sowohl die Machtsucht der

Psychopathen als auch die Strategien, um sich vor einer Liebesfrustration zu schützen, keinen Effekt haben.

Das grundlegende Böse

Die Psychoanalytikerin Karen Horney spricht im Zusammenhang von mangelnder elterlicher Wärme und Zuwendung vom grundlegenden Bösen. Damit meint sie die Indifferenz der Eltern. Ein unklares Verhalten, das dem Kind signalisiert, dass es weder gewollt noch geliebt wird. Das kann sich darin ausdrücken, dass ein Geschwisterkind bevorzugt wird, darin, dass Eltern zwischen den Kindern eine Konkurrenzsituation schaffen oder ihre Zuneigung von Leistungen abhängig machen. Vielen ist nicht klar, auf welchen unterschwelligen Wegen Eltern ihre undeutlichen Signale senden. Was dabei auf jeden Fall nicht klar kommuniziert wird, ist die Liebe als unumstößliche Tatsache. Horney ist der Meinung, dass manche Kinder aus solchen Erfahrungen dann die Regel ableiten, dass sie selbst Macht haben müssen, um sich gegen diese Behandlung zu wehren. „Wenn ich Macht habe, dann kann mir niemand wehtun", und es entwickelt sich eine aggressive Copingstrategie, die sich gegen jeden und alles wendet. Aus dem grundlegenden Bösen der Eltern wird grundlegende Feindseligkeit des Kindes und späteren Erwachsenen. Doch wesentlich häufiger anzutreffen, meint Horney, ist eine andere Strategie. Es entwickelt sich eine Grundangst, die die Furcht vor Hilflosigkeit und Verlassenheit einschließt. Die Gefühle der Feindseligkeit den Eltern gegenüber werden heruntergerungen, um die Eltern mit einem angepassten Verhalten zu gewinnen. Es zählt der Satz: „Wenn ich dich dazu bringen kann, mich zu lieben, wirst du mir nicht wehtun."

Personen, die mit diesem oder einem ähnlichen Satz in zwischenmenschliche Beziehungen gehen, haben ein schwankendes Selbstbild. Mal ist es großartig, dann wieder zum Gruseln. Es gibt sozusagen eine innere Schwarz-Weiß-Malerei von sich selbst, die in einem Widerspruch zum tatsächlichen Selbst steht. Wir haben alle gute und weniger gute Anteile. Und über die Jahre eines Menschenlebens kann sich das in die eine oder andere Richtung verschieben. Wir entwickeln üblicherweise immer neue Fertigkeiten, und lernen, uns selbst mehr und mehr innerlich auszubalancieren und auch mit den Seiten unseres Selbst Freundschaft zu schließen, die wir nicht so toll finden. Wobei die Erkenntnis wichtig ist, dass viele Dinge, die wir an uns nicht gut finden, ihre hilfreichen Seiten haben.

Trifft nun ein unausbalancierter Mensch mit einem Schwarz-Weiß-Bild auf einen Psychopathen, der nur Schwarz oder Weiß kennt, und genau diese Extreme anspricht, dann passt das im ersten Moment sehr gut. Sowohl das bekannte grundlegend Böse der Eltern als auch das grundlegend böse Verhalten des Psychopathen werden als Warnung gar nicht registriert. Bekanntes trifft auf Bekanntes. Im weiteren Verlauf wird dann sichtbar, dass die vertraute Sache nicht zu dem führt, was man sich eigentlich erhofft. Und nun wird deutlich, dass die eigene Strategie gegen die Bösartigkeit des anderen nichts ausrichten kann. Wer sich innerlich wie auf hoher See befindet, ist im Dauerstress, weil er alle Handlungen immer in zwei Richtungen bewertet. Oft ist am Anfang alles großartig, toll und gewinnbringend und schnell wird gesehen, dass das eigene Ideal dem nicht standhalten kann und der Abfall der Stimmung ist umso größer. Solche Menschen haben Schwierigkeiten damit, Ziele durchzubringen, weil sie große Angst vor dem Scheitern haben. Ein Erfolg wäre in ihren Augen erst dann zu verzeichnen, wenn das Ergebnis einhundertprozentig und perfekt ist. Ein Psychopath ist sicher nicht perfekt, er passt aber in die innere Unruhe. Ich bin sicher, dass das ein Faktor ist, der manchen am Anfang glauben lässt, dass er einen Seelenverwandten gefunden hat. Er meint, dass der andere genauso fühlt, die Dinge genauso sieht, unter denselben Sachen genauso leidet, wie er selbst. Er sieht und fühlt sich auf ganzer Linie bestätigt.

Was Horney zusammengetragen hat, ist die Essenz der unterschiedlichen Bindungstypen. Daraus ergeben sich auch einige Konsequenzen für die Fürsorge. Es erschließt sich, warum Personen, die innerlich schwanken, Fürsorge weder einfordern noch richtig als fehlend registrieren. Im ersten Zustand der Verliebtheit wird der andere ohnehin noch mehr geschützt als später in einer Beziehung, wenn der Partner realisiert, dass der andere Ecken und Kanten hat. Zwei Dinge kommen zusammen: Fürsorge ist eine unbekannte Größe, die man sich zwar wünscht, aber nicht richtig benennen kann. In der ersten Phase der Verliebtheit steht die Illusion im Vordergrund. Fehlendes oder Negatives wird nicht deutlich wahrgenommen. In den Beratungen von Klienten wird zusätzlich oft klar, dass es an grundlegenden Erfahrungen von positiver Zuwendung fehlt. Aufmerksamkeit ist hier zu nennen. Allein die Tatsache, dass einem zugehört wird, ist schon ein großes Ereignis. Dann geben sich unsichere Menschen schnell mit Versprechungen oder Andeutungen zufrieden und fragen nicht nach. Auch aus dem Grund, weil sie eine frühzeitige Trennung befürchten. Der Psychopath ist ein Meister der Andeutungen. Seine Lückentexte können in verschiedenste Richtungen gedehnt werden. So liegt es bei dem Partner, sich über widersprüchliche Aussagen in eine Beziehung zu bringen.

Wie geht es Ihnen in der Beziehung? – Die Fünf-mal-eins-Regel

Um aus einem beziehungslosen Kontext herauszukommen, legen wir die Fürsorge an. Dabei reichen nicht allein Worte.

Fürsorgliches Handeln können wir nicht vortäuschen. Ebenso wenig können wir sie herbeireden. Wir müssen tun. Damit ist nun nicht gemeint, dass wir einen Tauschhandel mit Geben und Nehmen aufmachen. Selten kann man eine helfende Hand tatsächlich gewichten. Dennoch: Gerade am Anfang einer Beziehung ist die Bereitschaft, füreinander da zu sein, ein wichtiges Kriterium, was die Aussicht auf Dauer und Stabilität einer Verbindung angeht.

Nehmen wir ein paar Punkte unter diesem Aspekt unter die Lupe: Paarstudien haben ergeben, dass die anfängliche Zufriedenheit mit einer Partnerschaft eine Variable zur Vorhersage für ihre Stabilität ist. Wenn die Freude, zusammen zu sein, größer ist als die Konflikte, überwiegt die Qualität. Auf diesen Punkt müssen Personen, die sich selbst als innerlich unsicher erleben, aufpassen.

Wenn Freude dann entsteht, nur, weil ein Konflikt ausbleibt, dann ist das ebenfalls keine ausreichende Qualität. Ersetzen wir Freude mit Fürsorge: Wie sieht es dann aus? Was macht Ihr Partner für Sie? Nimmt er Unbequemlichkeiten für Sie in Kauf? Können Sie es selbst aushalten, etwas von ihm zu erfragen, von dem Sie wissen, dass ihm das Mühe bereiten wird, oder lösen Sie selbst im Vorfeld alle Probleme selbst, damit er keine negativen Gefühle bekommt? Teilen Sie manchmal Ihre Gefühlslage mit, wenn Sie etwas beschäftigt oder Sie traurig sind? Erhalten Sie Resonanz und tatkräftige Unterstützung?

Oft wird geraten, Menschen sollen am Anfang einer Beziehung nicht alle Probleme preisgeben. Dem kann ich zustimmen, wenn man einen perversen Narzissten als Zuhörer hat, der die Schwächen ausnutzen wird. Ansonsten müssen wir mit den Problemen nicht in die Tiefe gehen, um zu sagen, dass wir müde oder erschöpft oder auch fröhlich sind. Stimmungen mitzuteilen, kann viel wesentlicher sein, als die problematischen Gemengelagen, die ursächlich dahinterstehen. Wenn Sie sich innerlich unsicher fühlen, kann das eine gute Übung sein, Gefühle zu benennen. Und in partnerschaftlicher Ausrichtung ist das ein Teil des Fürsorgeschlüssels. Wenn Ihre Gefühle die Gefühle des anderen erschließen, sind Sie auf der richtigen Seite. Wenn Ihre Gefühle abgewehrt oder abgewertet werden, dann nicht. Am besten ist es, wenn Ihre Äußerungen den anderen dazu inspirieren, für Sie da zu sein, da ihm an Ihrem Wohlbefinden liegt. Das setzt voraus, dass Sie mitteilen, wie es Ihnen geht.

Positive und negative Situationen sollten sich in einem guten Verhältnis bewegen. Es gilt die Fünf-zu-eins-Regel. Wir brauchen fünf gute Erlebnisse, um ein negatives Erlebnis auszugleichen. Also müssen wir in Beziehungen darauf achten, dass die positiven Gefühle und Erlebnisse fünfmal häufiger sind. Nun, wie rechnet man das nach?

Nachdem Sie sich getroffen haben, fragen Sie sich selbst: Wie geht es mir jetzt? Wenn sich auf Ihrem Gesicht ein freudiges Grinsen breitmacht, ist die Antwort klar. Wenn Sie sich etwas zermürbt und irritiert fühlen, dann wohl ebenso. Sie können sich auch fragen, mit welcher Grundstimmung Sie zu der Verabredung gekommen sind. Welche Erwartungen Sie hatten. Ob Sie schon länger etwas beschäftigt, was Sie dem anderen mitteilen wollen, u.s.w. In manchen Fällen ist es so, dass ein Problem sich über eine längere Zeit aufbaut und schwelt. Mit einem psychopathischen Partner wird das garantiert so sein. Dann hat man eher das Gefühl, dass die Grundstimmung negativ ist, aber es gibt Highlights. Es sollte aber genau umgekehrt sein! Eine positive Grundstimmung im Miteinander sollte stabil vorhanden sein. Es kann mal einen Ausrutscher geben, das kann ein unbedachtes Wort sein oder eine kleine Unaufmerksamkeit. Aber das sollte nicht der Haupttenor einer Beziehung sein, wenn Sie glücklich werden wollen. Nehmen Sie die Fünf-zu-eins-Regel deshalb ernst!

Die kleinen Nebenbemerkungen

Sich die Illusion in einer Partnerschaft zu erhalten, zählt zu den bekannten Faktoren, die eine Partnerschaft lebendig und langlebig machen. Damit ist aber nicht gemeint, dass Sie verleugnen sollen, wenn der andere nicht gut mit Ihnen umgeht. In der kritischen Desillusionierungsphase in einer Partnerschaft kommt oft eine nörgelnde Stimmung auf. Was bei manchen einfach ein Ausdruck von Unzufriedenheit ist, ist bei einem Psychopathen messerscharfe Kritik. Wenn häufiger Nebenbemerkungen fallen gelassen werden, die schmerzhafte Bereiche betreffen und tief kränken, dann heißt es: äußerste Vorsicht!

Unter dem Aspekt der gegenseitigen Fürsorge ist die Phase der schwindenden Illusion ein sehr kreativer Moment. Jetzt erkennen wir, wer vor uns steht. Schwächen können unter dem Aspekt der Fürsorge auch reizvoll sein. Angewohnheiten sind nicht ärgerlich, sondern erinnern einen immer an den anderen. Fürsorge trägt dazu bei, den anderen besser kennenzulernen und sich die Illusion des guten Partners zu erhalten. Es macht Spaß, sich zu überlegen, was der andere mag und womit wir ihm eine Freude bereiten können. Wenn wir wissen, dass er etwas nicht so gut kann, dann helfen wir, ohne dass wir dies groß als seine Schwäche hervorheben.

Wer Schwächen jedoch zum Anlass nimmt, den anderen in eine Richtung zu zwingen, ist missbräuchlich. Es gibt einen großen Unterschied zwischen der Illusion, die ein Rest aus der Phase der Verliebtheit ist, und der Idolisierung. Einer Illusion liegt eine Fantasie zugrunde, in der man selbst auch eine Rolle spielt. Ein Idol wird auf einen Sockel gestellt. Es ist perfekt und unerreichbar. Missbräuchliche Partner tendieren dazu, ein Idol in den Raum zu stellen und ihren Partner ständig darauf hinzuweisen, wie lächerlich und mangelhaft er in Hinblick auf das perfekte Bild ist. Es gibt Paare, bei denen einer den anderen ständig in seiner Sprache korrigiert, weil er einen verkehrten Satzbau wählte oder wegen Begriffen, die unpassend waren. Andere wurden auf ihren schlechten Kleidungsstil hingewiesen oder auf ihr Übergewicht, Haarverlust oder zu große Ohren. Es gibt unendliche Möglichkeiten, Menschen zu kränken.

Alles andere ist besser?

Der Markt der Partnermöglichkeiten tut so, als ob wir uns an jeder Ecke einen neuen Partner aussuchen könnten. Das schafft eine gewisse Unsicherheit. Wie können wir uns auf einen Partner einlassen, wenn es eventuell irgendwo einen besseren für uns gibt? Darum, wenn es um Langlebigkeit in einer Partnerschaft geht, sagen Forscher, soll man sich den Partner als begehrenswert erhalten. Dazu dienen die Illusionen, damit man die kleinen Schwächen und sein Aussehen als reizvoll und attraktiv erkennt. Auch daran ist feststellbar, ob ein Partner an einer langfristigen Beziehung Interesse hat. Wer viel von anderen tollen Männern und Frauen erzählt, ist nicht nur total unsensibel, sondern gibt einem auch nicht das Gefühl, die Nummer eins des Verlangens zu sein.

Auf der anderen Seite können wir auch in längeren Partnerschaften kleine Verführungen einbauen und das Begehren wieder zum Thema machen. Fürsorge und Begehren? Passt das? Ja, wenn der andere sich für mich einsetzt und ich ihn schon oft als Gefährten auf stürmischer See erlebt habe, dann ist das höchst attraktiv. Für Frauen mag das eventuell sogar wichtiger sein als für Männer. Männer freuen sich hingegen, wenn ihre Partnerinnen die Illusion der Weiblichkeit füttern. Das heißt, dass die Frau es sich in einer Beziehung selbst gut gehen lassen sollte. Aus männlicher Sicht nicht, weil sie dadurch sehr unabhängig und stark wird, sondern weil Frauen entspannter und schöner sind, wenn sie etwas tun, was für sie wichtig ist. Das unterstreicht ihre Weiblichkeit. Wie bei jedem Menschen kommt das persönliche Profil dann besonders zum Tragen, wenn man mit sich zufrieden ist. Unterm Strich: Männer können das Begehren aufrechterhalten, indem sie die Frau darin unterstützen, dass sie Freiräume für sich hat. Frauen können das Begehren für den Mann erhalten, indem sie ihn bei konkreten Problemen um Mithilfe bitten. Beides hat mit gegenseitiger Fürsorge zu tun.

Was dürfen Sie erwarten?

Wer sich länger kennt, weiß, welche Pläne oder Wünsche der andere hat. Wenn nicht, sollten Sie mal nachfragen. Psychopathen haben keine langfristigen Ziele. Sie sind zu impulsiv und nur auf den maximalen Gewinn für den Moment aus, außerdem haben sie einen Mangel an Fantasie. Sie werden weder für sich selbst noch mit jemandem zusammen einen Lebenstraum entwickeln können oder wollen. Wenn Sie auf eine psychopathische Person treffen, wird sie Ihnen zunächst allerhand von den Dingen erzählen, die sie gemacht und erlebt hat. Psychopathen erreichen mit ihren Münchhausen-Geschichten, dass andere Respekt vor ihnen bekommen. Man ist geneigt, zu glauben, dass man einen Menschen kennenlernt, der wirklich etwas zu geben hat.

Es gibt unter den Forschern durchaus die Meinung, dass eine Partnerschaft auch auf ökonomischen Gesichtspunkten aufbaut. Das heißt, dass sich das Geben und Nehmen im Miteinander die Waage halten sollte. Investitionen und Gewinne sind sowohl materieller Natur als auch Zeitinvestition, Gefühle und Unterstützung. Es ist eindeutig, dass diese Investitionen oder Gewinne nicht genau berechnet werden können. Dennoch, ein Gefühl von gerechter und ausgeglichener Behandlung macht zufriedener, als wenn man den Eindruck gewinnt, alles zu geben und nichts zu bekommen. Auch hier steht Fürsorge an erster Stelle. Das kann fürsorgendes Verhalten der Beziehung gegenüber sein. Der Sozialpsychologe Harold Kelly ist der Meinung, dass gemeinsame Belohnungen einen höheren Stellenwert in einer guten Beziehung haben als persönliche Vorteile. Gefühle, Zeit und Geld sind also dann richtig eingesetzt, wenn sie der Gemeinsamkeit dienen und man sich zusammen und miteinander daran freuen kann. Dafür ist eine Voraussetzung, dass man überhaupt gemeinsame Interessen hat. Wenn Sie bei Ihrem Partner bemerken, dass ihm so ein Anliegen fern ist, sollten Sie klären, woran das liegt. Perverse Narzissten oder Psychopathen werden ihre Investitionen nicht auf eine Gemeinsamkeit ausrichten, da ihnen nicht daran gelegen ist. Wenn Vorwürfe kommen, Sie würden zu viel erwarten oder dergleichen, sollten Sie sich darüber klarwerden, dass dieser Wunsch keine übermäßige Erwartungshaltung darstellt, wenn Ihnen an einer gemeinsame Zukunft gelegen ist.

In Beziehungen gibt es immer unausgesprochene und ausgesprochene Verabredungen, was die Partner voneinander erwarten. Wie viel an Großzügigkeit oder Toleranz Sie dem Partner entgegenbringen, ob das mehr oder weniger ist, als Sie es in anderen Beziehungen handhaben, sollten Sie für sich klären. Intimität setzt sicher voraus, dass Sie mehr Toleranz vom anderen erwarten können. Die Exklusivität einer intimen Beziehung bekommt dann etwas Besonderes, wenn Sie nicht mit einem schärferen Gradmesser an das Verhalten des Partners herangehen, als Sie es bei anderen tun würden. Wenn Sie bemerken, dass der andere jeglichen Respekt für Sie verloren hat, ist dahinter keine Fürsorge zu entdecken. Genauso wenig, wenn Sie den Eindruck haben, dass der Partner bereit ist, sich sehr für andere zu engagieren, aber ihm für Sie die Mühen zu groß sind. Auch wenn Sie den Eindruck haben, dass viel über Werte, und was Sie tun sollten, gesprochen wird, sich das aber im partnerschaftlichen Handeln nicht ausdrückt, sollten Sie aufmerksam werden. Dann bekommt die Beziehung einen geringeren Stellenwert als andere Verbindungen. Fürsorglichkeit in einer Beziehung würde sich auf jeden Fall darin ausdrücken, dass die Innigkeit und Intimität nicht nur genossen, sondern auch gefördert werden.

Wenn sich eine Beziehung zu Beginn anders darstellt, muss das natürlich nicht heißen, dass Sie es mit einem schwer gestörten Partner zu tun haben. Aber es bedeutet mit großer Wahrscheinlichkeit, dass es sich nicht um eine zukunftsträchtige Verbindung handelt. Wer wirklich glücklich in einer Beziehung sein möchte, kann sich die einzelnen Punkte vornehmen und überlegen, wie ausgewogen er die Partnerschaft findet. Wer dem Ganzen Zeit geben möchte, der kann sich selbst ein wenig zurücknehmen und nur dann aktiv werden, wenn er dazu aufgefordert wird. Ich vermute aber, dass das den wenigsten unter uns gelingen wird. Umso schwieriger ist es, wenn man befürchtet, damit den Partner zu verlieren. Eine Möglichkeit, die einen weder zu schnellem Handeln noch zu einer Entscheidung zwingt, ist die Fürsorge.

Was können Sie tun, wenn Sie verunsichert sind?

Das einfachste Mittel, Fürsorge beim Partner zu erkennen, ist, ob er für Sie da ist, wenn es Ihnen nicht gut geht. Stellen Sie die Versorgungsfrage. Bevor Sie zum letzten Mittel greifen, indem Sie eine Krankheit vortäuschen, um herauszufinden, ob Ihr Partner in dieser Situation Fürsorge zeigt, gibt es noch andere Indizien, die dafür oder dagegen sprechen, ob sich der andere Ihnen wirklich zuwendet.

Wenn Sie jetzt denken, dass das aber eine ganz schön durchtriebene und misstrauische Sache ist, wenn Sie zum Beispiel eine Krankheit vortäuschen, kann ich Ihnen sagen:

Mag sein – sofern Sie es mit einem sozialen und empathischen Menschen zu tun haben, ist das sicherlich so. Aber wenn Sie auf einen empathischen Menschen treffen, der Ihnen zugewandt ist und sich um Sie bemüht, werden Sie sich solche Fragen sicherlich auch nicht stellen. Es geht hier explizit um jene Fälle, die Sie verunsichern, in denen Sie sich gestresst fühlen und Sie das Gefühl haben, für alles verantwortlich zu sein. Auch wenn Sie das Gefühl haben, Sie leben in einer Beziehung auf Abruf, in der von Ihnen ständig unausgesprochene Beweise verlangt werden, dann ist eine Prüfung gut. Wenn Sie den Eindruck haben, kritisiert, bemängelt und nicht willkommen zu sein, sollten Sie zur letzten Sicherheit für sich selbst diesen Schritt tun. Für Menschen, die es überhaupt nicht gewohnt sind, sich für ihre eigenen Interessen einzusetzen, ist das ein großer Schritt. Mehr noch: eine echte Lernaufgabe. Aber nach allem, was schon vorher über Psychopathen gesagt wurde: Es ist eine gefährliche Sache, sich auf so einen Menschen einzulassen. Es ist sogar schon eine gesundheitsbeeinträchtigende Angelegenheit, sich auf weniger krasse Beziehungspartner einzulassen. Man denke an die Beziehungsvermeider, die einem auch ganz schön das Leben schwer machen können. Aber genau bei denen kann es ebenfalls wichtig sein, den Fürsorgeschlüssel anzusetzen. In keinem anderen Bereich des Lebens würden Sie alles aufgeben und alles auf eine Karte setzen, wenn Sie genau wüssten, dass sich das Ziel, das Sie erreichen wollen, nicht annähernd umsetzen lässt. Warum sollten Sie ausgerechnet im wichtigsten Lebensbereich, der Liebe, so handeln?

Bevor wir also weitergehen und sehen, worauf Sie achten können, machen Sie sich klar, dass Sie ein Anrecht darauf haben, dass es Ihnen in einer Beziehung gut geht. Vor allem aber, dass die Grundlage positiv, ausgewogen und fürsorglich sein sollte, damit Sie sich auf den anderen verlassen können. Es geht nicht darum, die Risiken einer Beziehung abzuwägen, sondern die Stabilität einer Beziehung zu erforschen.

Wenn Sie den Eindruck gewinnen, dass der andere prinzipiell ein stabiler Partner ist, der wegen anderer Dinge gerade sehr gefordert ist und deswegen mehr Zeit braucht, um sich auf eine Beziehung einzulassen, dann können Sie das ohne Weiteres gewähren. Aber wenn Sie sich eine Verbindung wünschen und der andere Sie wahlweise unter Druck setzt oder flieht, dann ist das nicht die richtige Option.

Jetzt können Sie sich noch fragen: Habe ich denn überhaupt die Wahl? Kann ich es mir erlauben, eine Person in die Wüste zu schicken, wenn ich nicht mehr allein sein will? Vielleicht nicht in der Hinsicht, dass Sie an jedem Finger fünf potenzielle Partner haben und deshalb wählerisch sein können. Das wollen uns die Partnerschaftsbörsen vorgaukeln. Die Realität sieht bekanntlich anders aus. Dennoch: Sie haben die Wahl, sich für oder gegen eine gesunde Beziehung zu entscheiden. Aus einem Beziehungswunsch möchte man Liebe entwickeln und keine Scheinverbindung, in der man alleingelassen wird.

Glück wird unter anderem durch Autonomie, beziehungsweise Entscheidungsfreiheit, Vielfalt und Sex gefördert. Wer glaubt, keine Wahl zu haben, ist somit im Glücksempfinden getroffen. Die konsumorientierte Sichtweise auf Partnerschaften, in der jemand davon ausgeht, dass es immer noch einen gibt, der besser ist, macht ebenfalls nicht glücklich. Wer hätte schon erlebt, dass der Kauf einer Sache zu einem langfristigen gesteigerten Glücksgefühl führt? Richtig. Und der Markt der Beziehungs-Möglichkeiten macht nicht nur den anderen, sondern auch die eigene Person zu einem Objekt. Entscheidungsfreiheit und Selbstständigkeit kann nur bedeuten, sich für das eigene und das Wohlbefinden anderer zu engagieren.

Widersprüche als Signal

E-Mails, SMS und alle anderen Formen der schriftlichen Kommunikation sind neben dem Verhalten, der Gestik und Mimik eine Möglichkeit, zu analysieren, wie jemand mit einem in den Dialog tritt. Oder noch wesentlicher: ob es sich überhaupt um einen Dialog handelt. Tatsächlich wird in der schriftlichen Kommunikation weniger gelogen. Eigentlich erstaunlich, sollte man doch meinen, dass der Lügner mehr Möglichkeiten hat, wenn man ihn nicht sieht. Die meisten Menschen sind es nicht gewohnt, viel zu schreiben. Sprache, vor allem in den Kurznachrichten, wird eher zwischendurch, ohne viel zu überlegen, benutzt. Lügner, insbesondere solche, die das Gegenüber brauchen, weil sie die Reaktion des anderen ausnutzen, so wie Psychopathen es tun, schreiben einfach das, was ihnen in den Sinn kommt. Stehen sie einer anderen Person gegenüber, stochern Psychopathen mit Worten so lange herum, bis sie eine Reaktion ernten. Haben sie kein konkretes Gegenüber, dann schreiben sie ohne Zusammenhang. Ähnlich wie in der verbalen Kommunikation. Nur fällt es ohne die Ablenkung durch Gestik noch mehr auf. Das, wie sie etwas sagen, fällt weg. Man hat nur noch, was sie sagen. Was ursächlich dafür ist, dass man ihnen Glauben schenkt, obwohl sie Widersprüchliches ohne Zusammenhang von sich geben, wirkt in der schriftlichen Kommunikation nicht mehr ganz so stark. Sicherlich, auch hier gibt es große Blender und Süßholzraspler. Aber auch diese lassen sich durch das geschriebene Wort leichter demaskieren.

Es ist zumeist eine ichzentrierte Sprache. Das heißt, der Fokus geht von ihnen aus. Selten bis gar nicht wird gefragt, wie es der anderen Person geht. Da sie davon ausgehen, dass sie ein Anrecht darauf haben, das zu tun, was sie machen, kommt es ihnen überhaupt nicht in den Sinn, sich für einen anderen einzusetzen oder zu interessieren. Hare beschreibt die Denkmuster eines Psychopathen als zweidimensional und gebrochen. Das heißt, sie sind ohne emotionalen Inhalt.

Ein Psychopath sieht keinen Widerspruch darin, einer Frau zu sagen: „Ich liebe dich", nachdem er sie verprügelt hat. Liebe und Misshandlung, normalerweise zwei Dinge, die sich nicht vereinen lassen, sind für ihn nichts Gegensätzliches. Hare zitiert einen Mann mit einem hohen Punktwert auf der Psychopathie-Checkliste, der seiner Mutter eine hohe Summe Geld stahl, während sie die Schulden einer Hypothek mühselig abbezahlen musste. Er sagt dazu: „Meine Mutter ist ein großartiger Mensch, aber ich mache mir Sorgen, sie arbeitet zu viel." Nach dem Geld gefragt, sagte er: „Einen Teil davon habe ich in einem sicheren Versteck und damit werde ich viel Spaß haben, wenn ich aus dem Gefängnis komme." Die vermeintliche Fürsorglichkeit ist offensichtlich oberflächlich. Für einen Psychopathen ist es kein Widerspruch, zu erkennen, dass jemand unter einer Sache leidet, die er selbst verursacht hat. Und die Zusammenhänge dennoch getrennt davon darzustellen. Deswegen lügt ein Psychopath eigentlich auch nicht. Zumindest nicht so, wie andere lügen würden. Normalerweise würde jemand versuchen, die Zusammenhänge zu vertuschen und dabei Gründe zu entwerfen, warum er zum Beispiel das Geld genommen hat. Das Lügen würde dazu dienen, das Gewissen zu beruhigen oder eine unsoziale Handlung zu rechtfertigen. Da Psychopathen ohne Gewissen sind, drehen sich ihre Lügen weder darum, wie sie sich sozial jemanden gegenüber verhalten haben noch was sie für einen getan haben.

Hare vergleicht die psychopathische Sprache, die ohne roten Faden auskommt, mit einem Film, dessen Szenen nicht aufeinander aufbauen. Wie Schnittfehler oder fehlerhafte Anschlussstellen. Die einzelnen Aussagen stehen nebeneinander. In der schriftlichen Kommunikation findet man diese zweigleisigen Aussagen sehr oft. Meistens unter dem Aspekt: „Ich denke, das ist so und so für dich – du arbeitest zu viel, du brauchst Hilfe, etc.. Ich mache mir einen schönen Tag." In den Beratungen frage ich die Klienten immer nach der schriftlichen Kommunikation. Was im Gespräch manchmal nicht sofort auffällt, wird dann sehr deutlich. Relevant dabei ist die Art und Weise, wie psychopathische Partner Sätze verknüpfen, weniger, was sie sagen. Sie können sich das so vorstellen, als ob jemand einen Gedanken verfolgt, den Faden nicht wieder aufnimmt, einen anderen Gedanken weiterführt und so weiter. Aussagen werden nicht entsprechend begründet. Wer einen Gedanken mitteilt, würde immer auf Begründungen zurückgreifen und versuchen, zu erklären, was er meint. Letztendlich mit dem Ziel, mit dem Gesprächspartner in einem Dialog zu stehen. Bei Psychopathen hat eine Mitteilung nicht diese Funktion.

Zur Illustration eine Zeile aus einer E-Mail, die mir eine Klientin zur Verfügung gestellt hat. Der Autor ist ein Mann. Er schreibt: „Womit ich nicht behaupten will, dass der Fehler darin lag, dass du mich missverstanden hast. Genauso wenig lag aber der Fehler an mir, dass ich mich missverständlich geäußert habe. Ich habe den Konjunktiv gewählt in meinen Fragen, was für mich bedeutet, dass ich die Fragen stellen könnte, es aber aus den Gründen, die du mir in deiner letzten Nachricht geschrieben hast, eben nicht tue." Der Hintergrund: Sie hatte ihn über eine Partneranzeige kennengelernt und einmal getroffen. Danach schrieb er ihr, dass er nun die Wahl zwischen den Frauen hätte. Und: „Was wäre jetzt klug? Alle abarbeiten und anschließend in Ruhe die Wahl, oder wenigstens die Auswahl treffen, ein weiteres ‚Casting' veranstalten? Wäre das überhaupt möglich, auf diesem Weg die beste Entscheidung zu treffen, quasi ‚Liebe auf Bestellung'? Gibt es ein Umtauschrecht? Wenn ja, wo? Habe ich eine zweite oder dritte Chance, nachdem ich schon einmal gewählt habe?" Und weiter würde er sich immer noch in einer Schockstarre (!) befinden, aufgrund der großen Resonanz, die er auf seine Anzeige geerntet hätte. Und nun „warte (ich) weniger auf Erkenntnisgewinn als vielmehr auf eine Art Urteil. Wie wäre es denn, wenn du es mir abnimmst? Ich habe zwar die Wahl, wenn ich aber nicht wählen kann, weil mich die Auswahl überfordert, dann wäre es doch klug, wenn du entscheidest. Also entweder sagst, dass wir irgendwas versuchen sollen, um die Frage nach der ‚umfassenden Beziehung‘ zu klären, oder eben sagst, war zwar nett mit dir, aber such dir eine andere.“ Wirklich bildhaft und wertvoll für unsere Erkenntnis wiederum ist, dass sich der Schreiber nur mit sich auseinandersetzt. Er hat die Wahl, er leidet darunter, dass er sich nicht entscheiden kann, er will die Verantwortung abgeben. Das „Leiden“ ist aufgebauscht und narzisstisch. Denn es verleugnet die Option, dass die Frauen eine eigene Meinung über ihn haben. Im Kern dreht sich alles um ihn. Nachdem die Klientin ihm ihren Ärger darüber ausgedrückt hat, dass von allen Ansinnen dies wohl ziemlich das Unmöglichste sei, was er von einer Frau verlangen könne, kam die Nachricht mit dem Konjunktiv. Ein großräumiges Ausweichen, indem die Aussagen so gegeneinander gesetzt werden, dass sie sich widersprechen oder paradox ergänzen. „Ich habe den Konjunktiv gewählt in meinen Fragen, was für mich bedeutet, dass ich die Fragen stellen könnte, es aber aus den Gründen, die du mir in deiner letzten Nachricht geschrieben hast, eben nicht tue.“

Es sollte um Gefühle gehen. Darum, ob man verspürt, dass der andere einem etwas zu sagen hat. Wenn so, wie hier, ein erster Kontakt startet, kann man das unmöglich mit mangelhaftem Vertrauen erklären. Denn die Empathie oder auch Fürsorge sollte von Anbeginn als menschliche Fähigkeit eine Rolle spielen. Die Klientin ist nicht weiter auf den Deal eingegangen und hat dann auch nichts mehr von dem Mann gehört. Wenn Sie ganz am Anfang das Stoppschild hochhalten, merken Sie schnell, mit wem Sie es zu tun haben.

Fürsorge wird provoziert

Manche Psychopathen versuchen, beim anderen Fürsorglichkeit zu provozieren. Hare meint, dass Psychopathen ein großes Talent darin haben, solche Personen auszumachen, die hohe Fürsorgebereitschaft mitbringen.

Es ist nicht ausgeschlossen, dass sich eine andere Frau von dem Wunsch danach, dass sie einen Mann von der Qual der Wahl befreien soll, angesprochen fühlt. Vielleicht denkt sie, sie könne ihm wirklich helfen, fällt auf seine Leidensschilderungen herein und steht am Ende dann mit Sicherheit als die Betrogene und Ausgenutzte da. Oder sie fühlt sich verantwortlich dafür, dass er seine Fragen stellen könnte, sie aber nicht stellt, ohne selbst danach zu fragen, welche Fragen das denn nun sein könnten, die er stellen würde. Am Ende geht es um nichts.

Blicke und Gesten sind verräterisch

In fürsorglichen Kontakten spielt der Augenkontakt eine große Rolle. Wer Eltern mit Kindern beobachtet, sieht, wie Eltern ihre Schützlinge dauernd im Blick haben, um eingreifen oder helfen zu können. Eltern nutzen einen scannenden oder umherschweifenden Blick, um die Umgebung zu sichten. Paare, die verliebt sind, tauchen regelrecht in den Blick des anderen ein. Sie strahlen und lachen sich mit den Augen an.

Psychopathen haben einen Raubtierblick. Sie fixieren am Anfang der Kontaktaufnahme ihre Opfer und starren sie förmlich an. Dabei ist ihr Ausdruck nicht warm oder zärtlich. Es ist mehr eine Fixierung. Ein Festnageln mit Blicken. Auch, wenn sie mit einem reden, halten sie den anderen mit den Augen in Schach. Der Zuhörer kann nicht anders, als gebannt den Worten zu lauschen und darauf zu warten, was als Nächstes kommt. Geraten Psychopathen in Wut über ihren Partner, bekommt ihr Blick eine unglaubliche Kälte. Es ist ein Ausdruck höchster Aggressivität, gepaart mit Verachtung. Wer einmal diesen Blick gespürt hat, wird sich immer vor solchen Kandidaten schützen. Denn er geht durch Mark und Bein. Der Blick eines Psychopathen kann auch leer sein. Dann, wenn das Gegenüber weder als Beute noch als Feind von Interesse ist. Ausdruckslose Augen, die im Blick eines Psychopathen auf jeden Fall nicht das unterstreichen, was sie in Worten versuchen, mitzuteilen. Das hat den Effekt, dass andere die Absichten der Person durch die Augen nicht erkennen können. Denn wir sprechen ja im Allgemeinen von den Augen als Fenster zur Seele. Es kann auch vorkommen, dass der Psychopath den Augenkontakt meidet. An einem vorbeischaut. Mit dem Blick immer ins Leere starrt oder sich so zu einem positioniert, dass ein Blickkontakt nicht möglich ist. Achten Sie also darauf, was Sie im Blick des anderen entdecken!

Die Gestik der Psychopathen ist oft etwas hektisch. Normalerweise unterstreichen Gesten das gesprochene Wort. Wir gehen davon aus, dass Gesten, die nicht konkret Größen und Längen einer Geschichte unterstreichen, dafür da sind, sprachliche Absätze zu markieren, Denkeinheiten zum Abschluss zu bringen und neue aufzumachen. Diese Gesten nennt man Beats.

Psychopathen verwenden mehr Beats als andere Menschen. Vorrangig dann, wenn es um Emotionen geht. Wir können davon ausgehen, dass es ihnen an einer geschlossenen Idee über Gefühle mangelt und sie deswegen ihre Gedanken immer wieder neu sortieren müssen. Das erklärt die gehäuften Beats. Oder wie jemand, der eine Sprache in einem fremden Land nicht gut spricht und sich mit Händen und Füßen mitteilt und ständig auf der Suche nach passenden Worten ist.

Diskrepanz zwischen Worten und Taten

Das eine ist, was jemand sagt, das andere, was jemand tut. Achten Sie vorrangig auf das Handeln und weniger auf das Gerede. Psychopathen sind impulsiv und schnell ablenkbar. Der andere dient ihnen nur als Bühne der eigenen Großartigkeit.

Wenn Fürsorglichkeit in Worten ins Spiel kommt, prüfen Sie, wann und wie der andere tatsächlich auch fürsorglich handelt. Sie können den potenziellen Partner auch mal warten lassen. Wie in einem vorangegangenen Kapitel angesprochen, wird der falsche Verführer mit großer Ungeduld bis hin zu Wut auf einen Zuspätkommenden reagieren. Er selbst wird sich aber immer die Freiheit nehmen, über Sie zu bestimmen, wann er Sie wo und wie lange sehen will. Richten Sie es mal so ein, dass er Sie abholen muss. Psychopathen mögen Unbequemlichkeiten nicht. Sie wollen direkt und mit wenig eigenem Einsatz zum Ziel kommen. Prüfen Sie, ob er viel davon berichtet, was er alles für seine Freunde tut und setzen Sie das in Vergleich für sein Engagement für Sie. Um weiter die Glaubwürdigkeit einzuschätzen, sehen Sie sich Ihr Gegenüber genau an. Wenn er wirklich so ein großer Weltenbummler, so ein kultivierter Mensch ist, wie er behauptet, müsste er dann nicht anders gekleidet sein? Wenn er wirklich großzügig und gut verdienend ist, müsste er Sie dann nicht einmal einladen? Psychopathen sind große Geschichtenerzähler. Da sie einen spektakulären Hintergrund brauchen, um ihre narzisstische Größe abzubilden, werden sie von unglaublichen Ereignissen zu berichten wissen. Eine Klientin berichtete von ihrem Freund, der angeblich als IT-Experte gut im Geschäft war, daneben aber noch Taxi fuhr und sich eine ziemlich heruntergekommene Wohnung mit einem anderen Mann teilte. Die Wohnung war vollgestellt mit Sperrmüllfunden. Das war kein Understatement mehr, sondern echte Verwahrlosung.

Nun können Sie auch die Versorgungsfrage stellen. Was ist, wenn Sie mal krank sind? Wird der Partner Ihnen zugewandt sein? Ihnen gute Besserung wünschen oder etwas für Sie tun? Manche Männer tun sich schwer, wenn sie sich um andere kümmern sollen. Ganz unabhängig von psychopathischen Einschlägen. Frauen hingegen neigen manchmal dazu, zu fürsorglich zu sein. Da Psychopathen die helfende Bereitschaft gern ausnutzen, ist den sehr fürsorglichen Frauen zu raten, etwas bescheidender mit ihrem Angebot zu sein. Männer tun oft generell gut daran, offener für Hilfestellungen zu sein. Psychopathen allerdings werden sich gar nicht rühren. Eine Ratsuchende erzählte die Geschichte von ihrem Freund, der immer nur mit seinen großartigen Hobbys zu tun hatte. Aus Frust sandte sie ihm per SMS ein Signal: „Ich fahre für ein paar Tage nach Italien." Sie bekam zurück: „Viel Spaß." Sie war gar nicht in Italien. Er fragte aber auch nicht weiter, wo genau sie hinwollte und warum sie eine Reise machen wollte. Auch als nachher aufflog, dass sie gar nicht weg gewesen war, war das von seiner Seite keinen Kommentar wert. Stattdessen hatte er sich in der Zwischenzeit eine zweite Freundin zugelegt.

Entziehen Sie sich kurzfristig und achten Sie auf die Reaktion. Wie in der Geschichte oben, werden Sie das nur machen, wenn Sie den Eindruck haben, dass etwas nicht stimmt. Die Klientin war frustriert, weil sie merkte, dass die Aufmerksamkeit von seiner Seite Mangelware war und die fehlenden Rückfragen und seine Gleichgültigkeit waren nur die Bestätigung dafür. Hare plädiert außerdem dafür, dass Sie unbedingt dann, wenn Sie einen Verdacht haben, dass der Partner psychopathisch ist, ihm unter keinen Umständen mehr aus der Klemme helfen sollten. Sei es aus finanziellen noch aus anderen Notlagen. Versuchen Sie, Regeln aufzustellen, die zu befolgen sind, wenn er mit Ihnen Kontakt haben will. Loten Sie dabei Ihre Schmerzgrenze aus und achten Sie darauf, nur dann tolerant zu sein, wenn Sie ohne

Angst die Situation prüfen können. Wenn Sie die Sorge, verlassen zu werden, antreibt, sind Sie nicht tolerant, sondern verleugnen, dass Sie jemand missbraucht.

19. SELBSTHILFE-MASSNAHMEN

Check Fürsorgeschlüssel

Zusammenfassend noch einmal ein paar Punkte des Fürsorgeschlüssels. Wenn Sie mindestens drei Punkte an Ihrem Partner oder Ihrer Partnerin festmachen können, und diese auch stabil über mindestens einen Zeitraum von drei Monaten zu erkennen sind, ist Misstrauen durchaus berechtigt.

- *Ausdruck:* Ist Ihr Gegenüber Ihnen zugewandt, spricht er in der Körperhaltung zu Ihnen? Wie gestikuliert er? Ruhig oder hektisch? Kann er über längere Strecken den Faden einer Erzählung aufrechterhalten oder schweift er immer ab? Wenn über Emotionen berichtet wird, welcher Ausdruck entsteht da? Können Sie Betroffenheit, Wärme, Trauer spüren? Wenn es um Dinge geht, die normalerweise Angst machen, wie spricht der andere darüber?
- *Kommunikation:* Ist die Kommunikation dialogisch? Werden Sie nach Ihrem Wohlbefinden gefragt, und zwar nicht nach dem Motto: „Habe ich das nicht toll für dich gemacht?", sondern mit wirklichem Interesse an Ihnen? Fürsorglichkeit drückt sich in der Kommunikation auch darin aus, dass Sie jemand ausreden lässt und dass jemand nicht zu schnell mit Lösungen kommt. Wie ist das bei Ihrem Gegenüber? Lässt er Ihnen Zeit oder fällt er Ihnen ständig ins Wort und korrigiert Sie in Ihren Wahrnehmungen?
- *Emotionale Investition oder rationale Kalkulation:* Haben Sie den Eindruck, dass Ihr Gegenüber unabhängig von Aufrechnungen bereit ist, etwas für Sie zu tun und Ihre Nähe sucht? Will er sich auch langfristig mit Ihnen verabreden oder handelt es sich immer nur um spontane Dates? Nimmt er Wege für Sie in Kauf oder

wird herumgemeckert, dass die Entfernung viel zu weit ist? Haben Sie den Eindruck, hingehalten zu werden, indem der Partner Ihnen sagt, dass er sich mit Ihnen treffen will, aber er wüsste noch nicht wann? Haben Sie den Eindruck, Sie müssten sich sehr dafür bedanken, wenn etwas für Sie gemacht wird oder werden Sie eingeladen, zu genießen und das ist der Dank für den anderen? Wird von Ihnen ein hohes Maß an Fürsorge eingefordert und haben Sie manchmal den Eindruck, dass, wenn Sie fürsorglich sind, der andere launisch und abwertend darauf reagiert? Wächst die Angst, wenn Sie kritisieren, dass sich der andere gekränkt zurückzieht und den Kontakt mit Ihnen abbricht oder haben Sie diese Erfahrung bereits mit dem anderen gemacht?

- *Selbstbeschreibung:* Wie beschreibt sich der andere selbst? Ist es ein Wechselspiel zwischen Überschätzung und Unterschätzung oder haben Sie den Eindruck, dass sich jemand vor Freunden und Bekannten oft und intensiv ins Rampenlicht setzen will? Macht er dazu die anderen etwas herunter? Kann er auch etwas Gutes und vor allem für Sie Nachvollziehbares über andere sagen, das wirklich mitfühlend ist? Stimmt die Selbstbeschreibung mit dem tatsächlichen Menschen überein oder wundern Sie sich bei näherem Hinsehen sehr über den anderen? Sagt er zum Beispiel, er hätte einen guten Geschmack und einen guten Job und lebt dann in Sperrmüllmöbeln?
- *Selbstmitleid:* Da Psychopathen nur sich sehen, tendieren sie dazu, sich selbst zu bemitleiden. Die anderen sind schlecht oder bösartig. Sogar über die eigenen Kinder kann so geredet werden. Passen Sie auf, wenn Sie auf jemanden treffen, der von seinen jugendlichen Kindern behauptet, diese seien böse. Überhaupt ist jedes Gerede, das polarisiert, ein Hinweis auf eine geringe Fähigkeit, konstruktiv mit Konflikten umzugehen. Haben Sie den Eindruck, dass Unzufriedenheiten immer bei anderen

abgeladen werden? Sind es immer die Umstände und das bösartige Vorhaben anderer, die den Aufstieg und die Karriere oder das schöne Leben verhindern? Was ist, wenn der Partner selbst krank ist? Psychopathen leiden sehr unter Krankheiten. Sie fühlen sich in ihrer Großartigkeit eingeschränkt, selbst wenn es sich nur um einen kleinen Schnupfen handelt.

- *Fürsorge provozieren und manipulieren:* Sind die Vorschläge, die der andere macht, wirklich fürsorglicher Natur oder macht er viel für andere, weil er seinen Ruf aufpolieren will? Ist das, was er tut, hilfreich? Macht er sich echte Gedanken darum, was anderen fehlt und steht ihnen zur Seite? Oder ist er jemand, der viel Zuwendung von anderen, inklusive Ihrer Person, erwartet? Er will, dass Sie sich Zeit nehmen, so wie er es einfordert, er will von Ihnen ununterbrochene Unbeschwertheit, er sagt Ihnen dauernd, was Sie wie zu tun haben, damit es ihm gut geht? Haben Sie den Eindruck, dass Sie sich verbiegen wollen, damit er es gut hat? Werden Sie mit Vorbildern konfrontiert, an denen Sie sich messen lassen müssen?
- *Beziehung zu den Eltern:* Haben Sie Einblick in sein früheres Leben? Gibt oder gab es eine Beziehung zu den Eltern, von denen er angemessen berichtet, das heißt, mit den Vor- und Nachteilen, die Eltern so mit sich bringen? Oder werden Elternteile idealisiert oder ganz ausgeblendet und totgeschwiegen? Können Sie Zwischentöne in den Schilderungen wahrnehmen oder sind es kühle Darstellungen von dramatischen Familienszenen?
- *Launenhaftigkeit:* Haben Sie den Eindruck, dass der andere getrieben ist? Erscheint er hektisch und unruhig? Geht er nicht, sondern rennt stets? Haben Sie den Eindruck, dass er von Launen bewegt wird? Auch, weil er impulsiv ist und sich schwer beruhigen lässt, wenn etwas passiert, was ihm nicht passt? Haben Sie den Eindruck, dass er sich übermäßig über Dinge aufregt, diese aber

im nächsten Moment total bedeutungslos für ihn sein können?

- *Statements:* Hören Sie öfter von Ihrem Partner Statements zur persönlichen Unabhängigkeit? Dass er anderen nicht dienen will? Macht er sich lächerlich über Menschen, die sich emotional in einer Beziehung verpflichten? Redet er schlecht über andere Personen, auch wenn diese gerade zu Besuch waren?
- *Sinnhaftigkeit:* Betont Ihr Partner, dass er im Hier und Jetzt leben will? Haben Sie den Eindruck, dass langfristige Ziele nicht seine Sache sind? Gibt es Dinge, die ihm persönlich eine Herzensangelegenheit sind oder macht er Dinge vor allem deswegen, weil er dann wichtig ist? Trainer für eine Sportmannschaft zu sein zum Beispiel? Ist das Engagement oder Wichtigtuerei? Wie ist es im Job? Ist er übermäßig aufgeregt, auch bei kleineren Aktionen? Oder ist er gelassen und souverän? Wie sieht er sich in seiner Jobrolle und wie ist nach seiner Aussage der Kontakt zu den Kollegen?
- *Liebesentzug:* Haben Sie den Eindruck, dass Sie mit Liebesentzug gestraft werden, wenn Sie etwas machen, zum Beispiel Kritik üben, was dem anderen nicht gefällt? Zieht sich der Partner dann zurück, wird er noch unverbindlicher? Tut er so, als ob Sie eine Zumutung wären und er sich von Ihnen erholen muss? Werden Sie beschimpft und Ihnen wird die Verantwortung übertragen, sodass Sie wie ein Kind dastehen, das von seiner Mutter vergessen wurde?
- *Erste Anzeichen:* Wenn Sie am Anfang eines Kennenlernens sind, achten Sie auf Anzeichen, die Ihnen merkwürdig vorkommen. Das dritte Date ist oftmals ein entscheidender Wendepunkt. Zumeist hat man dann das Gefühl, dass eine Beziehung anfängt, sich zu entwickeln. Warten Sie lieber das fünfte Treffen ab. Und achten Sie bei allen Zusammenkünften darauf, ob sich die Regel

fünf zu eins erfüllt. Das heißt: Stehen die guten Sachen tatsächlich fünfmal mehr im Vordergrund, oder spüren Sie am Anfang bereits eine gewisse Unachtsamkeit bei Ihrem Gegenüber? Großzügigkeit ist eine gute Sache. Aber in der Hinsicht Partnerschaft, vor allem wenn Sie schon einige schlechte Erfahrungen gemacht haben, sollten Sie es damit nicht übertreiben. Da Psychopathen sehr von sich selbst überzeugt sind, werden sie nicht versuchen, sich geringer darzustellen, als ihr Ego es ihnen zuflüstert. Achten Sie ebenfalls darauf, ob er Sie mit einer Leidensgeschichte konfrontiert. Diese könnte die Story des unverstandenen, sanften Liebhabers sein. Personen, die solche Dinge am Anfang sehr betonen, wollen entweder für ihr Handeln noch keine Verantwortung übernehmen oder sie versuchen, das fürsorgliche Interesse beim anderen zu wecken. Sie können ruhig bemerken, dass Sie sich diese Geschichten gerne anhören werden, aber später, wenn Sie sich besser kennen. Ein zugewandter Mensch wird Ihr Bedürfnis verstehen.

– *Partnerbörsen* spielen bei der heutigen Partnerwahl eine große Rolle. Sie sind deswegen mit Vorsicht zu genießen, da sich ein potenzieller Psychopath nach seinem Gusto darstellen kann und Ihnen keine Möglichkeit bleibt, sich über den sozialen Hintergrund wirklich eine Meinung zu bilden. Zumeist gibt es am Anfang auch viel schriftlichen Kontakt, bis es zu einem ersten Treffen kommt. Nehmen Sie sich dafür Zeit, die Worte richtig zu lesen. Achten Sie auf die Wortwahl des anderen und versuchen Sie nicht, Dinge hineinzufantasieren, die da nicht stehen. Da wird geschwärmt und gelockt, um im selben Atemzug „Nein" zu sagen. Wie in dieser E-Mail, die mir ein Klient zeigte. Die Frau, die er kennengelernt hatte, schrieb ihm, sie würde schrecklich gerne mit ihm verreisen. Er fing an, sich darauf zu freuen. Dann kam diese Post von ihr: *„Einen Ausflug fände ich ebenso schön, um es in den* *schönen Worten meiner Oma zu sagen, die ja nun schon so lange tot ist. Keine Sätze mehr mit ‚ebenso …' das ist schade, es kann gar nicht genug ‚ebenso' gesagt werden. Einen Ausflug also. Vielleicht nach ebenso. Oder ebendort. Notfalls in die Nordpfalz. Mich reißen ja die Berge kolossal. Nichts ist erhebender, als oben in den Alpen zu hocken, bzw. zu laufen – ich bin so gerne oben – und später im Trachtenlodernen auf der Ofenbank zu hocken. Nee, natürlich in den Südalpen, wo es noch warm ist, Italien oder Frankreich, Rumänien oder Brasilien … oder eine Bude für ein paar Tage im Harz, vielleicht eine Sauna dabei – oh, das wäre wirklich auch schön, aber ich sage dir, dass es nahezu sinnlos ist, mit mir etwas zu planen, weil ich dauernd irgendwelche Blitzeinsätze an der Backe habe, nachdenken? Nachdenken. Wir finden schon was Lustiges."* – Von Italien bis Brasilien. Und es geht nur um ihre Wahrnehmung. Bis am Ende gesagt wird, es sei sinnlos, mit ihr etwas zu planen. Die ganze Sprache und das Wortbild sind zerlegt. Man muss schon fast den Hut ziehen vor solch einem sprachlichen Kunstgewimmel. Aber es sollte ja ein Dialog sein und keine kuriose moderne Kurzgeschichte. Glauben Sie also nicht, wenn Sie so angesprochen werden, dass da jemand mit Ihnen träumen will. Sehen Sie lieber, dass jemand Sie benutzt, um über sich ins Schwärmen zu geraten.

Allein unter Psychopathen?

Psychopathen haben ein großes Bedürfnis, Macht und Kontrolle auszuüben. Aus diesem Grund werden sie versuchen, über alle Lebensbereiche zu bestimmen. Sobald sie den Eindruck gewinnen, ein anderer könnte über sie bestimmen, was schnell passieren kann, werden sie ungemütlich. Das fängt bereits in der Phase der Verführung an. Wenn der andere, der zunächst die Initiative ergriffen hat, seinem Verführungspartner vorwirft, er würde ihn um den Finger wickeln, anstatt den Pfeil auszuhändigen und sich dem Spiel hinzugeben, ist das ein Anzeichen dafür, dass er die Kontrolle und damit die Macht verliert. Wie gesagt, ist gerade das Spiel der Verführung die Kunst, den anderen dazu zu verführen, selbst Verführer zu werden.

In allen anderen Bereichen ist das ebenso. Sei es im Job oder im privaten Freundeskreis. Psychopathen werden immer zusehen, dass sie die Oberhand behalten. Sollte das nicht gelingen, bringt sie das in Stress und es macht sie zornig. Gepaart mit der Impulsivität, vergessen sie dann auch Verabredungen, erscheinen einfach nicht, obwohl sie es vorher versprochen haben und sind generell sehr unzuverlässig. Sie mühen sich nur dann, wenn sie Machtgewinn erreichen können. In der Nähe eines solchen Menschen zu sein, bedeutet, dass einem die Luft zum Atmen genommen wird. Autonomie ist ein Teil, der zu Glücksempfinden führt. Der Psychopath verlangt die komplette Selbstaufgabe. Das Ergebnis ist emotionale Erschöpfung. Sich dauerhaft anzupassen und die Bedürfnisse herunterzuschrauben, und sie sich am besten auch gar nicht anmerken zu lassen, dass man überhaupt welche hat, ist eine emotionale Höchstleistung, die keiner auf Dauer vollbringen kann. Hochleistungssportler gehen auch nicht jeden Tag in den Wettkampf.

Wenn Sie merken, dass Sie sich in einer Beziehung befinden, die mehrere Anzeichen einer psychopathischen Partnerschaft aufweist, geht es darum, sich aus dieser Situation zu lösen. Aufgrund der Durchtriebenheit eines Psychopathen und aufgrund seines perversen Narzissmus, ist das keine einfache Sache. Als Erstes brauchen Sie dringend Unterstützung und jemanden, der Ihnen glaubt. „Die Perversen verstehen ihre Gewalt dermaßen gut zu verfälschen, dass es ihnen häufig gelingt, ein sehr vorteilhaftes Bild von sich selbst zu vermitteln“, sagt Hirigoyen. Das macht es für das Opfer sehr schwierig, die eigene Lage überzeugend darzustellen. Hare weist daraufhin, dass die Loslösung aus so einer Beziehung äußerst schwierig ist. Er rät dazu, sich professionelle Hilfe zu suchen und sicherzustellen, dass sich der Praktiker mit Psychopathen auskennt. Als Beispiel nennt er eine Frau, die ihm berichtete, sie habe seit zehn Jahren versucht, jemanden zu finden, der ihr Glauben schenkt. Ihr Mann hatte stets eine so gute Show abgeliefert, dass keiner hinter seine charmante Fassade blicken konnte, bis sie fast so weit war, komplett davon auszugehen, dass sie selbst das Problem war.

Dieser erste mühselige Schritt zahlt sich aus. Lassen Sie sich nicht auf eine Unterstützung ein, die Ihr Problem herunterspielt. Auch sind schnelle Lösungen oft nicht die besten. Professionelle Berater können manchmal dazu verfallen, aufgrund der komplexen Lage, Dinge anzuraten, die gegen Ihre Werte und Wünsche ausgerichtet sind. Je nachdem, wie lange Sie schon in der Beziehung waren, werden Sie einen langen Atem benötigen, um sich zu lösen.

Sie werden wahrscheinlich auch im Freundeskreis wenige Menschen finden, die all die Perversionen und Widersprüche nachvollziehen können. Auch wird der psychopathische Partner dafür Sorge getragen haben, dass Ihnen viele Freunde abhandengekommen sind. Das ist eine seiner Strategien: die Isolation. Zunächst werden Sie denken, ganz allein mit diesem Problem auf der Welt zu sein.

Das sind Sie aber definitiv nicht. Eventuell finden Sie Menschen, die mit dem anderen genau solche oder ähnliche Probleme haben, wie Sie. Es kann aber auch sein, dass er es geschafft hat, jemanden mit gegen Sie ins Feld zu schicken. Das passiert nicht selten. Denn die perverse Ader des Psychopathen freut sich am meisten darüber, wenn ein anderer die Schmutzarbeit erledigt und er der genüssliche Zuschauer bleibt. An dieser Stelle ist auch noch einmal darauf hinzuweisen: Egal, was er vielleicht zwischendurch zu erzählen hat, sein Interesse ist nicht Ihr Wohlergehen. Die Auseinandersetzung damit ist sehr kränkend und selbstentwertend. „Wie kann er mir so etwas antun?“, werden Sie sich mehr als einmal fragen. Darauf gibt es keine schlüssige Antwort. Übernehmen Sie deswegen auch nicht die Schuld. Wenn es zu Kämpfen kommt, weil Kinder im Spiel sind, oder Geld auseinandergerechnet werden muss, lassen Sie sich nicht auf Beleidigungen ein. Glauben Sie nicht, dass Sie ihn ändern könnten. Oder, dass äußere Bedingungen die Situation ändern könnten. Freunden Sie sich damit an, dass Sie Schaden genommen haben und versuchen Sie, weitere Verletzungen zu vermeiden. Da Sie damit rechnen müssen, dass von außen nicht sofort entsprechende Hilfe zu bekommen ist, fangen Sie bei sich selbst an. Selbstfürsorge ist in dieser Phase das Wichtigste, was Sie für sich tun können. Wenn Sie sich selbst stabilisiert haben, haben Sie auch mehr Ressourcen, sich für Ihre Rechte einzusetzen. Eine Klientin berichtete davon, dass sie erst nach dem fünften Versuch einen Anwalt gefunden hatte, der wirklich in ihrem Sinne handelte. Das lag unter anderem daran, dass sie wieder mehr für sich einstehen konnte, ohne immer wieder in eine Starre zu verfallen, wenn sie von dem ganzen Fall berichten musste. Und das brauchte seine Zeit.

Die Kunst, sich selbst zu lieben

Die Liebe, die wir verschenken, ist die einzige die uns bleibt.
Elbert Hubbards

20. SICH SELBST ANNEHMEN

Selbstfürsorge bedeutet, sich so anzunehmen, wie man ist. Sich selbst verzeihen zu können. Sich selbst Mut zu machen und sich selbst trösten zu können. Im Grunde genommen: eine wichtige Bezugsperson für sich selbst zu sein.

Sei dir selbst der beste Freund!

Sehen Sie alles von zwei Seiten. Hinter dem Aufruf „Sei dir selbst der beste Freund“, steckt auch die Verzweiflung darüber, dass Sie sich hin und wieder verloren vorkommen. Natürlich sind all diejenigen, die sich und ihre Anliegen ausschließlich stets an erste Stelle stellen, auch nicht unbedingt sich selbst der beste Freund. Zumindest nicht so, wie ich das Wort Freundschaft verstehe. Psychopathen treten nur für sich ein, weil sie nichts anderes kennen. Das ist aber keine selbst gewählte individualisierte Form, weil es eine Konsequenz aus dem psychopathischen Unvermögen ist und somit keine freie Wahl einschließt. Menschen jedoch, die schnell von Gefühlen der Schuld gepackt werden und die Verantwortung für andere übernehmen, übersehen ihre eigenen Bedürfnisse. Wenn sie ihre eigenen Anliegen ernster nehmen und die Sprache dafür finden könnten, sich ihrer Wut und ihrer Ängste zu entledigen, wäre ihnen sehr geholfen. Gerade die Opfer von psychopathischen Partnern, die in der Regel isoliert sind, brauchen sich selbst ganz dringend, um die ersten Schritte aus der Isolation herauszuwagen. Dem Selbsthass, der in unheilvollen Beziehungen entsteht, kann man nur mit Selbstliebe begegnen. Ein anderes Mittel gibt es nicht.

Schon oft habe ich in den Beratungen, begleitet von einem tiefen Seufzer, gehört: „Jetzt muss ich mich auch noch um mich selbst kümmern? Nicht nur, dass ich ständig um andere herum bin. Jetzt auch noch diese Aufgabe?“ Doch, wer könnte das besser als Sie? Und warum fällt es so wesentlich leichter, sich für andere regelrecht zu verausgaben, aber dabei selbst auf der Strecke zu bleiben? Wer fürsorglich mit sich ist und sich mit Zuwendung versorgt, wird definitiv weniger leicht ein Opfer für Psychopathen und Gefühlsausbeuter.

Die eigene Wut erkennen

Fürsorge heißt nicht nur, sich den Tag schön zu machen, sondern auch, sich mit der eigenen Wut darüber auseinanderzusetzen, dass Sie bislang so wenig Unterstützung erfahren haben. Das darf ärgerlich machen und das tut es auch. Doch bislang war es wahrscheinlich so, dass Sie alle Kraft dafür aufgewendet haben, das Verhalten der anderen zu entschuldigen und ihre Stimmung in den Griff zu bekommen.

Manchmal klappt das ja auch wunderbar. Nach zwei Tagen sieht die Welt wieder anders aus. Meinen Sie, dass das so ist, weil Sie offensichtlich zu dünnhäutig sind und sich nun wieder beruhigt haben oder ist es die Stimmung des anderen, der nun wieder Signale des Kontaktes aussendet und Sie gehen darauf ein?

Bei Psychopathen können Sie sich sicher sein, dass sie ihre perversen Aktivitäten auf Ihrem Rücken austragen. Sie ziehen und stoßen an ihrem Opfer herum. Es mag manchmal sogar Momente geben, die geradezu ausgelassen sind und Sie in eine tolle Gestimmtheit bringen, weil Sie hoffen, dass nun alles gut wird. Doch dann wendet sich das Blatt wieder. Bei Gefühlsneurotikern, die sich nicht für Sie oder konkret gegen Sie entscheiden können, sieht das genauso aus. In allen Fällen, in denen Sie das Gefühl haben, Achterbahn zu fahren, stimmt etwas nicht. In allen Fällen, wo die Beziehung nicht in eine stabile Phase der Konsolidierung hineingerät, müssen Sie sich damit anfreunden, dass Sie das Notwendige dafür getan haben. Treten Sie zurück. Gehen Sie einen anderen Weg. Die Frustration darüber wird ansonsten stetig anwachsen. Einem Psychopathen können Sie schlecht mit der eigenen Wut kommen. Das ist es, was er will. Er wird Sie schlecht dastehen lassen mit Ihrem Verlangen, die Sachlage zu klären. Alle anderen werden sich mit Argumenten aus der Affäre ziehen. Unterm Strich können wir sagen, dass in schwierigen, unheilvollen Beziehungskonstellationen weder das Ausdrücken von Wut und Ärger noch das Schweigen zum Erfolg führen. Was in diesem Fall heißt: zu einer glücklichen Beziehung. Für Sie selbst gibt es aber einen großen Unterschied: Unterdrückte Wut wird sich gegen Sie richten, weil Sie glauben, alles falsch zu machen und nicht gut genug zu sein. Weil Sie die Schuld und die Verantwortung übernehmen. Sie werden denken, dass Sie noch freundlicher und liebevoller hätten sein müssen. Und mit noch mehr Geduld hätten Sie es schon hinbekommen. Wenn Sie Ihren Ärger formulieren können, treten Sie für Ihre Bedürfnisse ein. Sie werden aktiv. Sie müssen weder sich noch andere hassen. Allein die selbstfürsorgliche Zuwendung hilft, aus dem negativen Kreislauf der Selbstbeschuldigung herauszukommen.

Der Psychologe Bach hat einen sehr humorvollen Absatz über Aggression geschrieben: „Bei ständiger Unzufriedenheit mit sich selbst raten wir zu einer Übung, die sich Selbsthass – Selbstvergebung nennt und die jeden Abend vor dem Schlafengehen durchgeführt werden sollte. Man muss sich dabei alle Ereignisse des Tages ins Gedächtnis zurückrufen, bei denen man sich über sich selbst geärgert hat. Dann soll man sich selbst mit beleidigenden Ausdrücken beschimpfen: ‚Du Idiot, du blödsinniges Rindvieh, du gottverdammtes gedankenloses Miststück.'" Das Ganze soll man so lange durchführen, bis sich ein Moment der Genugtuung einstellt und einem die Sache albern vorzukommen beginnt.

Schenken Sie sich selbst Geduld!

Wenn Sie als Opfer in einer Beziehung aufwachen, dann brauchen Sie mit sich selbst vor allem viel Geduld. Selbstfürsorge ist besonders wichtig. Ihre Umwelt wird Ihre Nöte und Sorgen in Bezug auf die erlebten Demütigungen nicht richtig verstehen können. Außer, Sie treffen auf Menschen, die ähnliche Erfahrungen gemacht haben. Wahrscheinlich werden Sie den Rat bekommen, den Kontakt abzubrechen oder doch endlich mal wütend zu werden. Wut und Aggression sind aber keine Gefühle, die Sie gerne bedienen. Noch fühlen Sie diese in der jetzigen Situation. Ein Gefühl der inneren Zerstörung, der Fragmentierung und Auflösung ist vorrangig. Eine große innere Leere, gekoppelt mit schmerzhafter Trennungs- und Verlustangst, wird Ihr Leben einfärben. Sie fühlen sich gar nicht in der Lage, aktiv gegen den Angreifer etwas zu tun, noch wissen Sie, wie Sie sich richtig gegen Angriffe schützen oder wehren können.

Zunächst wird es darum gehen, nicht mehr so stark in die Tiefe der emotionalen Verzweiflung hineinzugeraten. Wer glaubt, er werde nicht geliebt, wenn er seinen Unmut äußert, kann jetzt lernen, dass Aggressivität auch eine kreative Seite hat. Was man von Schuldgefühlen nicht behaupten kann. Bach beschreibt in seinem Buch „Ich liebe mich, ich hasse mich", den fairen Umgang mit sich selbst. Denn was uns antreibt, ist in der Regel das böse Ich in uns, das uns das Leben und den Zugang zu einem fairen Umgang mit uns selbst erschwert. Bach sagt, dass der erste Schritt darin liegen muss, eine Erklärung abzugeben, damit wir dem bösen Ich den Kampf ansagen. Und er warnt ausdrücklich davor, dass wir das böse Ich ignorieren. Wenn wir so tun, als ob es nicht da wäre oder als ob es unwichtig sei, kann es seine Kraft gegen uns entfalten. Wir können uns nicht umkrempeln. Das ist auch nicht das Ziel. Sondern eine Kooperation einzugehen, mit den Anteilen, die einen sich selbst beschimpfen lassen. Das wird dem Leben eine neue Richtung geben. Sie können sich als Erstes fragen, wie Sie es geschafft haben, die schwierigste Zeit in Ihrem Leben gut zu überstehen.

21. ES IST ZEIT, NEU ANZUFANGEN

Sie sind nicht schuld!

Selbstfürsorge beginnt mit der Erkenntnis, dass Sie keine Schuld trifft. Zumindest nicht in dem Ausmaß, in dem Sie sich schuldig fühlen. Bei den meisten Menschen meldet sich das schlechte Gewissen nicht, weil sie wirklich gegen das Wohlbefinden eines anderen verstoßen haben, sondern weil sie befürchten, etwas an Zuwendung zu verlieren. Gerade dann, wenn das Machtthema der Beziehung über Liebesentzug gestaltet wird, ist die Befürchtung, an Liebe zu verlieren, ständig aktiv und das Gewissen dauerhaft angestellt. Damit kommt die Schuld ins Spiel. Schuld ist ein Thema, das uns das Leben ganz schön schwer machen kann. Sofern wir keinen Umgang damit finden. Alltägliche Handlungen und ihre Konsequenzen werden oft von der Schuldfrage begleitet. Und oftmals entfacht ein Streit darüber, den Schuldigen zu ermitteln. Wer hat Schuld? Ich oder du?

Ist man in einer Beziehung mit einem Psychopathen oder einem perversen Narzissten, dann fällt die ganze Frage der Verantwortung und der Schuld auf einen zurück. Machen Sie sich klar, dass es einen Unterschied gibt zwischen Schuld und Verantwortung. Solange Schuld hin und hergeschoben wird, kann sich im Wesentlichen nicht viel verändern. Wer aber Verantwortung für sein Handeln und für die entsprechenden Konsequenzen übernimmt, der weiß, dass er nicht alles richtig machen kann. Er ist aber bemüht, im Rahmen seiner Möglichkeiten die Dinge „gut genug“ anzugehen. Handeln und Verantwortung sind konkret und machen überhaupt fähig, Dinge zu beeinflussen. Schuld ist schwammig für den sich schuldig Fühlenden. Wenn Sie ein schlechtes Gewissen bekommen, sobald Sie anfangen, etwas für sich zu tun, kann es sein, dass Sie einen inneren Schuldkonflikt austragen. Um ein Bewusstsein dafür zu bekommen, ob das Schuldgefühl angemessen ist oder ob die inneren Konflikte durch andere Themen angeregt werden, machen Sie sich klar, in welchem Bereich Sie Schuld erleben.

Der Psychologe Harry J. S. Guntrip sagt: Das Schuldgefühl zentriert sich um die Sorge, etwas getan zu haben, das einen selbst weniger liebenswert macht für den Menschen, der einem wichtig ist. Darin besteht der Vorteil für die Psychopathen. Sie kommen ganz ohne Gewissen und Schuldgefühle aus und sind insofern überlegen, weil sie ihre Ziele frei von sozialen Normen vorantreiben können. Da sie aber wissen, ohne es zu verstehen, dass sich andere bemühen, damit sie gemocht werden, haben sie die Karten in der Hand. Auf der anderen Seite ist es nicht erstrebenswert, ohne Gewissen zu sein. Liebesfähigkeit, Zuneigung und Nähe brauchen auch gewissenhafte Kontrolle. Aus diesem Grund ist Fürsorge eine Handlung, die durchaus auch aus einem Schuldbewusstsein heraus entstehen kann. Sie sollte aber, wie schon gesagt, frei von der Gewissensfrage gegeben werden. Sonst dient die Fürsorge der Wiedergutmachung. Problematisch ist es, wenn Sie sich an der Stelle eines anderen Schuldigen für die Wiedergutmachung hergeben. Sie werden sich zwischen den Stühlen wiederfinden und weder der einen noch der anderen Person damit Frieden bringen. Und am wenigsten sich selbst. Hier finden sich Menschen wieder, die sehr fürsorglich sind und versuchen, mit Liebe eine Situation zu retten, die hoffnungslos ist. Oder in der Bemühung, geliebte Menschen zusammenzubringen und zu kitten, was vielleicht nicht zu kitten ist. Bei einer realen Schuld, das heißt, bei der Übertretung der Grenzen anderer durch eigene Fehler, ist es wichtig, für sich anzuerkennen, dass Sie eben nicht perfekt sind. Genauso wenig wie Ihre Mitmenschen. Wenn sich zwei Dinge überlagern: eine fremde Schuld und der Versuch, andere zu „retten“, stehen Sie an zwei Schuldfronten. Diese bedingen sich gegenseitig. Wie hin- und hergerissen, ohne die Möglichkeit zu haben, wirklich die Lage zu ändern, werden Sie sich mal auf der einen Seite, dann auf der anderen Seite bewegen.

Von vorne anfangen

Für viele stellt sich bei einem schwerwiegenden Ereignis die Frage, wie und warum man immer wieder von vorne anfangen muss. Wo ist da der rote Faden, der sich sinnvollerweise durch das Leben zieht und worauf kann man sich in der schlimmsten Not verlassen? Es gibt dafür keine ultimative Antwort. Die Ursachen sind hingegen bekannt. Der Psychologe Claude Steiner sagt, dass Kindern beigebracht wird, dass Zuwendung ein knappes Gut ist und dass sie dafür etwas tun müssen, um sie sich zu verdienen. Damit macht man zunächst die Kinder steuer- und manipulierbar und als spätere Erwachsene geben sie dann unter ähnlichen Bedingungen ähnlich wenig Zuwendung. Das sorgt für eine stabile schlechte Zuwendungsbilanz. Letztendlich muss unter diesen Umständen jeder für sich etwas finden, was hilft, um wieder auf die Beine zu kommen.

Ich habe in der Praxis festgestellt, dass kreative Tätigkeiten hilfreich sind. Wer also gerne malt oder schreibt, sollte das wieder intensivieren. So können Sie zum Beispiel an die Menschen, mit denen Sie in einer Auseinandersetzung stehen, Briefe schreiben. Sie müssen diese nicht abschicken. Nutzen Sie diese Form einfach nur für sich selbst, um zu klären, wie es Ihnen geht. Damit können Sie Ihre Zuwendungsbilanz verbessern.

Selbstfürsorge ist, genauso wie die Fürsorge, eine „freie“ Gabe. Das heißt, sie sollte keiner zweckgebundenen Strategie dienen, außer, dass es Ihnen besser geht. Wesentlich ist, dass Sie sich die Fürsorge frei von Ursache und Wirkung geben. Wenn Sie sich zum Beispiel etwas Schönes gönnen oder neue Kontakte aufnehmen, dann allein zum eigenen Wohlbefinden und nicht, um jemandem damit etwas zu demonstrieren oder wieder Stärke beweisen zu wollen, so nach dem Motto: Denen werde ich es schon zeigen. Prüfen Sie ruhig immer wieder Ihre Handlungen unter den vermeidenden Strategie-Aspekten: Will ich so werden, wie ich denke, dass ich sein muss, damit man mich liebt? Oder will ich damit zeigen, dass ich niemanden brauche? Wenn Sie beide Fragen mit einem Nein beantworten können, werden Sie von Ihren fürsorglichen Maßnahmen genau das bekommen, wozu sie da sind: Unabhängigkeit und Freiheit.

Mit Frustrationen umzugehen, fällt niemandem leicht. Und es braucht eine Menge Mut, gerade dann die Schutzmauer aller herkömmlichen Maßnahmen zu verlassen, wenn man sich unsicher fühlt. Die Abschirmung hält aber eben nicht nur die unangenehmen Sachen fern, sondern verhindert auch einen frischen positiven Kontakt mit der Umwelt. Wenn Sie sich selbst nur in der Mauer wieder begegnen, hemmt das eine Entwicklung, die Sie mit dem roten Lebensfaden wieder verbindet. Wenn es Ihnen gelingt, auch diese Krise als einen Entwicklungsschub zu nutzen, können Sie Gewinn daraus ziehen und der Gedanke, wieder alles zu verlieren, kann schneller losgelassen werden.

Veränderung und Wandel ist in der Regel mit dem Gefühl von Trauer begleitet. Auch wenn man sich von dem, was nun kommen mag, etwas Besseres erhofft. Denn wir wissen nie, ob es klappt und sich der Wunsch nach Erneuerung einstellt. Viel hängt davon ab, ob es gelingt, die Situation, so wie sie ist, akzeptieren zu können. Ich weise deswegen darauf hin, da eine psychopathische Beziehung eine traumatisierende Situation darstellen kann, die das Leben oder die körperliche Integrität bedroht und mit dem Erleben von Furcht und Entsetzen verbunden ist. Aufgrund des so erzeugten Stresses ist das Opfer nicht mehr in der Lage, die Welt unter einem differenzierten Aspekt zu betrachten. Als Folge drängen sich immer wieder belastende Gedanken auf, Schlafstörungen entstehen, sowie emotionale Taubheit, verbunden mit allgemeinem Rückzug und innerer Teilnahmslosigkeit. Es wird dann zunehmend schwierig, eine positive Lebensperspektive anzunehmen, da die Lösung in der Vergangenheit gesucht wird. Der Psychologe Philip Zimbardo sagt dazu: „Wer in der Vergangenheit lebt, nutzt seine Chancen weniger und er riskiert auch weniger, zum Beispiel um neue Freunde zu finden, um neues Essen zu probieren oder um neue Musik kennenzulernen. Man bleibt auf dem Status quo hängen und verweigert Veränderung.“ In unserem Kontext interessiert die Sicht auf Probleme und unheilvolle Partnerschaften, die wir in der Vergangenheit erlebt haben und die uns jetzt so beschäftigen, dass wir kaum fähig sind, neue Perspektiven zu eröffnen. Tatsächlich ist es möglich, die Erlebnisse in der Vergangenheit neu zu schreiben und somit Frieden damit zu finden, sich nicht mehr hilflos in Vorwürfen zu verfangen und einen neuen sinnvollen Weg einzuschlagen.

Wenn Sie merken, dass Sie immer wieder um die Erlebnisse in der Vergangenheit kreisen, Sie kaum die Kraft finden, den Alltag zu bewältigen und Ihnen die Zukunft zunehmend trister erscheint, sollten Sie sich an einen ausgebildeten Psychologen wenden, der Ihnen hilft, die innere Uhr neu zu justieren.

Wir leben in einem zeitlichen Strom, den wir jeden Tag neu definieren. Wir steigen tatsächlich jeden Tag als anderer Mensch in einen sich verändernden Fluss. Es ist auch notwendig, darauf hinzuweisen, dass der Prozess des Wandels zu Verstimmungen führen kann, die einen irritieren. Denn die Erwartung ist schließlich, dass sich das Leben nicht nur ändert, sondern auch spürbar verbessert. Bis Sie sich sagen können, dass Sie genau so, wie Sie heute Entscheidungen treffen – mit bestem Wissen und Gewissen –, auch früher Entscheidungen getroffen haben.

Die Phasen der Veränderung

In Phasen des Wandels wird Ihnen immer wieder ein Zurückschwingen widerfahren. Gestern meinten Sie noch, auf dem richtigen Weg zu sein und heute sind Sie sich da schon nicht mehr so sicher. Manchmal ist das eben so: zwei Schritte nach vorne – ein Schritt zurück. Sie sind ja auch nicht allein auf der Welt. Und die anderen Beziehungselemente müssen Ihnen irgendwie folgen können, oder auch nicht – je nachdem, wie Sie da Ihre Entscheidung treffen. Sie müssen aber vor allem sich selbst folgen können – das ist das Wichtigste.

Die Phasen des Wandels

Sie werden unterschiedliche Stufen passieren.

Die erste Phase des Wandels ist ein Schock-Zustand. Sie sind nicht in der Lage, bewusst anzuerkennen, dass etwas nicht stimmt. Sie haben so ein unbestimmtes Gefühl. Mehr eine Ahnung als Wissen. Sie werden unzufrieden. Je nach Charaktereigenschaft können Sie auch mit Wut und Panik reagieren. Sie versuchen, sich selbst zu beruhigen und Ihre Wahrnehmung zu ignorieren oder zu verdrängen. Jedoch wird das nicht zur Gänze gelingen. Der Zweifel bleibt.

Die zweite Phase ist eine Zeit der Ungläubigkeit. Sie sind verwirrt und durcheinander. Sie sind der Meinung, dass das doch alles nicht sein kann – oder doch? Sie spüren Sehnsucht nach dem, was Sie verloren haben. Sie schwelgen in Erinnerungen und versuchen, alles festzuhalten, was mit dem Verlorenen zu tun hat. Es erscheint Ihnen wie ein schlechter Traum, aus dem Sie erwachen möchten. Sie werden sich selbst Vorwürfe machen nach dem Motto: Was hätte ich tun können? Wie hätte ich das verhindern können? Habe ich etwas versäumt? Je nach Ausprägung eines Schuldkonfliktes werden Sie sich selbst die Schuld für den erlittenen Verlust geben.

Die dritte Phase ist die Phase der Aufgabe. Sie geben alte Denkmuster auf. Das können alte Regeln sein: „Ich muss so sein, wie ich denke, dass du mich haben willst, damit du mich magst", könnte so eine Regel sein. Auch die Familienwerte und Normen können Sie hier sichten. Sie können ihre eigenen Regeln entdecken, fremde Regeln über Bord werfen. Sie werden sich selbst prüfen und neu benennen. Schreiben Sie sich dazu auf, wer Sie sind und was Sie ausmacht. Wählen Sie dazu vor allem die Eigenschaften aus, die Sie ab jetzt vorrangig an sich entdecken wollen.

Die Phase der Aufgabe geht in die Phase der Realisierung über. Sie werden wieder Ziele definieren. Sich innerlich neu sortieren und Ihre Realität mit einer aktiven Handlung gestalten. Endgültig können die alten Denk-, Empfindungs- und Handlungsmuster in der Vergangenheit gelassen werden. Sie haben sich neu ge- und erfunden. Um die neue Person in sich selbst real werden zu lassen, fragen Sie sich: Wenn ich mich in einem Jahr sehe, was mache ich dann? Wie habe ich es geschafft, mir so ein tolles und glückliches Leben zu erobern? Gestalten Sie diese Fantasie so lebendig wie möglich. Hören Sie die Geräusche, die Sie umgeben. Spüren Sie die Wärme. Und fühlen Sie die Freude über das Leben, das Sie haben.

Aggression und Manipulation erkennen

Aggression ist nicht gleich Aggression. Es gibt die passive Form der Aggression, die sich subtil äußert. Entweder, indem man ausgegrenzt wird durch Ignoranz, indem einem

Dinge verwehrt werden, auf die man ein Anrecht hat, indem einem zu wenig Wertschätzung und Fürsorge entgegengebracht wird. Überall da, wo die Bedürfnisse nicht anerkannt und sogar negiert werden, ist eine passive Form der Aggression vorhanden.

Neben Psychopathen, die eine subtile Form der Zerstörung wählen, gibt es auch andere Beziehungspartner, die ihre eigene Ambivalenz in einer passiven aggressiven Art vorbringen. Diese Partner sind unklar mit dem, was sie wollen. Sie fühlen sich schnell unter Druck gesetzt und in die Enge getrieben. Partner von passiv-aggressiven Bindungstypen haben oft den Eindruck, dass sie nicht erwünscht sind. Sie werden im Unklaren darüber gelassen, was sie tun können, um die Situation zu ändern. Sie fühlen zwar auch den Wunsch des anderen nach Nähe, können diesen aber nur gering und nicht frei von Vorbehalten äußern oder ausleben. Psychopathen haben eine Aggressivität, die sich aus ihrem perversen Narzissmus heraus speist. Die genannte Raubtieraggression. Da sie ohne Gewissen und ohne soziale Bezogenheit handeln, richten sie ihre Bestrebungen nur nach persönlicher Gewinnmaximierung aus. Sie erleben Freude daran, den anderen in emotionale Qualen zu bringen. Sie wissen, dass Menschen an ihren Emotionen zu packen sind und nutzen das schamlos aus. Der Unterschied zwischen beiden Fällen liegt in der Ursache der Aggressivität und weniger darin, wie sie sich zeigt. Kann man bei einem passiv-aggressiven Partner davon ausgehen, dass er das Verrücktmachen wählt, weil er Angst vor der eigenen Aggression hat, ist es bei dem Psychopathen ein angstfreier Antrieb, um eine Beute zu erlegen.

Im Normalfall ist Aggression das Ergebnis von Frustrationen. Forscher gehen davon aus, dass sich das Verbot in der Kindheit, ärgerliche Tendenzen zu zeigen, gegen einen selbst richten kann. Wer es nicht gelernt hat, früh einen Umgang mit seinen inneren Widersprüchen zu finden, und kein offenes Ohr erfährt, wenn er frustriert und wütend ist, wird sich das als Erwachsener auch nicht zutrauen. Für viele steht dann Aggression sinnbildlich für menschenverachtendes oder manipulatives Verhalten. Das ist es aber nur in den Extremfällen, wo Aggression nicht als Abfuhr von persönlicher Frustration in einem erträglichen sozialen Rahmen passiert, sondern wenn die Wut ein Ausdruck eines schlechten Willens ist. Aggression steht oft am Anfang von Veränderung.

Durch die unklare Kommunikation kommt es zu einer Verrücktmacherei, die einen weder das eine noch das andere richtig machen lässt. Eine Klientin erzählt: „Wir waren auf dem Nachhauseweg von einem tollen Abendessen. Auf einmal merkte ich, dass er schlechter Stimmung wurde. Er fing an, regelrecht laut zu schweigen. Ich fühlte mich prompt unwohl und wollte am liebsten flüchten. Wir saßen aber im Auto und es regnete und wir waren noch eine Stunde Autofahrt von meiner Wohnung entfernt. Ich hatte den Eindruck, er würde meine Nähe hassen und mich verabscheuen. Und das, obwohl wir kurz vorher noch so viel Spaß beim Essen hatten. Ich begann zu weinen und versuchte mit allen Mitteln, mich zu beherrschen. Dann kam von seiner Seite die Frage: „Ist alles in Ordnung?" Ich log und sagte: „Ja." „Dann ist ja gut", sagte er mit einem unheimlichen Unterton. Ich wusste, dass er nicht mehr den Abend mit mir zusammen ausklingen lassen wollte. Also sagte ich ihm, dass er mich ruhig nach Hause bringen kann und ich allein bleiben möchte. Bei der Verabschiedung war er dann sehr nett. Konnte sich aber dann nicht den Kommentar verkneifen, ich solle den Abend nun nicht gleich wegwischen. Ich habe Tage dafür gebraucht, um mich von dieser Fahrt zu erholen und ich bin mir auch nicht mehr sicher, ob ich noch weitere Treffen haben will." Was die Klientin berichtet, ist ein Klassiker der Verrücktmacherei. Das Opfer, in diesem Fall die Klientin, kann nur scheitern, denn egal, was sie macht, sie macht es verkehrt. Reagiert sie verstimmt auf seine Stimmung, ist es nicht richtig. Tut sie es nicht, ist es auch nicht richtig. Sie darf weder wahrnehmen, was mit ihr gemacht wird, noch sagen, dass sie etwas wahrnimmt. Sie darf und soll es nicht fühlen, obwohl sich der Partner viel Mühe gibt, ihr deutlich zu signalisieren, dass er sie als störend empfindet. Der Ursprung liegt in der Ambivalenz des Mannes, der seine eigenen Widersprüche nicht artikulieren kann und diese dann unterschwellig an die Partnerin abgibt. Eine klare Aussage: „Es war ein schöner Abend und ich bringe dich gerne nach Hause und dann freue ich mich auf ein baldiges Wiedersehen", hätte die ganze Sache nicht verrückt, sondern klar und annehmbar gemacht. Die Partnerin hätte sagen können, dass sie es schade findet und vielleicht auch ein bisschen enttäuscht ist. Sie hätte sich aber nicht eine Stunde lang wie auf glühenden Kohlen fühlen müssen.

In psychopathischen Partnerschaften ist dieser Zustand alltäglich. Er wird von Psychopathen auch noch weiter vorangetrieben. Die Taktung, in der sie ihre widersprüchlichen Signale senden, ist höher als bei anderen Beziehungspartnern. Ein Psychopath ist zu impulsiv, um ein bestimmtes Verhalten stringent über einen langen Zeitraum, zum Beispiel eine Stunde, aufrechtzuerhalten. Er wäre in einer vergleichbaren Situation oberflächlich freundlich geblieben und hätte sehr unterschwellig seine feindlichen Raketen abgeworfen. Merkt man bei einem passiv-aggressiven Partner noch, dass er innerlich ringt, bleibt der Psychopath immer gleichbleibend unbeeindruckt und irgendwie unbeteiligt. Selbst dann, wenn er in Rage gerät. Ist eine normale Verrücktmacherei schon ein unerträglicher Zustand, benutzt der Psychopath dieses Instrument als aktive Manipulation, um sich den Partner anzueignen und auszubeuten. Sicherlich kann man auch im Normalfall der Verrücktmacherei davon sprechen, dass ein Machtmissbrauch oder ein Missbrauch des Vertrauens hier eine Rolle spielt. Passiv-aggressive Partner sind sich aber wohl nicht im Klaren darüber, was sie anrichten. Und sie können sehr wohl auch sehr zugewandt sein.

Mein Rat lautet: Lassen Sie sich nicht auf so etwas ein! Damit meine ich, dass Sie nicht die Verantwortung für die Stimmung des anderen übernehmen. Sie sind mit Sicherheit nicht der eigentliche Auslöser. Sie sind eher zur falschen Zeit am falschen Ort. Manche Klienten berichten, dass sie am Anfang einer Partnerschaft versucht haben, zu verstehen, warum sich der andere hin und wieder wie aus dem Nichts so verhält. Sie versuchen dann, sich das passiv-aggressive Verhalten des anderen aufgrund von äußeren Umständen zu erklären. Stellen dann aber oft fest, dass das Verhalten in den unterschiedlichsten Situationen auftritt und ganz unabhängig von irgendwelchen erkennbaren Ereignissen. Auch komplette Teilnahmslosigkeit im Beisein des anderen ist eine Form der passiven Aggression. Darin drückt sich aus: „Du bist es mir nicht wert.“ „Du interessierst mich nicht genug.“ „Ich fühle mich durch deine Anwesenheit belästigt.“

Bach sagt, dass es keinen Grund gibt, Teilnahmslosigkeit als einen Ausdruck von Tiefe, Selbstbeherrschung oder Reife zu interpretieren. Wer sozial ausgegrenzt wird, wird nicht gut behandelt. Das kann er auch nicht dadurch ändern, indem er versucht, mit allen Mitteln den Teilnahmslosen von seiner Angst vor der eigenen Aggression zu befreien.

Beziehung à la Verrücktmacher?

Woran erkennt man nun, dass man mit einem Liebestöter à la Verrücktmacher zusammen ist? (Wobei die aufgezählten Indizien auch auf Psychopathen zutreffen.) Die Merkmale sind in Anlehnung an Bach zitiert:

- Wenn man in seiner Stimmung zwischen den Extremen wechselt: mal himmelhoch jauchzend und dann zu Tode betrübt.

- Wenn man große Dankbarkeit für die Zuwendung des Verrücktmachers fühlt oder meint, seiner nicht wert zu sein.
- Wenn man meint, es bei dem Verrücktmacher mit einem ganz besonderen tiefgründigen und außergewöhnlichen Menschen (Seelenverwandten) zu tun zu haben.
- Wenn man glaubt, mit allem, was man sagt, auf der Hut sein zu müssen, weil man fürchtet, missverstanden zu werden.
- Wenn sich die Beziehung nicht entwickelt und der Partner des Verrücktmachers auch nach langer Zeit das Gefühl hat, am Anfang zu stehen und weiterhin nach Zuneigung hungert.
- Wenn man die Tendenz hat, sich als Opfer regelrecht an den Verrücktmacher zu klammern, weil man Angst hat, verlassen zu werden.
- Wenn man sich erschöpft und niedergeschlagen fühlt, weil man emotional ausblutet.
- Wenn man sich als Opfer in einer Zwickmühle befindet, die einem dasselbe verbietet und befiehlt. Und man deswegen Angst hat, etwas falsch zu machen, obwohl es ja keine andere Möglichkeit gibt, und die Konsequenzen dessen fürchtet.
- Wenn man jeder Auseinandersetzung aus dem Weg geht, immer präsent ist, wenn der Verrücktmacher ruft und auf eigene Bedürfnisse verzichtet.
- Wenn man sogar diese einseitigen Forderungen des Verrücktmachers als Geschenk betrachtet und meint, dass das die außergewöhnliche Beziehung ausmachen würde.

Verrücktmacher sind Liebestöter. Sie verhindern, dass Liebe aufkeimen kann. Außerdem entspricht dieses Verhalten keiner fürsorglichen Regung. In der Konfrontation können Verrücktmacher, wie Bach sie nennt, unterschiedlich ausweichend sein. Manche sagen vielleicht, dass sie nicht mehr geben wollen. Das impliziert aber die Möglichkeit, dass sie es könnten. Das ist bei einem stabilen verrückten Verhalten schwer nachzuvollziehen. Denn auf die Frage, was sie denken, geben zu können und wovon das abhängt und was sie dafür tun wollen, werden Sie keine zufriedenstellende Antwort finden. Ähnlich wie bei allen anderen Formen der Liebestöterpartner ist man selbst gefordert, sich davon zu verabschieden, Dinge ändern zu wollen, die man nicht ändern kann. Und es hier mit Liebe zu versuchen, scheint tatsächlich der falscheste Weg zu sein. Richtig hingegen ist es, sich mit der eigenen Frustration auseinanderzusetzen. Und zu sehen, dass das aggressive Verhalten des Partners, gerade weil es verdeckt ist, schwerwiegenden Schaden an der Beziehung anrichtet.

Paar-Momente oder: das Museum der Freude

Liebe heißt, dem anderen die eigene Meinung zu übermitteln und zwar unverdeckt. Ein echter Fundus, um das zu lernen, ist das von Bach konzipierte „Aggression-Lab". Als Beispiel nenne ich das „Museum der Freude", eine Übung, in der man einen Katalog schöner Momente erstellt und sich fragt, welche der Momente durch die eigene Eingebung und das eigene Verhalten schön wurden und welche Momente durch den Partner zu erfüllten Momenten der Liebe wurden.

Außerdem regt das Museum der Freude an, darüber nachzudenken, ob und wieweit diese Momente paarspezifisch waren. Waren das Situationen, die Sie genauso nur mit Ihrem Partner hätten erleben können oder auch mit einer anderen Person? Sie können das ausprobieren, indem Sie versuchen, ähnliche Momente mit zwei anderen Personen zu finden. Wenn Sie merken, dass sie nicht so erfreulich sind oder entfremdend im Ergebnis waren, dann können Sie sicher sein, dass Sie Paarmomente hatten.

Eine Analyse auf diesem Weg kann sehr hilfreich sein. Auch wenn schon gesagt wurde, dass die Illusion in der Partnerschaft eine große Rolle spielt, sie sollte dies nicht verhindern, einen klaren Blick auf den aktuellen Zustand zu werfen. Auch die Regel fünf zu eins, also wenn fünf gute Momente einem schlechten Moment gegenüberstehen, um einen Ausgleich und eine gute gemeinsame Basis zu haben, kann man mit dieser Analyse herausfiltern. Sofern die Momente da sind, kann und sollte man sie entsprechend wertschätzen. Fehlen die Momente, wird das zu einem Gefühl von Ärger und Frustration führen. Man kann so etwas wie einen Paarindex erstellen. Wer in einer unheilvollen Beziehung ist, wird feststellen, dass er selbst ständig darum bemüht ist, gute Momente zu kreieren, die der andere konsumiert.

Sofern der „psychopathverdächtige" Partner Momente etabliert, sind das oft solche, wo Sie „dabei" sind. Das heißt, Sie werden dazu eingeladen, es sind aber nicht unbedingt sehr paarspezifische Augenblicke. Auch Fürsorge gehört dazu. Erhalten Sie mehr und eine andere Form von Fürsorge von Ihrem Partner oder könnte diese Aufgabe jeder andere übernehmen? An diesen Fragen können Sie feststellen, wie es um die Beziehungsbereitschaft des anderen bestellt ist und wie viel Sie schon jetzt dafür einsetzen, um die Dinge am Laufen zu halten. Vielleicht stellen Sie aber auch fest, dass der Partner durchaus engagiert ist. Dass es ihm nicht am eigentlichen Willen mangelt, sondern ihn etwas anderes fernhält, für Sie da zu sein. Was auch immer es ist. Die endgültige Gewissheit bekommen Sie dann, wenn Sie in die partnerschaftliche Konfrontation gehen.

Stinksauer sein ist okay

Stinksauer zu sein, ist okay. Vor allem dann, wenn der andere gegen die eigenen Werte und Ideale vorgeht. Wenn Sie ausgegrenzt werden und das Gefühl haben, links liegen gelassen zu werden. Wenn Sie spüren, dass jemand einen hinterhältigen Kampf führt, der subtil ausgetragen wird und Sie in einen dauerhaften Stress bringt. Stinksauer zu sein, ist dann mehr als nur eine Reaktion, die aus Frustration entsteht, es ist eine Lebensnotwendigkeit.

Es geht um den Angriff auf Ihre Gesundheit und Ihre persönlichen Ressourcen. So unglaublich das sein mag und so wenig Sie sich vorstellen können, dass ein Beziehungspartner das im Sinn hat. Wir wissen, dass psychopathische Partner genauso agieren. Und wir wissen, dass der perverse Narzissmus gerade die Liebe ins Visier nimmt. Umso mehr Sie zu geben bereit sind, desto mehr werden Sie zu dem Feind, der dringend vernichtet werden muss. Selbstfürsorge bedeutet, die eigene Wut und die eigene Aggression als hilfreich anzuerkennen. Sie kann Ihnen helfen, sich in Position zu bringen. Und sie kann außerdem hilfreich bei dem Versuch, herauszufinden sein, ob der andere die Beziehung oder Sie als Person zerstören will, oder ob ihm an einer wirklichen Lösung und Partnerschaft gelegen ist.

Anerkennung – das wichtige Elixier der Selbstfürsorge

Der Philosoph Paul Ricoeur widmet der Anerkennung ein ganzes Buch. Er kommt in demselben weiter zu dem Schluss, dass Anerkennung eine Kette von Begrifflichkeiten oder Handlungen verbindet: „annehmen, für wahr halten, einräumen, gestehen, verpflichtet sein, danken." Da Anerkennung ein wichtiges Elixier für die Selbstfürsorge ist, stelle ich die einzelnen Punkte in diesem Kontext zum Abschluss vor.

Annehmen heißt zunächst, eigene Merkmale als etwas

Besonderes anzuerkennen. Zum Beispiel Großzügigkeit, Herzenswärme, was auch immer Sie auszeichnet. Diese Eigenschaften als *wahr* für sich anzunehmen, ist der nächste Schritt. Wenn Sie als Kind öfter mit Ihrer Wahrheit infrage gestellt worden sind, fällt es Ihnen als Erwachsener schwer, der eigenen Wahrnehmung zu trauen und sie als richtig wertzuschätzen. Manche versuchen sogar, genau diese Wahrheit vor anderen zu verbergen, weil sie erlebt haben, dass dieser Anteil unerwünscht ist. Den wahren Kern Ihrer selbst kennen tatsächlich nur Sie. Ein paar Fragen am Ende des Kapitels können Ihnen helfen, Ihre eigenen Merkmale deutlicher zu sehen.

Einräumen bedeutet nun, den Merkmalen auch den notwendigen Platz im Leben zu lassen. Ihre Besonderheiten dürfen und sollen sich den Raum nehmen, den sie brauchen, um sich zu entfalten. Andernfalls können Sie sich nicht anerkennen und auch für andere werden Ihre Talente unentdeckt bleiben.

Gestehen bedeutet in diesem Zusammenhang, einen offenen Umgang mit seinen Eigenschaften pflegen. Das heißt, auch Schwäche zulassen zu können und ebenso Fehler. Gestehen Sie sich selbst ein, dass Sie nicht perfekt sind und umarmen Sie sich dafür.

Verpflichtet sein bedeutet, sich selbst treu zu bleiben in den eigenen Werten, Wünschen und Hoffnungen. Das fällt umso leichter, wenn Sie Ihre Werte nach außen durch Ihr Handeln unterstützen und sichtbar machen. Das heißt zudem, dass Sie sich nicht für irgendetwas rechtfertigen müssen. Sie übernehmen Verantwortung. Auch mit dem Wissen, dass nicht immer alles einhundertprozentig gelingen kann, was es aber ja auch nicht muss. Um sich das noch klarer vor Augen zu führen, können Sie sich überlegen, wen Sie kennen, der sein Leben so lebt. Ein Mensch, der sich treu bleibt oder sich immer treu geblieben ist. Diese Lebenshaltung ist ein großer Sinnstifter.

Und als letztes Element: *Danken*. Es ist ein großes Glück, zu wissen, wer man ist und dass man sich auf sich selbst verlassen kann. Fangen Sie an, sich dafür selbst zu danken! Sehen Sie sich als einen neuen Freund in Ihrem Leben. Das wird Ihnen am Anfang recht ungewöhnlich vorkommen. Vielleicht ist Ihnen der Stolz auf die eigene Person auch ordentlich vermiest worden. Ihre Liebesfähigkeit ist Ihnen abhandengekommen. Und das Gefühl, etwas Besonderes zu sein, wahrscheinlich ebenso, wenn Sie eine schlechte Beziehungserfahrung gemacht haben.

Suchen Sie nach Ihren Kompetenzen, heben Sie diese wie einen Schatz. Dankbarkeit kann sich auch nach außen ausdrücken in Freude über die Kinder oder über ein Essen oder einen schönen Abend. Sie müssen aber nicht demütig für alles dankbar sein. Vor allem nicht dann, wenn man Ihnen versucht hat, beizubringen, dass Sie kein Anrecht haben, sich in den Vordergrund zu stellen. Und dass Sie sich in Bescheidenheit üben sollen. „Kinder, die etwas wollen …" – Sie wissen, wie der Spruch endet. Jetzt ist es an der Zeit, fürsorglich mit sich selbst zu sein.

Liebe ist nicht nur ein schönes Thema für Dichter und Denker. Sie ist auch ein Instrument zur Manipulation für Psychopathen. Etwas, das uns in Verzweiflung oder auf Wolke sieben treibt, und eine Quelle der Heilung und Selbsterkenntnis. In dem Drama *„Die Liebe und der Psychopath"* geht die Liebe als Gewinnerin aus dem Rennen. Auch wenn der Psychopath sich selbst gerne glauben lassen will, dass es anders ist. Aber, wenn er nicht weiß, was er gewinnen kann, wie soll er das auch als Verlust erleben?

Anhang

NACHWORT

Liebe ist eine Kunst. Es geht nicht darum, sie zu perfektionieren, sondern ihr eine persönliche Note zu geben. „Wer ist nackter – die Person, die sich komplett auszieht, oder die, die sagt: „Ich liebe dich?“, habe ich den Schriftsteller Charles Baxter am Anfang des Buches zitiert. „Im Zeitalter des Exhibitionismus, der Nachmittag-Talk-Shows, ist es für jemanden beinahe einfacher, seine Genitalien zu zeigen, als Liebe und die damit einhergehende Verletzlichkeit erkennen zu lassen oder zu enthüllen. Es ist eine Ironie, dass unsere Gesellschaft eher flüchtige sexuelle Beziehungen toleriert als Bekenntnisse der Liebe und der Verletzlichkeit.“ Die Ironie liegt darin, dass wir uns nach der Liebe sehnen. Dass alles, was in ihr enthalten ist, uns als Menschen ausweist. Und gleichzeitig verstehen wir so wenig davon. Wir haben Angst vor Nähe, Intimität und Enttäuschung und können es eher ertragen, wenn Liebe heruntergespielt wird. Als Fall, als Schicksal oder Gefühlsduselei. Wenn sie ein Schauspiel im Fernsehen ist, das mit uns nichts zu tun hat.

Die Psychopathen legen den Finger gekonnt in diese Wunde. Wenn sie neben dem Schaden einen Nutzen für uns haben sollten, dann den, dass wir uns mehr darauf besinnen, wer wir sind und wie wir die Reise durch unser Liebesleben gestalten wollen. Es ruft uns auch dazu auf, die Erziehung unserer Kinder eher auf die fürsorgenden Emotionen als auf Schuld und Bestrafung zu legen. Die ersten Bindungserfahrungen sind bestimmend und wegweisend für unser ganzes Leben. In meinem eigenen privaten Umfeld konnte ich mitansehen, wie ein Mann sich quälte, als er im Rentenalter, mit Aussicht auf einen schönen Lebensabend, plötzlich krank wurde. Seine ganze Aufmerksamkeit galt ab da dem Thema, dass er unter keinen Umständen wollte, dass seine Mutter von seiner todbringenden Krankheit erfährt. Bis zum Schluss versuchte er, der abwesenden Mutter zu zeigen, dass er es schafft und alles aushält, was man ihm medizinisch zumutete. Es war sein letztes Aufbäumen und von Vorneherein ein verlorener Kampf. Viele existenzielle Fragen hat diese Erfahrung aufgeworfen. Die Menschen in seiner Umgebung sind mit seinen Bemühungen unterschiedlich umgegangen, je nachdem, ob sie sich selbst in der Beziehung zu einer anderen Person reflektierten oder in dem Versuch, nicht auf den verzweifelten Unterton des Sterbenden zu hören. Wir bleiben tatsächlich unser Leben lang die Kinder unserer Eltern und die Eltern unserer Kinder. Der Lohn für unsere lebenslangen Bemühungen, diese Beziehungen zu gestalten, liegt darin, sich als liebesfähigen und beziehungsorientierten Menschen annehmen zu können und zu begreifen.

Liebe drückt sich in Taten aus, dazu zählt die Fürsorge. Personen, die nicht lieben, die einen Hass auf die Liebe haben oder an der Zerstörung von Emotionen interessiert sind, sind nicht fürsorglich und können es auch niemals sein. Liebe ist eben nicht nur ein oberflächlicher Gesang, der aus schönen Worten besteht. Mit Fürsorge können wir den Grund und die Regungen der Liebe ausloten. Wir verstehen besser, wer uns wohlgesonnen ist und wer uns die Feindschaft erklärt. In der Liebe als auch im Krieg ist nicht alles erlaubt. Im Krieg geht es darum, den anderen zu besiegen, in der Liebe möchte man zu zweit gewinnen.

Manchmal beginnt alles mit einem naiven Flirt und einer Verführung und dann lernen wir den Menschen besser kennen. Wir wundern uns über seine unterschiedlichen Gesichter und seine drollige Art in verschiedenen Lebenssituationen. Den Unterschied zu entdecken, zwischen einer Person, die einem einen Antrag von Herzen macht, und einem Psychopathen können wir treffen, wenn wir uns etwas Zeit lassen. Wenn wir uns besser kennenlernen in der eigenen Liebesabsicht. Wenn wir stabiler werden, was Schmeicheleien angeht. Wenn wir begreifen, dass wir selbst nicht dafür verantwortlich zu machen sind, wenn der andere nicht liebt. Und dass eine Ausgrenzung innerhalb einer Beziehung viel schlimmer ist, als eine enttäuschte Liebe, die sich frühzeitig trennt.

Die Liebe und der Psychopath, zwei Dinge, die nicht zueinander finden und auch nicht zueinander finden sollten. Wir wollen uns die Liebe und den Satz: „Ich liebe dich“, frei nach dem Philosophen Roland Barthes, wie ein schönes Lied erhalten. Als einen mehrstimmigen Gesang, der nicht mehr will, als dass man ihn genießt.

LITERATUR

Andersen, Hans Christian (Autor)/Vilhelm Pedersen (Illustrator): Die kleine Meerjungfrau (Mit originalen Illustrationen) 2014

Antonovsky, Aaron: Salutogenese. Zur Entmystifizierung der Gesundheit Tübingen 1997

Association for Psychological Science, The dark side of oxytocin, ScienceDaily, 2. August 2011, www.sciencedaily.com/releases/2011/08/110801160306.htm

Auster, Paul: Winterjournal, Hamburg 2013

Bach, George: Aggression Lab, Das Trainingsmanual für faires Streiten um Veränderung, deutsche Studienausgabe, München 1971

Bach, George: Ich liebe mich, ich hasse mich, Fairness und Offenheit im Umgang mit sich selbst, Hamburg 1987

Bach, George: Keine Angst vor Aggression, Frankfurt am Main 1981

Bach, George: Stop! You‘re Driving Me Crazy, New York 1997

Baudrillard, Jean: Von der Verführung, Berlin 2012

Beck, Ulrich/Beck-Gernsheim, Elisabeth: Das ganz normale Chaos der Liebe, Frankfurt am Main 1990

Bendict, Elizabeth: Erotik Schreiben, Berlin 2013

Blum, Deborah: Love at Goon Park, Harry Harlow And The Science of Affection, New York 2002

Boeree, George: Persönlichkeitstheorien, Karen Horney, Shippenburg University 2006

Bowlby, John: Bindung als sichere Basis, München 2010

Bronfen, Elisabeth: Nur über ihre Leiche, München 1996

Cleckley, Hervey: Mask of Sanity, London 1941

Cohen, Leonard: Das Lieblingsspiel, München 2001

Conradi, Elisabeth: Take Care, Grundlagen einer Ethik der Achtsamkeit, Frankfurt am Main 2001

Dadoji Yuan: Der Zen-Krieger, Frankfurt am Main 2001

Damasio, Antonio: Der Spinoza-Effekt, Berlin 2007

Damasio, Antonio: Descartes Isthmus, Berlin 2006

De Botton, Alain: Versuch über die Liebe, Frankfurt am Main 2005

De Vries, Manfred Kets: Coach an Couch, New York 2007
De Vries, Manfred Kets: Sex, Money, Happiness and Death, London 2009
De Vries, Manfred Kets: The Psychopath in the C-Suit, Redefining the SOB, working paper insead 2012
Dörner, Klaus: Irren ist menschlich, Bonn 1996
Ekman, Paul/Dalai Lama: Gefühl und Mitgefühl. Emotionale Achtsamkeit und der Weg zum seelischen Gleichgewicht, Heidelberg 2009
Fallon, James: The Psychopath Inside, A Neuroscientist's Personal Journey into the Dark Side of the Brain, New York 2013
Flaubert, Gustave: Madame Bovary, Frankfurt/Main 1981
Foucault, Michel: Überwachen und Strafen – Die Geburt des Gefängnisses, Frankfurt am Main 1977
Freud, Sigmund: Beiträge zur Psychologie des Liebeslebens und andere Schriften, Frankfurt am Main 1981
Freud, Sigmund: Das Unbehagen in der Kultur: Und andere kulturtheoretische Schriften, 10. Aufl. 2007
Friedmann, Dietmar: Die drei Persönlichkeitstypen und ihre Lebensstrategien, Darmstadt 2007
Fromm, Erich: Die Pathologie der Normalität: Zur Wissenschaft vom Menschen, 2005
Gehirn.info, Psychopathen: Eine Welt ohne Empathie, http://dasgehirn.info/denken/im-kopf-der-anderen/psychopathen-eine-welt-ohne-empathie 15. 12. 2011
Gergen, Kenneth J.: Learning to be Aggressive. Sozial Psychology, New York 1986
Gibran Khalil in Thomas Kornbichler: Die vier Qualitäten der Liebe. Sich verlieben, Liebe leben, sich selbst lieben, und sich trennen können, Heidelberg 2007
Gladwell, Malcolm: Überflieger, Frankfurt am Main 2009
Goffman, Erving: Asyle, Frankfurt am Main 1973
Goleman, Daniel: Soziale Intelligenz, Wer auf andere zugehen kann, hat mehr vom Leben, München 2006
Goleman, Daniel: www.danielgoleman.info
Greene, Robert: The Art of Seduction, London 2001

Haavio-Manila, Elina, et al.: Sexual Lifestyle s in The Twentieth Century, New York 2002
Hare, Robert, Gewissenlos, Die Psychopathen unter uns, Wien 2005
Hatfield, Elaine: Emotional Contagion, Current Direktion in Psychological Sciences 1993 University of Hawaii psych@ uhunix.uhcc.hawaii.edu
Hernie, Maurice/Stoll, Giovanna: Der Hass auf die Liebe, Die Logik der perversen Paarbeziehung, Gießen 1999
Hirigoyen, Marie-France: Die Masken der Niedertracht, Seelische Gewalt im Alltag und wie man sich dagegen wehren kann, München 2009
Hirigoyen, Marie-France: Warum tust du mir das an? Gewalt in Partnerschaften, München 2008
Hirsch, Mathias: Schuld und Schuldgefühle, Zur Psychoanalyse von Traum und Introjekt, Göttingen 2007
Hobfoll, Stevan E.: The Ecology of Stress, New York 1988
Horney, Karen: Neurosis And Human Growth, The Struggle Toward Selfrealization, London 1991
http://psychopathsandlove.com/stages-of-the-psychopathic-relationship/
Hüter, Gerald: Die Evolution der Liebe, Göttingen 2007
Illouz, Eva: Warum Liebe weh tut, Berlin 2012
Jansen, Gijs/Omarm Jezwlf: De Weg naar Zelfkompassie, Zaltbommel 2012
Kernberg, Otto F./Hartmann, Hans-Petere: Narzissmus, Grundlagen, Störungsbilder, Therapie, Stuttgart 2006
Khan, Masud: Entfremdung bei Perversionen, Göttingen 1983
Kiehl, Kent A./ Joshua W. Buchholz: Inside a mind of a Psychopath, Scientific American mind, September/Oktober 2010 http://cicn.vanderbilt.edu/images/news/psycho.pdf
Kierkegaard, Sören: Tagebuch des Verführers, München 1974
Kornbichler, Thomas: Die vier Qualitäten der Liebe, Heidelberg 2007
Leymann, Heinz: Mobbing, Hamburg, 2002
Lifton, Robert Jay: Thought Reform and the Psychology of Totalism, A Study of „Brainwashing“, 1963

Luhmann, Nikolas: Liebe als Passion, Frankfurt am Main 1998
Mathieu, Francoise: Transformier Compassion Fatigue in Compassion Satisfaction: www.compassionfatigue.org/pages/Top12SelfCareTips.pdf
McIwan, Ian: Liebeswahn, Zürich 1998
Mentzos, Stahlross: Neurotische Konfliktverarbeitung, Frankfurt am Main 2005
Miller, Alice: Das verbannte Wissen, Frankfurt am Main 1990
Nussbaum, Martha: Konstruktion der Liebe, des Begehrens und der Fürsorge, Stuttgart 2002
Panksepp, Jaak: Affective Neuroscience. The Foundations of Human and Animal Groth, New York 1998
Panksepp, Jaak: The Emotional Sources of Chills Induced bi Music, Music Perzeption, Vol, 13, University of California 1995
Precht, David Richard: Liebe, ein unordentliches Gefühl, München 2009
Proust, Marcel: In Swanns Welt, Auf der Suche nach der verlorenen Zeit 1, Frankfurt am Main 1981
Psychopaths and Love, Blog: www.psychopathsandlove.com
Reis, Harry T./Aron, Arthur: Love: What It Is, Why Does it Matter And How Does It, Perspektive On Psychological Science, Volume 3, Number 1, 2008
Revenstorf, Dirk: Liebe, Narzissmus und Psychotherapie in der Postmoderne, www.meg-tuebingen.de/downloads/2013-05%20Liebe%20Narzissmus%20Postmoderne.pdf
Richter, Horst-Eberhard: Eltern, Kind und Neurose, Hamburg 1969
Richter, Horst-Eberhard: Herzneurose, Stuttgart 1996
Richter, Horst-Eberhard: Lernziel Verantwortung, Vortrag vom 30.10.09 in Heidelberg im Rahmen der 6. Kindertagung. Richard Rorty, 1994
Riemann, Fritz: Grundformen der Angst, München 2009

Rohwetter, Marcus/Bund, Kerstin: Irre erfolgreich. Wahnsinns-Typen. Wie gestört muss man sein, um Besonderes zu leisten? Erstaunlich viele Chefs sind psychisch auffällig. DIE ZEIT N°34/201322, August 2013; www.zeit.de/2013/34/psychopaten-irre-erfolgreich-manager
Ronson, Jon: The Psychopath Test, London 2011
Rosenthal, Robert: Tickle-Degnen: The Nature of Rapport and its nonverbal Korrelates, Psychological INquiry 1990, oVl 1 No 4 285–293
Sacks, Oliver: The man who Mistook His Wife for a Hat, New York 1985
Sexton, Anne: All meine Lieben, Frankfurt am Main, 1996
Spiegel online: Frauen mit gleichaltrigen Männern leben länger http://www.spiegle.de/gesiunheit/sex/paar-studie-frauen-mit-gleichaltrigen-Männern-leben-laenger-a-844051.html
Stendhal: Über die Liebe, Frankfurt am Main, 2012
Van der Hart, Onno/Nijnhuis, Ellert/Steele, Kathy: Das verfolgte Selbst, Strukturelle Dissoziation und die Behandlung chronischer Traumatisierung, Paderborn 2008
Watzlawick, Paul: Menschliche Kommunikation, Bern 1990
Wells, Herbert George: Das Land der Blinden, 1991
Welzer, Harald: Das Böse wird einfach zum Guten umdefiniert, Thema zur Sendung „Täter ohne Reue“, www.3sat.de/page/?source=/wissenschaftsdoku/sendungen/165509/index.html
Wetzler, Scott: Warum Männer mauern, München 2003
Widmer, Peter: Subversion des Begehrens, Wien 2009
Wood, Robert/Gosling, Brian/Avellar, Sarah: The Effects of Marriage Onto Health: A Synthesis of Rezept Research Evidente, prepared for Departement of Health ad Human Services Contract Number 233–02–0086, 2007
www.swr.de/swr2/wissen/Beziehungen-was-paare-zusammenhaelt/-/id=661224/did=12069512/Ni=661224/z7wnpy/index.html;
Zimbardo, Philip: The Lucifer-Effect, How Good Pople Turn Evil, Random House 2007
Zimbardo, Philip: The Time Paradox, Random House 2008